Ängste überwinden

Ängste überwinden

Günter Niklewski
Rose Riecke-Niklewski

Die Deutsche Nationalbibliothek verzeichnet diese Publikation in der Deutschen Nationalbibliografie; detaillierte bibliografische Daten sind im Internet über http://dnb.d-nb.de abrufbar.

ISBN 978-3-86851-108-6

Zu diesem Buch

Angst gehört zum Leben. Wer keine Angst kennt – oder meint, keine Angst zu kennen –, ist in höchstem Maße gefährdet. Denn Angst erfüllt eine wichtige Schutzfunktion und verhindert, dass wir uns in Gefahr begeben.

Doch nicht alle Menschen können Angst so erleben. Ihre Angst ist nicht mehr hilfreich, sondern behindert sie. Sie „stört", ist zur Angststörung geworden.

Angststörungen gehören zu den häufigsten psychischen Erkrankungen. Rund 15 Prozent der Menschen in Deutschland leiden mindestens einmal in ihrem Leben daran. Da Angststörungen sich ganz unterschiedlich äußern können und sich oft eher in körperlichen als in seelischen Symptomen zeigen, bleiben viele lange unerkannt, werden falsch oder überhaupt nicht behandelt. Die Folge: Die Krankheit wird chronisch. Die Betroffenen müssen dies mit Einbußen an Lebensqualität bezahlen. Oft kommt es zu Fehlern, zu Fehlzeiten am Arbeitsplatz und chronischer Leistungsminderung, was möglicherweise zum Verlust des Arbeitsplatzes führt. Im schlimmsten Fall können angstbedingte Alkohol- oder Medikamentensucht, Suizidgefährdung und soziale Isolation die Folge sein.

Dieses Buch will dem vorbeugen. Es will Ihnen Ihre Angst verständlich machen und Ihnen helfen zu unterscheiden, ob sie förderlich oder hinderlich ist. Sie erfahren, welche Erklärungsmodelle für die Entstehung von Angststörungen es heute gibt und welche Therapiemöglichkeiten sich daraus entwickelt haben.

Das Buch will Ihnen auch Mut zur Selbsthilfe machen. Gerade für Angststörungen gilt: Der erste Schritt in die richtige Richtung ist der Entschluss, sich nicht mehr von Angst „stören" lassen zu wollen.

Übrigens: Wenn Sie dieses Buch lesen, haben Sie mit Selbsthilfe begonnen. Denn ein wesentlicher Bestandteil jeder Selbsthilfe ist das Wissen, wie Angst funktioniert und wie man sie überwinden kann.

Inhalt

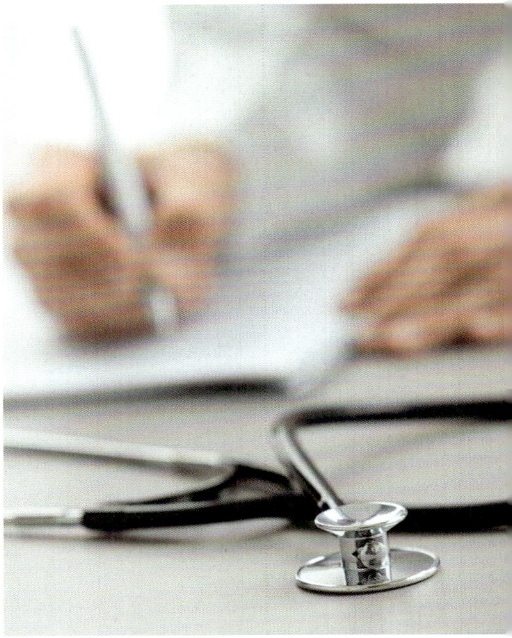

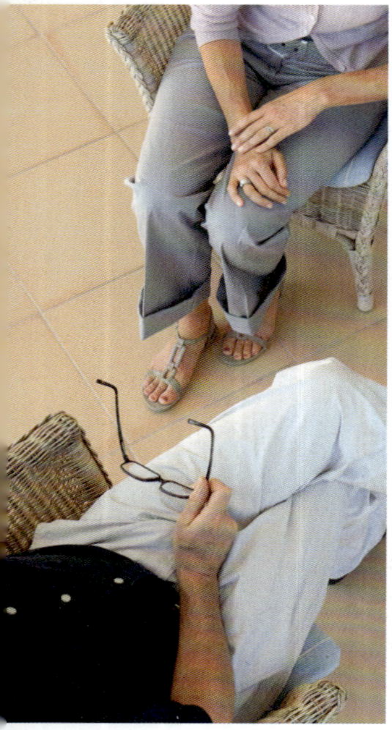

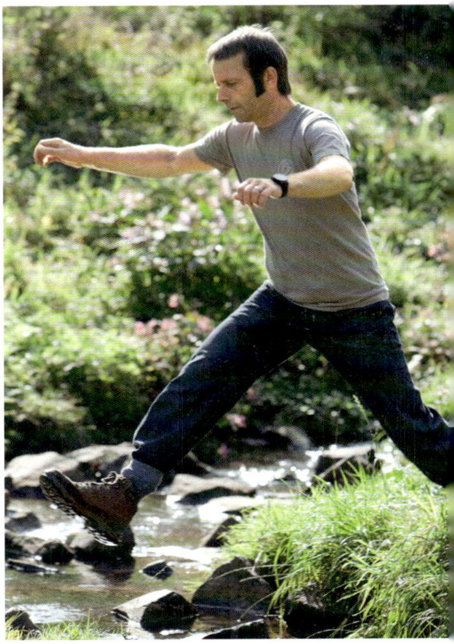

So kann es nicht weitergehen!

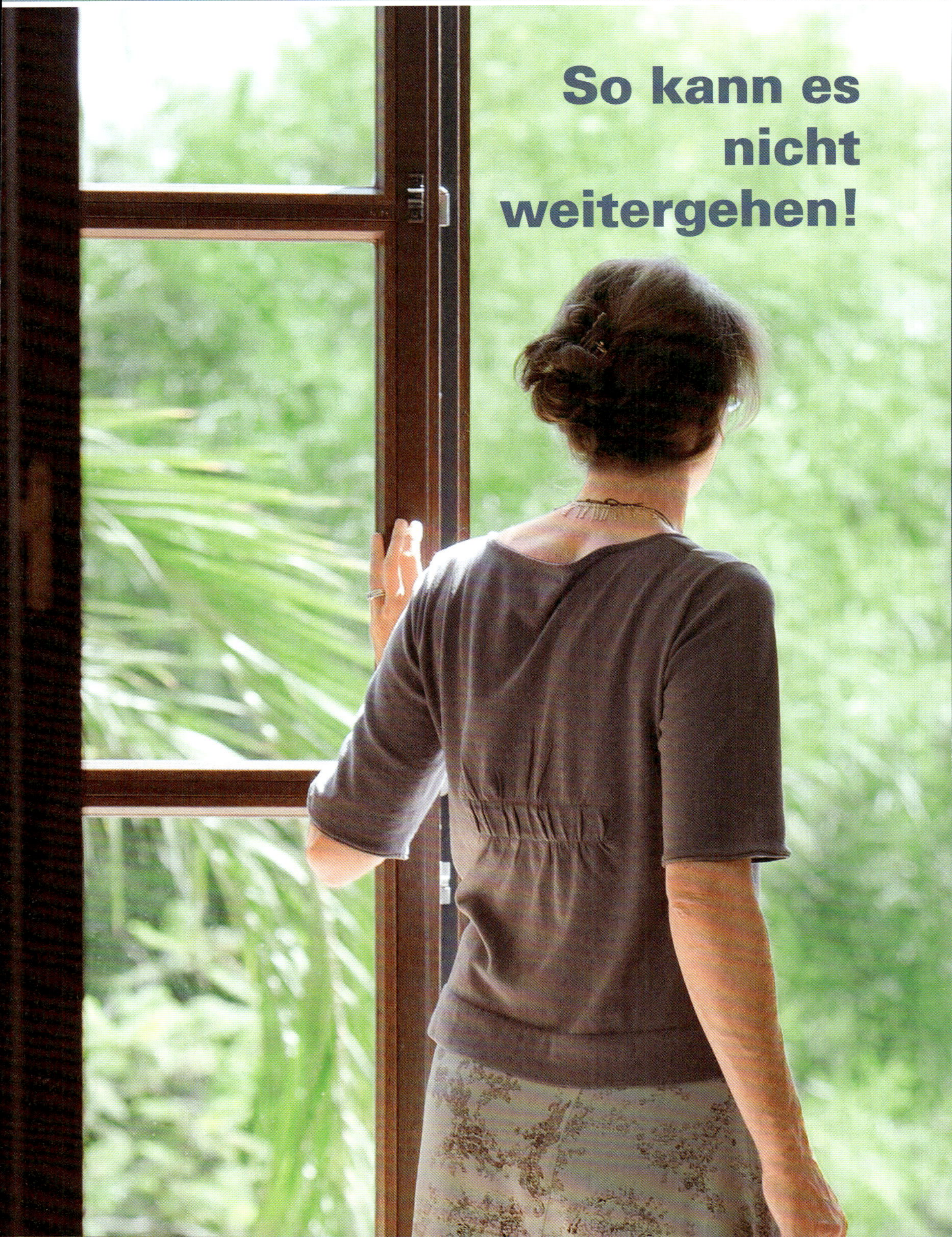

Angstgeschichten

Johanna T.: *„Seit ich denken kann, habe ich Angst, unter Leute zu gehen. Schon als Schülerin musste ich mir in den Ferien ausmalen, wie furchtbar der erste Schultag werden würde: Jeder würde einen Platznachbarn finden, nur ich würde wieder allein sitzen, weil ich mich nicht getraut hatte, jemanden zu fragen, oder mich nie trauen würde, mich einfach neben jemanden zu setzen. Mit diesen Ängsten plagte ich mich mindestens die letzten zwei Wochen vor Schulbeginn herum. Am Abend vor dem ersten Schultag geriet ich in Panik. Am ersten Schultag selbst war ich oft richtig krank.*

Und später? Die anderen gingen ins Schwimmbad. Ich hing zu Hause rum. Die anderen gingen shoppen. Ich blieb zu Hause. Als die anderen sich dann immer öfter verabredeten, um etwas trinken zu gehen oder später dann auch in die Disco, war es nicht anders. Ein paar Mal wurde ich auf eine Party eingeladen. Ich hatte jedes Mal solche Angst. Ich wurde ja schon rot, wenn mich einer angesprochen hat! Und: Was sollte ich denn überhaupt dort? Alle mussten mich für furchtbar langweilig halten. Mir fiel auch nie etwas ein. Ich hab dann Einladungen abgesagt, weil ich mich nicht immer so blamieren wollte, dumm, langweilig, nass geschwitzt und mit knallrotem Kopf! Und jetzt soll ich zum Studium nach Regensburg?! Wie soll das denn gehen? Ich trau mich doch nicht in die Uni! Und eine Wohnung im Studentenheim suchen?! Oder in einer WG?!“

Peter G.: *„Früher bin ich gern gereist. Nicht so gern allein, aber letztlich machte es mir nichts aus, wenn ich bei meinen Dienstreisen ohne Begleitung unterwegs war. Irgendwann hat sich dann etwas verändert. In der Rückschau war es so, dass ich immer häufiger versuchte am Abend nach Hause zurückzukehren. Es war so ein unbestimmtes Gefühl. Ich wollte einfach zu Hause sein. Das ist doch eigentlich ganz normal …!*

Dann trat das Problem mit den Umbuchungsgebühren auf: Meine Firma beschaffte immer die billigsten Flugtickets. Meist war es vorteilhafter, eine Übernachtung zusätzlich einzuplanen, um so in der günstigsten Flugbuchung zu bleiben. Meine Rechnung begann sich schleichend zu verändern. Ich dachte: ‚100 Euro Umbuchungsgebühr und dafür heute Abend zu Hause? Das nehme ich einfach auf mein Konto und sage das Hotel ab.' Das war ja einmal ganz in Ordnung. Aber beim zweiten Mal schon musste ich zu rechnen beginnen. Und noch einmal? Zehnmal machen dann 1 000 Euro. Aber auch eine so hohe Summe schreckte mich nicht ab. Ich wusste nur, dass der Gedanke, in einem fremden Hotel nachts allein zu sein, für mich unerträglich war, immer unerträglicher wurde. Allein bei der Vorstellung wurde ich unruhig und war total angespannt, es wurde so eng in meiner Brust, dass ich es kaum aushalten konnte. Ich habe dann jüngere Mitarbeiter beauftragt, längere Auswärtstermine wahrzunehmen, und bin selbst nur noch zu Tagesterminen gereist, meist in Deutschland, mit sicheren abendlichen Rückflugverbindungen. – Das konnte so ja nicht weitergehen!"

Michaela S.: *„Diese ewige Angst macht mich noch verrückt! Immer muss ich ‚denken', denken, was auf mich zukommt, was alles passieren könnte, mir, meiner Familie oder meinem Hund, der ganzen Welt ... Dabei fallen mir Sachen ein! Darauf kommt nicht mal einer, der einen Horrorfilm dreht! ‚Was ist, wenn ...' – und dann geht es los, dann kreisen die Gedanken in meinem Kopf. Ich bin mit dem einen noch nicht fertig, da ist schon der nächste dran. Und immer so weiter. Vor allem nachts! Am nächsten Morgen bin ich dann wie gerädert. Mein Rücken tut weh, meine Schultern ... Manchmal denke ich, dass ich schon Muskelkater habe, weil ich so angespannt bin. Der Zahnarzt hat mir jetzt auch so eine Art Spange verschrieben, weil ich immer mit den Zähnen knirsche. Darüber regt sich mein Mann auf. Er regt sich überhaupt über mich auf. ‚Denk doch mal positiver!', sagt er immer. Dann könnte ich heulen! Der hat gut reden! Letzte Woche wollte er mit mir den Sommerurlaub planen. Aber jetzt, wo wegen der Krise alle arbeitslos werden, können wir uns doch keinen Urlaub leisten! Wer weiß, ob ich dann noch meinen Job habe?! Oder er seinen? Als ich das gesagt habe, ist er wütend geworden. Dann* *fahre er eben allein, hat er gesagt. Was ist, wenn er das wirklich macht? Ob er sich trennen will? Was soll ich dann machen mit den Kindern und allem? Wo der Große eh solche Schwierigkeiten in der Schule hat! …“*

Matthias K.: *„Gestern war es wieder so weit, auf dem Weg zur Arbeit im Auto. Mir war plötzlich ganz komisch, irgendwie schwindlig, und mein Herz begann wie wild zu klopfen. Ich bin dann rechts ran gefahren. Tatsächlich hatte ich einen Puls von 164! Mein Kopf fühlte sich inzwischen auch an wie ein Riesenballon, der gleich platzen würde. Ich zitterte am ganzen Körper und war auf einmal schweißnass. Mein Herz schmerzte jetzt so, dass ich es kaum aushielt. Ich musste irgendwie zu einem Arzt kommen – meine Frau anrufen, die sollte mich hinfahren. Ich wollte mein Handy aus der Tasche holen, aber meine Hände zitterten so, dass ich es kaum schaffte …“*

Leider handelt es sich nicht um erfundene Geschichten. Johanna T., Peter G., Matthias K. und Michaela S. gibt es unter anderem Namen wirklich. Und mit ihnen gibt es viele Menschen, die Ähnliches berichten könnten. So unterschiedlich ihre Geschichten auf den ersten Blick erscheinen, sie haben eines gemeinsam: Alle leiden sie unter ihrer Angst, das heißt unter einer Angststörung.

Viele Menschen leiden unter Angststörungen

Mit ihnen leiden in Deutschland derzeit fast 60 000 Menschen darunter. Eine andere Zahl: Ungefähr 15 Prozent aller Menschen haben schon einmal solche oder ähnliche Symptome einer Angststörung am eigenen Leib erfahren oder werden sie im Laufe ihres Lebens kennenlernen. Dabei sind diese Zahlen nicht einmal sehr hoch gegriffen. Angststörungen bleiben häufig unerkannt, und je nach Einordnung und Diagnose sind manche Untergruppen bei dieser Zahl nicht eingerechnet. Damit gehören Angststörungen zu den häufigsten psychischen Krankheiten überhaupt. Leider führen sie auch in einer anderen Rangliste: Sie zählen zu den psychischen Krankheiten, die am spätesten richtig diagnostiziert und damit auch sehr spät richtig behandelt werden. Das muss sich ändern!

Erkennen Sie sich wieder?

Wenn Sie dieses Buch gekauft haben, haben Sie sich oder besser manche Ihrer Ängste und Befürchtungen in den Beispielen vielleicht wiedererkannt. Vielleicht haben Sie auch schon vorher gespürt, dass „etwas nicht in Ordnung ist", dass Sie mehr Angst als andere haben, mehr Ängste und Sorgen, andere Ängste und Befürchtungen. Machen Sie doch einmal einen Test. Auf den folgenden Seiten finden Sie die deutsche Version des von W. W. K. Zung entwickelten SAS-Test (SAS = Self-Rating-Anxiety-Scale), der weltweit eingesetzt wird. Er kann die Diagnose eines Arztes oder Psychotherapeuten zwar nicht ersetzen, hilft aber bei der ersten Orientierung.

Machen Sie doch einmal einen Angsttest!

Und jetzt?

Haben Sie den Test gemacht? Wie viele Punkte mussten Sie sammeln? Waren es über 36? Die Entwickler dieses Fragebogens gehen davon aus, dass ab einer Punktzahl von 36 eine behandlungsbedürftige Angststörung vorliegt.

Aber auch ein paar Punkte weniger kann für Sie bedeuten: Sie haben mehr Angst, als Ihnen gut tut! Das kann heißen: Auch die Angst, die Sie kennen, ist quälend und beeinträchtigt Ihr Leben. Und wie? Vielleicht sind Sie so schüchtern, dass Sie es einfach nicht schaffen, wie die anderen in der Mittagspause in die Kantine zu gehen oder womöglich sogar die nette neue Kollegin anzusprechen und auf einen Kaffee einzuladen. Eigentlich sind Sie durch Ihre Angst zum richtigen Einzelgänger geworden. Immer sind Sie außen vor, weil Sie es einfach nicht schaffen, auf andere zuzugehen.

Oder Ihre Angst raubt Ihnen den Schlaf, weil Sie vor lauter Sorgen, über die Sie nachdenken – nein, eigentlich nicht nachdenken, sondern (vor)grübeln müssen – kein Auge zu bekommen. Und auch tagsüber lassen Sie diese Sorgen nicht los. Schon zwei Tage hat Ihre Tochter nicht angerufen. Ob ihr etwas passiert ist? Gegen die Angst, die sich in Ihnen breitmacht, hilft nur ein Anruf, obwohl Sie wissen, dass Ihre Tochter diese Kontrollanrufe, wie sie sie nennt, hasst. Noch schlimmer sind natürlich die Ängste, die Sie

Der SAS-Test

Beantworten Sie alle Fragen, indem Sie jeweils die Aussage ankreuzen, die Ihrem Befinden während der letzten Woche am besten entspricht oder entsprochen hat. Notieren Sie auf einem Blatt die angekreuzte Zahl und rechnen Sie am Schluss alle Zahlen zusammen. Bei mehr als 36 Punkten sollten Sie einen Arzt aufsuchen.

1 = nie oder selten
2 = manchmal
3 = oft
4 = meistens oder immer

1. Ich fühle mich nervöser und ängstlicher als sonst.
   1 ☐ 2 ☐ 3 ☐ 4 ☐

2. Ich fürchte mich ohne jeden Grund.
   1 ☐ 2 ☐ 3 ☐ 4 ☐

3. Ich rege mich leicht auf und bekomme das Gefühl, in Panik zu geraten.
   1 ☐ 2 ☐ 3 ☐ 4 ☐

4. Ich habe das Gefühl zusammenzubrechen.
   1 ☐ 2 ☐ 3 ☐ 4 ☐

5. Ich glaube, dass alles in Ordnung ist und nichts Schlimmes geschehen wird.
   4 ☐ 3 ☐ 2 ☐ 1 ☐

6. Meine Arme und Beine schlottern und zittern.
   1 ☐ 2 ☐ 3 ☐ 4 ☐

7. Ich leide an Kopf-, Nacken- und Rückenschmerzen.
   1 ☐ 2 ☐ 3 ☐ 4 ☐

8. Ich fühle mich schwach und werde schnell müde.
   1 ☐ 2 ☐ 3 ☐ 4 ☐

9. Ich fühle mich ganz ruhig und kann gut still sitzen.
   4 ☐ 3 ☐ 2 ☐ 1 ☐

10. Ich kann spüren, wie mein Herz ganz schnell pocht.
    1 ☐ 2 ☐ 3 ☐ 4 ☐

11. Ich leide unter Schwindelanfällen.
    1 ☐ 2 ☐ 3 ☐ 4 ☐

12. Ich habe Ohnmachtsanfälle und das Gefühl, ohnmächtig zu werden.
    1 ☐ 2 ☐ 3 ☐ 4 ☐

13. Ich kann frei ein- und ausatmen.
    4 ☐ 3 ☐ 2 ☐ 1 ☐

14. Ich bekomme so ein Gefühl von Taubheit und Kribbeln in den Fingern.
    1 ☐ 2 ☐ 3 ☐ 4 ☐

15. Ich leide unter Magenschmerzen oder Verdauungsstörungen.
    1 ☐ 2 ☐ 3 ☐ 4 ☐

16. Ich muss häufiger als sonst Wasserlassen.
    1 ☐ 2 ☐ 3 ☐ 4 ☐

17. Meine Hände sind gewöhnlich trocken und warm.
    4 ☐ 3 ☐ 2 ☐ 1 ☐

18. Ich fühle, wie mein Gesicht heiß wird und ich erröte.
    1 ☐ 2 ☐ 3 ☐ 4 ☐

19. Ich schlafe leicht ein und finde erholsamen Schlaf.
    4 ☐ 3 ☐ 2 ☐ 1 ☐

20. Ich konnte mich zu nichts aufraffen.
    1 ☐ 2 ☐ 3 ☐ 4 ☐

SUMME: ☐

gar nicht – zum Beispiel durch einen solchen Anruf – kontrollieren können. Da genügt morgens ein Blick in die Zeitung, und das Angstkarussel in Ihrem Kopf beginnt sich zu drehen: Finanz- und Wirtschaftskrise – alle in der Familie werden arbeitslos. Schweinegrippe – war nicht kürzlich jemand aus dem Büro erst in Kalifornien?!! Ich werde mich anstecken. Amoklauf – eigentlich sollte ich meine Jungen gar nicht mehr in die Schule lassen, und, und, und.

Vielleicht kennen Sie auch Ängste, die Ihnen selbst absurd erscheinen – und doch können Sie nicht anders. Sie – und Ihr Körper – haben Angst in dieser und jener Situation, angesichts dieser und jener Gefahr, die – so wissen Sie – doch wirklich keine ist. Mäuse greifen nicht an, und der Besuch beim Zahnarzt ist vielleicht nicht angenehm, aber panische Angst davor ist ja nun wirklich nicht angebracht!

Vielleicht wagen Sie sich nicht aus dem Haus seit damals, als Sie diesen Angstanfall hatten – plötzlich, ohne Vorwarnung! Und jetzt haben Sie Angst, dass so etwas wiederkommt. Das heißt: Ihre Angst macht Ihnen Angst – auch dies eine quälende Form der Angst.

Wenn Sie sich dies vor Augen führen, sind Sie schon einen großen Schritt weiter: Sie haben Ihre Angst identifiziert.

Manche Ängste zeigen sich nur körperlich

Leider gibt es jedoch auch Ängste, die sich gewissermaßen tarnen. Sie zeigen sich „nur" körperlich: Ihre Muskeln sind so angespannt, dass sie schmerzen. Sie können nicht mehr richtig atmen. Ihnen wird schwindlig. Ihr Herz spielt verrückt. Ihre Brust schmerzt. Sind dies nicht Schmerzen in der Herzgegend?! Und jetzt kommt die Angst: Ich habe einen Herzinfarkt. Genau so fühlt er sich an! Hoffentlich schafft es der Krankenwagen, mich rechtzeitig in die Notfallambulanz zu bringen. Auch diese Symptome können Angstsymptome sein. Unsere Sprache verrät uns schon, wie unser Körper Angst zeigt: Wir bekommen „kalte Füße" vor Angst. Unser Herz „klopft bis zum Hals". Wir sind „starr vor Schreck" oder „leichenblass". Die Angst „sitzt uns im Nacken", sie „schnürt uns den Hals zu". Wir haben „Muffensausen" oder gar „Schiss" und machen uns deshalb „vor Angst in die Hose"...

Dieser Ratgeber will Sie aufklären über Ihre Angst und darüber, was Sie unternehmen können, um wieder besser leben zu können.

Kurzanleitung für dieses Buch

Ganz allgemein gilt: Für alle Angststörungen gibt es Hilfe!

- Information und Aufklärung (→ Seite 25)
- Selbsthilfe durch Selbsthilfeanleitungen, Übungsprogramme und Selbsthilfegruppen (→ Seite 93)
- Beratung und stützende Gespräche (→ Seite 165)
- Psychotherapie (→ Seite 165)
- Medikamente (→ Seite 199)

Welche Maßnahmen – einzeln oder kombiniert – für Sie die richtigen sind, hängt von vielen Faktoren ab. Aus der Ferne und zudem in der Form eines Ratgebers können wir Ihnen leider die Qual der Wahl nicht abnehmen. Aber wir können Ihnen wichtige Hinweise geben. Welche Möglichkeiten Sie wählen, wählen können, wählen sollten, ist immer eine ganz individuelle Entscheidung, die für Sie, Ihre Situation, Ihr Leben, Ihre Angst passen muss. Hilfreich sind beratende Gespräche, die Sie offen und vertrauensvoll mit Ihrem Arzt oder einem Psychotherapeuten führen können. Geklärt werden muss natürlich auch – sinnvollerweise in Absprache mit Ihrer Krankenkasse – welche Hilfsangebote vor Ort vorhanden sind.

Es gibt für alle Angststörungen wirksame Hilfe

Letztlich ausschlaggebend sollte jedoch Ihre Angst sein und der Leidensdruck, den diese verursacht.

Wann ist welche Hilfe sinnvoll?

Die zwei Faktoren, die in Ihrem Entscheidungsprozess die entscheidende Rolle spielen sollten, sind

1. der Schweregrad und die Ausprägung und
2. die Art Ihrer Angststörung.

Der Schweregrad, also wie stark Ihre Angst ist und wie weitreichend die Einschränkungen, die sie Ihnen auferlegt, lässt sich ebenso wie die Art Ihrer Angst durch eine genaue Diagnose klären. Mehr dazu finden Sie in den Kapiteln „Angst und Angststörung" Seite 25 und „Vor jeder guten Therapie steht die richtige Diagnose" Seite 137. Allerdings ist die Grenze zwischen normaler Angst und einer Angststörung fließend.

Als Faustregel gilt:

- Sie selbst halten Ihre Angst und die Strategien, die Sie zu ihrer Vermeidung einsetzen, eigentlich für übertrieben und/oder unbegründet.
- Sie haben feststellen müssen, dass Ihr Vermeidungsverhalten immer ausgeprägter wird und Sie die Kontrolle über Ihre Angst verloren haben.
- Ihre Angst tritt immer häufiger auf und beeinträchtigt Ihr Leben nachhaltig.
- Sie leiden unter Ihrer Angst.

Auch die Grenze zwischen einer Angststörung, die Sie allein durch Selbsthilfe „in den Griff bekommen können", und den Ängsten und Sorgen, die Sie so fest „im Griff haben", dass professionelle Hilfe notwendig ist, ist nicht eindeutig und zudem instabil. Bestimmt gibt es Phasen, in denen Sie gut zurechtkommen, in denen Sie sich selbst helfen können. Alle Fragen zum Thema „Selbsthilfe" behandelt das Kapitel „Was kann ich selbst gegen meine Angst tun?", Seite 93, und – auf die einzelnen Angststörungen bezogen – das letzte Kapitel ab Seite 225.

Aber dann, vielleicht ohne dass Sie erst einmal angeben könnten, warum, kann es sein, dass Ihre Angst entgleist, sodass Sie – hoffentlich! – den Schritt zum Arzt, zum Psychotherapeuten wagen. Welche Anlaufstellen es gibt, zeigen wir Ihnen im Kapitel „Wohin mit meiner Angst?", Seite 113.

Die Kapitel ab Seite 165 stellen Ihnen die Möglichkeiten vor, die heute in der Angstbehandlung eingesetzt werden.

Psychotherapie – die erste Säule der Behandlung

Allgemein lässt sich sagen: Angststörungen lassen sich psychotherapeutisch sehr gut beeinflussen. Psychotherapie sollte also die erste Säule der Angstbehandlung sein. Mehr darüber lesen Sie im Kapitel „Psychotherapie der Angststörungen", Seite 165.

Medikamente sind die zweite Säule in der Angstbehandlung. Zu unterscheiden ist dabei, ob mit ihnen ein akuter Angstanfall behandelt werden soll oder die Angststörung. Bei einer Angststörung ist – wenn Medikamente überhaupt eingesetzt werden müssen – eine Kombination von Psychotherapie und Medikamenten der reinen Therapie mit Medikamenten immer vorzuziehen, wenn es um lang anhaltende Wirksamkeit geht. Über die in der Angstbehandlung eingesetzten Arzneimittel und ihre Wirkmechanismen erfahren Sie mehr im Kapitel „Die Behandlung mit Medikamenten", Seite 199.

Die Art Ihrer Angst ist für die Behandlung entscheidend

Welche Hilfe für Sie persönlich sinnvoll ist, hängt von der Art Ihrer Angst ab. Denn Ängste unterscheiden sich und damit auch die Schwerpunkte, die in ihrer Behandlung gesetzt werden.

Ab Seite 225 stellen wir die vier wichtigsten und häufigsten Angststörungen detailliert vor und erläutern, was in der Behandlung gerade dieser konkreten Angststörung im Vordergrund steht. Sie erhalten dort noch einmal die Gelegenheit, sich zu „testen", das heißt anhand von bestimmten Fragen herauszufinden, wie denn die Angst, die Sie quält, genau aussieht und wie sie diagnostisch einzuordnen ist.

Auch hier gilt natürlich: Ein solcher Selbsttest ersetzt nicht die professionelle Diagnose. Er kann Ihnen aber helfen bei der Entscheidung, welche Möglichkeiten der Selbsthilfe oder auch der ärztlichen und psychotherapeutischen Hilfe gerade für Sie sinnvoll sind – das heißt: Welcher Weg in ein Leben, das nicht mehr von der Angst bestimmt ist, für Sie der richtige ist.

Anleitung für Eilige

Vielleicht ist nicht jedes Kapitel für Sie im Augenblick wichtig. Falls Sie mit dem Kapitel zu „Ihrer" Angststörung in dieses Buch einsteigen, finden Sie viele Querverweise, die Ihnen helfen weiterzulesen, wenn Ihr Interesse geweckt wurde. Sollte Ihnen, weil Sie nicht einfach von vorne bis hinten gelesen haben, etwas unklar bleiben, folgen Sie bitte diesen Verweisen.

Wir hoffen, dass dann alle Unklarheiten beseitigt werden können. Auch das Inhaltsverzeichnis haben wir ausführlich gestaltet, um Ihnen erst einmal die Möglichkeit zu bieten, eine Auswahl zu treffen. Was sicher ist: Je mehr Sie über sich und Ihre Angst wissen, desto größer ist der Schritt in Richtung ihrer Überwindung.

Und wenn ich gar nichts unternehme?

Sie haben sich vielleicht in einer der Falldarstellungen wiedergefunden. Sie haben einen oder jeden der Angsttests, die wir hier und im letzten Kapitel ab Seite 225 in Auszügen zitiert haben, gemacht und entdeckt, dass doch das eine oder andere Ergebnis der Auswertung für Sie zutreffen könnte. Sie wollen Ihre Angst, die Sie behindert, die Ihr Leben stört, loswerden. Ja, Sie sind wirklich motiviert. Aber jetzt zögern Sie: „Muss ich denn wirklich etwas unternehmen? So schlimm ist es doch gar nicht! Und außerdem: Da muss ich ja möglicherweise meine Angst aushalten lernen. Davor habe ich doch solche Angst!"

Und dann kommen andere Gedanken: „Eigentlich schaffe ich es doch ganz gut, die meiste Zeit des Tages gar keine Angst zu haben, nicht an die Angst zu denken oder all dem aus dem Weg zu gehen, was mir Angst macht."

Leider ist es mit der Motivation gerade bei Angststörungen so eine Sache. Denn die Angst zu überwinden bedeutet, sich mit ihr auseinanderzusetzen. Und das macht Angst. Außerdem hat Ihre Angst ja auch – wie jede Angst – eine wichtige Funktion für Sie. Sie haben sie nicht ohne Grund, und im Laufe der Zeit haben Sie sich Ihr Leben um sie herum irgendwie mehr oder weniger stabil eingerichtet. Käme nicht alles durcheinander? Auch das macht Angst.

Vielen Selbsthilfeversuchen sind Grenzen gesetzt

Deshalb sind vielen Selbsthilfeversuchen Grenzen gesetzt: Die Angst vor der Angst ist zu groß, als dass sie allein ausgehalten werden könnte. Aus diesem Grund zögern viele Menschen mit Angst, eine Psychotherapie in Angriff zu nehmen, denn das bedeutet auch, die Angst „in Angriff zu nehmen". Sie wählen lieber den vermeintlich leichteren Weg und versuchen weiterhin,

- sich abzulenken
- „einfach positiv zu denken"
- Orte, Personen, oder Situationen, die Angst auslösen könnten, zu vermeiden
- aus angstauslösenden Situationen zu fliehen
- darüber nachzugrübeln, wie man die befürchtete „Katastrophe" noch vermeiden könnte

- die Angst zu unterdrücken oder zu betäuben (mit Alkohol, Drogen oder Medikamenten)
- irgendwelche „Sicherheitsmaßnahmen" zu ergreifen (zum Beispiel durch Mitführen von Beruhigungsmitteln für alle Fälle)
- sich ständig rückzuversichern
- sich von anderen (zum Beispiel Ärzten) bestätigen zu lassen, dass man keinen Grund zur Sorge hat.

Gehen Sie in sich!

Vielleicht hilft es Ihnen, Ihre Motivation aufrechtzuerhalten, wenn Sie sich ein Blatt Papier nehmen und einmal aufschreiben:

- Worin oder wobei behindert mich meine Angst?
- Wie könnte mein Leben aussehen, wenn ich mich durch diese Angst nicht behindern lassen würde?

Und jetzt fragen Sie sich:

- Sind diese Hindernisse wirklich so hoch, dass ich sie nicht überwinden kann, um endlich ein Leben zu führen, das meine Angst nicht (zer)stört?
- Was hindert mich daran, es mit den Störmanövern meiner Angst aufzunehmen?

Bedenken Sie: Die Heilungserwartung – Ärzte und Psychotherapeuten sprechen von der Prognose – ist gerade bei Angststörungen ganz entscheidend davon abhängig, wie lange die Betroffenen schon mit ihren Ängsten leben, wie sehr diese Teil ihrer Persönlichkeit (geworden) sind und wie fest sie in ihrem Leben und ihren Beziehungen verwurzelt sind.

Die Heilungschancen hängen von der Dauer der Krankheit ab

Anders ausgedrückt: Ärzte sprechen dann von einer ungünstigen Prognose, wenn die Angststörung chronisch geworden ist. Das heißt für Sie: Je früher Sie den Schritt wagen, sich mit Ihren Ängsten auseinanderzusetzen, desto größer ist die Chance, dass Sie endlich wieder ein Leben führen können, das nicht von Ihren Ängsten bestimmt und kontrolliert wird.

Natürlich werden Sie, wenn Sie am Ziel angelangt sind, kein angstfreies Leben führen. Ein Leben ohne Angst gibt es nicht und wäre auch nicht wünschenswert. Denn wir brauchen Angst!

Angststörungen – kurz und knapp

Angststörungen sind

- weit verbreitet
- oft chronisch
- die Ursache beträchtlichen Leids und erheblicher Behinderung
- oft unerkannt und unbehandelt.

Dabei gibt es wirksame Hilfe und Therapie!

Dazu gehören

- Selbsthilfe
- Psychotherapie
- Medikamente.

Nie darf fehlen: Information über Angst und Angststörungen.

Aufklärung und Information: Psychoedukation

Alle, die sich beruflich mit Angststörungen beschäftigen, wissen es: Betroffene, die selbst zu Experten ihrer Angst geworden sind, haben einen enormen Vorteil. Die Chancen, Herr oder Frau ihrer Angst zu werden, sind ungleich größer! Deshalb spielt die Aufklärung über Angst, die „Psychoedukation", was so viel wie Erziehung der Psyche bedeutet, eine wichtige Rolle.

Psychoedukation beantwortet die entscheidenden Fragen:

- Was ist Angst? (→ Seite 25)
- Warum entwickeln Menschen Angst? (→ Seite 45)
- Was passiert bei Angst? (→ Seiten 25, 31, 71)
- Wie äußert sich Angst? (→ Seite 71)
- Wann wird Angst zur Krankheit? (→ Seite 37)
- Warum kann Angst zur Krankheit werden? (→ Seite 45)
- Welche Angststörungen gibt es? (→ Seiten 137, 225)
- Wie entgehe ich dem Teufelskreis der Angst? (→ Seite 225)
- Was passiert, wenn ich nichts unternehme? (→ Seite 95)

Das heißt: Wenn Sie die für Sie wichtigen Kapitel in diesem Ratgeber lesen, haben Sie schon den zweiten wichtigen Schritt getan. Denn wer die Angst kennt, ist ihr weniger ausgeliefert. Und das ist es, worauf es ankommt!

Angst und Angststörung

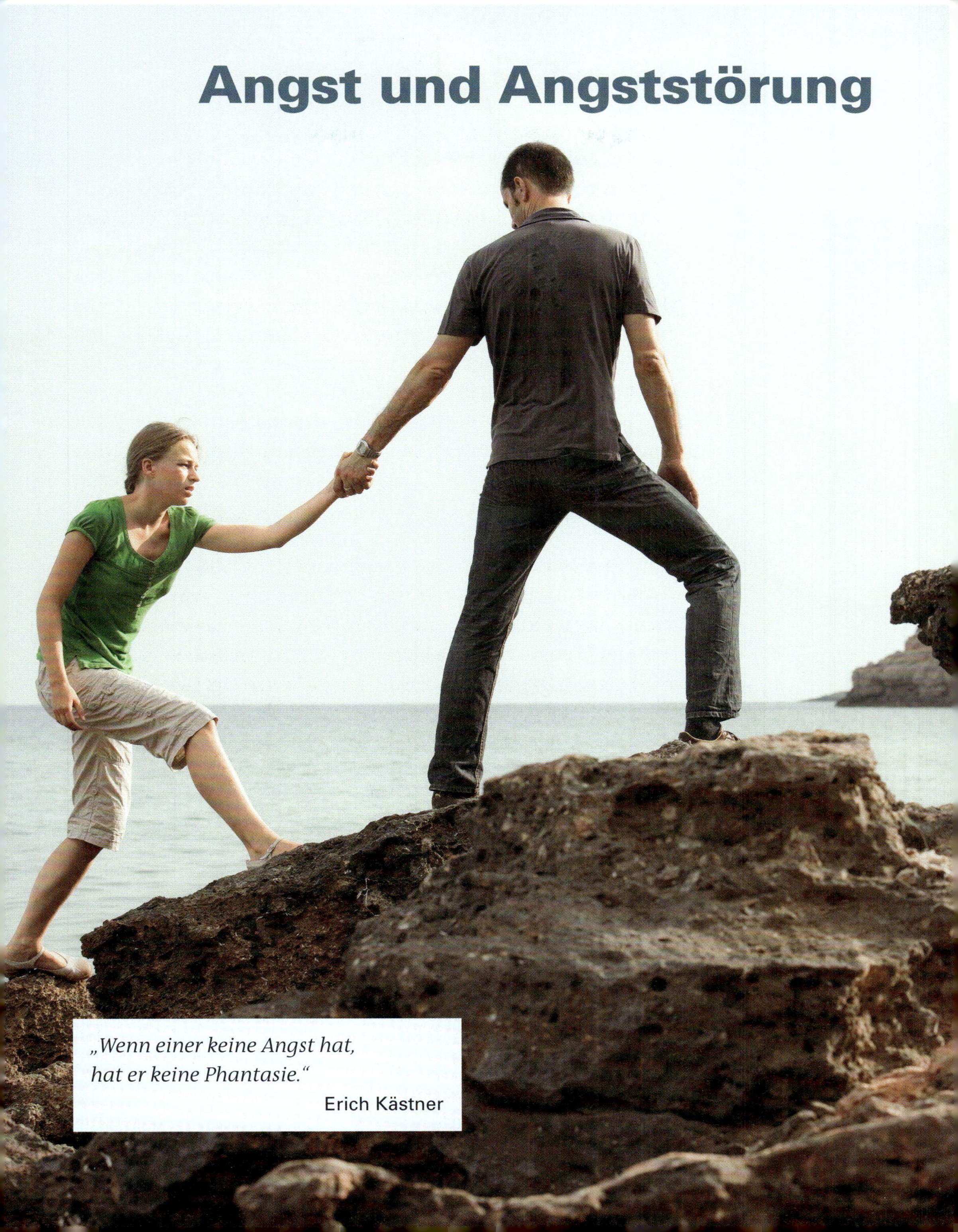

„Wenn einer keine Angst hat, hat er keine Phantasie."

Erich Kästner

Wir brauchen Angst

Das Phänomen Angst beschäftigt die Menschen schon immer – und das aus den unterschiedlichsten Perspektiven: Philosophen, Dichter und Geistliche, Künstler und Wissenschaftler der unterschiedlichsten Fachbereiche (Medizin, Psychologie, Soziologie, Biologie, Theologie, Philosophie, Politologie, aber auch Wirtschaftswissenschaften und Medienwissenschaften) versuchen, sich die Erscheinungsarten der Angst, ihre Entstehung, ihre Funktion und ihre Bedeutung zu erklären, sie zu verstehen. Dabei gehört die psychologische Perspektive zu den jüngeren. Erst seit Anfang des 20. Jahrhunderts wurde Angst in der wissenschaftlichen Psychologie ein viel beforschtes und beschriebenes Thema.

Obwohl das Wort „Angst" für jeden von uns erst einmal unmittelbar verständlich ist, gibt es deshalb je nach Disziplin und Interesse des Wissenschaftlers die unterschiedlichsten Definitionen des Begriffs. Was in allen Definitionen enthalten ist:

- Angst ist etwas Unangenehmes.
- Angst ist – ganz allgemein gesprochen – eine Reaktion auf die Wahrnehmung einer aktuellen oder zukünftigen Bedrohung. Und:
- Solange Bedrohungen, welcher Art auch immer, existieren, gibt es keinen Weg, Angst zu vermeiden.

Das heißt: Jeder von uns kennt Angst. Wer das Gegenteil behauptet, ist nicht ehrlich – weder anderen noch sich selbst gegenüber. Aber wenn Sie dieses Buch gekauft haben, gehören Sie vielleicht zu den Menschen, die von Angst gequält werden, die sich ständig

Phobos und Pan – Phobie und Panik

In der Antike war es der Gott Phobos, der Flucht oder Furcht und alles, was mit Schrecken und Urängsten zu tun hat, personifizierte. Pan, eigentlich der Gott der Hirten und Herden, Wälder und Weiden, erschreckte durch sein Aussehen als Mischwesen aus Mensch und Ziegenbock Menschen und Tiere und löste durch sein plötzliches Erscheinen Panik aus.

Sorgen machen, die manchmal in Panik geraten oder viel Zeit damit verbringen müssen, bestimmte Situationen oder Objekte zu vermeiden, weil sie so furchterregend sind. Und Sie wünschen sich nichts sehnlicher, als endlich angstfrei leben zu können. Aber was heißt angstfrei? Geht das denn?

Angst gehört zum Leben

Wahrscheinlich haben Sie Schwierigkeiten, diesen Satz so anzunehmen. Aber: Angst ist Teil unseres Lebens. Nicht nur das: Angst ist lebensnotwendig. Ein Beispiel: Denken Sie an ein kleines Kind von ein, zwei Jahren. Eben hat es laufen gelernt, jetzt läuft es los – und plötzlich sieht es die Mutter nicht mehr! Was passiert? Es bleibt stehen. Denn seine Begeisterung über die eigene neu erworbene Fähigkeit schlägt um in Angst, vielleicht sogar in Panik. Seine Angst ist im Übrigen auch nicht zu übersehen, oder besser, zu überhören. Das kleine Kind, das sich plötzlich als allein und damit schutzlos erlebt, beginnt zu weinen. Ein Glück! Denn jetzt kommen Vater oder Mutter und „retten" es. Ohne sie, die auf seinen Angstschrei reagieren, wäre es verloren.

Angst schützt uns und bewahrt uns vor Dummheiten

Aber auch wir Erwachsenen brauchen Angst. Stellen Sie sich vor, Sie hätten keine Angst – zum Beispiel keine Angst, von einem Auto überfahren zu werden, vor dem Sturz von einer hohen Felsklippe oder auch einfach davor, dass Ihnen jemand Ihre teure Kamera entwendet.

Oder malen Sie sich aus, was wäre, wenn Sie keinerlei Angst hätten vor den Folgen einer „verrückten" finanziellen Aktion, die Sie um Ihr ganzes Hab und Gut bringen könnte. Und was wäre, wenn Sie keine Angst davor hätten, krank, arbeitslos zu werden und im Alter möglicherweise als Pflegefall unverpflegt zu enden?

Aber es geht noch weiter: Versuchen Sie sich zu erinnern an die kleinere oder größere Angst, in der Schule oder bei einer wichtigen Prüfung zu versagen. Waren sie nicht auch bei Ihnen wie bei den meisten Menschen der Hauptantrieb dafür, ausreichend zu lernen?

Oder was wäre, wenn wir nicht Angst hätten vor der Reaktion unseres geliebten Partners, dem wir durch liebloses, gemeines, rücksichtloses Verhalten wehtun, und – das kommt hinzu – dem schlechten Gewissen, das uns dann plagen würde?

Das, was wir hier ganz allgemein Angst nennen, lässt uns zur Seite zu springen, um einem schnell auf uns zurasenden Auto auszuweichen, und sie sorgt dafür, dass wir nicht unüberlegt auf eine viel befahrene Straße treten. Sie verhindert, dass wir tollkühn jede Gefahr negierend am Abgrund herumturnen, und bewahrt uns davor, mit unserem Hab und Gut leichtsinnig umzugehen.

Sie lässt uns – und den Staat, dem wir „aus Angst" viele schützende Funktionen übertragen haben – Vorsorge treffen für alle möglichen Eventualitäten. Sie treibt uns aber auch an, bestimmte an uns gestellte Aufgaben durch Anstrengung meistern zu wollen. Sie bewahrt uns davor, von anderen verachtet zu werden und uns in Grund und Boden schämen zu müssen. Sie schützt vor Liebesverlust und davor, ein schlechtes Gewissen zu haben.

Mit nur etwas Fantasie wird also klar: Hätten wir solche Ängste nicht, könnten wir nicht leben oder zumindest nicht so, wie wir es uns vorgenommen haben oder wie wir uns wohl fühlen.

Starterkit Angst

Angst gehört zu unserer Grundausstattung

Angst gehört zur Grundausstattung des Menschen. Sie wird deshalb oft als primäre Emotion bezeichnet und zu den sogenannten Basisemotionen gerechnet, zu denen je nach Theorie und Forscher noch etwa sechs bis sieben andere wie Freude, Ärger, Trauer, Ekel, Wut gehören. Sie differenzieren sich in den ersten Wochen und Monaten des Lebens aus den ersten Stufen der sogenannten Vorläuferemotionen heraus.

Der „Vorläufer" der Angst zeigt sich bei einem neugeborenen Baby im Moro-Reflex, dem Erschrecken und Zusammenzucken, wenn es plötzlich zu fallen droht, aber auch bei sehr lautem Krach oder anderen plötzlich auftretenden Sinnesreizen. Diese Vorläufer-Angst kann man auch sehen an den weit aufgerissenen Augen, dem aufgerissenen Mund und den zur Faust geballten Händchen bei allen Babys – überall auf der Welt!

Angst als Basisemotion – oder auch primäre Emotion – ist also ein angeborenes Reaktionsmuster auf innere und äußere Reize, wie es bei allen Menschen vorkommt, und hat – wie die anderen Basisemotionen – eine wichtige Funktion für den Menschen.

Angst – mehr als ein Gefühl

Angst ist nicht nur ein Gefühl, sondern betrifft unseren Körper

Mit „Emotion" meinen Emotionsforscher mehr als nur das, was wir umgangssprachlich mit dem Wort „Gefühl" benennen. Das Wort „Gefühl" bezieht sich auf das subjektive Erleben, also das, was man bewusst als Gefühl beschreiben kann. Zur Emotion gehört neben dem Gefühl auch der dazugehörige körperliche Zustand (was passiert in meinem Körper bei dieser oder jener Emotion) und das Verhalten, das sie auslöst.

Eine Emotion ist ein komplexes Geschehen, das aus ganz unterschiedlichen Bestandteilen und Dimensionen besteht, aus

- **dem Gefühl**, das heißt, dem, was wir erleben und (nur) durch unsere Selbstbeobachtung (Introspektion) als unser Gefühl beschreiben können. Also: Ich bin traurig, ich bin fröhlich, ich bin wütend, ich habe Angst, es ekelt mich.
- **unserer Bewertung des Auslösers**, zu der unsere Einstellungen, Gedanken und Überzeugungen gehören, die damit zusammenhängen. Also: Ich höre einen Schuss, erschrecke (Reflex), bewerte die Situation als gefährlich und bekomme Angst.
- **der körperlichen Dimension**. Also: Zum Beispiel die Ausschüttung von Hormonen, die den Blutdruck sinken oder ansteigen lassen, zu Veränderungen der Herzfrequenz führen, uns tief und entspannt oder schnell und oberflächlich atmen lassen, das heißt eher beruhigen oder an-/erregen.
- **einer Verhaltensebene**. Also: Wer Angst hat, flieht. Wer wütend ist, greift an. Ekliges – das, was die Emotion Ekel erregt – wird ausgespuckt.
- **einem dazugehörigen Ausdruck**, durch den unsere Emotion offensichtlich wird. Also: Wer wütend ist, dessen Gesicht läuft rot an. Wer traurig ist, hat schlaffe Gesichtsmuskeln oder weint. Wer fröhlich ist, lacht.
- **deren Funktion**. Also: Ekel hilft Vergiftungen zu vermeiden, Wut lässt Feinde in die Flucht schlagen, Angst schützt uns vor Bedrohlichem.

Emotion und Evolution

Angst garantiert Überleben und Weiterentwicklung

Dieses Zusammenspiel der verschiedenen Ebenen hat – so hat es schon Darwin, der Urvater der Evolutionsgeschichte, formuliert – eine ganz bestimmte Funktion: Es garantiert Überleben und Weiterentwicklung.

Und wie? Es signalisiert, dass etwas Besonderes los ist (eine Bedrohung, ein Hindernis, ein Verlust, etwas Neues, Unerwartetes, etwas Schönes, Freundliches, etwas Erregendes ...), ermöglicht eine sinnvolle Handlung und klärt sowohl den Einzelnen als auch die anderen über dessen Gefühle und Handlungsabsichten auf.

Emotionen sind also eine wichtige Fähigkeit im Darwin'schen „Kampf ums Dasein". Sie dienen dem Einzelnen, der durch sie passend und schnell auf Umweltereignisse reagieren kann, aber auch der gesamten Gruppe, die ihrem (Art-)Genossen sehr wohl ansieht, wie es um ihn bestellt ist, und sich darauf einstellen kann, was wiederum dem Fortbestehen der Art dient.

Wettbewerbsvorteil Angst

Sicher: Seit Darwin ist die Wissenschaft, die sich mit den Emotionen beschäftigt, natürlich nicht stehen geblieben. Aber immer noch gilt: Emotionen stehen im Dienst der Anpassung an die Umwelt und sichern deshalb einen evolutionären Vorteil. Sie tun dies, weil sie nicht nur Gefühl sind, sondern ebendieses oben beschriebene komplexe Geschehen – kurz: also zum einen ein Verhalten auslösen, das, wenn es klappt, dem Auslöser des Gefühls entspricht und zum anderen die Emotion unmittelbar kommuniziert. Extrem vereinfacht ließe sich sagen: Ein Mensch, dem sich ein Feind entgegenstellt, wird wütend. Er sieht wütend aus, und treibt vielleicht schon deshalb den Feind in die Flucht, und wenn nicht, hat sein Körper sich darauf eingestellt, anzugreifen.

Ebenso „einfach" wirkt die Angst: Eine Bedrohung wird wahrgenommen und als Gefahr erkannt. Die Emotion Angst entsteht mit all ihren Komponenten. Die physischen Reaktionen wie zum Beispiel der erhöhte Herzschlag und damit auch eine stärkere Durchblutung der großen Muskeln dienen dazu, den Körper auf eine Handlung vorzubereiten: Flucht. Und wenn die Situation keine Flucht mehr erlaubt? Unser Körper reagiert auch hierfür perfekt: Er stattet uns mit den Fähigkeiten aus, die wir zum Angriff benötigen. Und wenn auch dieser ausweglos erscheint? Dann gibt es immer noch den „Totstellreflex", der schon manchen Angreifer so verunsichert hat, dass er abgedreht hat. Ein Glück – gerettet! Und weil unsere Angst nicht zu übersehen ist, kommt uns vielleicht jemand zu Hilfe oder kann – weil er unsere Angst richtig interpretiert – durch Flucht wenigstens die eigene Haut retten.

Angst ist das Produkt einer langen Entwicklungsgeschichte

Wie andere Emotionen ist Angst das Produkt einer langen Entwicklungsgeschichte, die – so hat es der Neurobiologe Gerald Hüther in seinem Buch „Biologie der Angst" anschaulich nachgezeichnet – ihren Ausgang nahm in der Geschichte der ersten Wirbeltiere vor mehr als 500 Millionen Jahren. Denn schon deren Gehirne, wie rudimentär auch immer entwickelt, reagierten auf wahrgenommene Bedrohung mit Ausschüttung von Signalstoffen. Durch solche Signalstoffe wurde und wird bis heute die Produktion bestimmter Hormone ausgelöst mit der Folge der oben beschriebenen körperlichen Reaktion: Das Herz schlägt schneller. Der Blutdruck steigt an. Die Atmung wird schneller, die Bronchien erweitern sich. Die Muskulatur wird stärker durchblutet und angespannt und so weiter und so weiter. Kurz: Alle zur Verfügung stehenden Ressourcen werden mobilisiert, um die bedrohliche Situation entweder durch Kampf oder Flucht zu überstehen. Denn diejenigen, die diese Mobilisierung richtig einsetzen konnten, hatten einen eindeutigen evolutionären Wettbewerbsvorteil. Sie kamen durch die Gefährdung welcher Art auch immer nicht um. Sie selbst und ihre Stammesgenossen, die sie durch ihren Angstausdruck warnen konnten, hatten Nachfahren, die sich weiterentwickelten bis dahin, wo wir heute sind – aber nur deshalb, weil sie eben auf die Gefahr mit Angst reagierten.

Schrecksekunden im Angstgehirn

Ein großartiges Produkt der Evolutionsgeschichte ist unser Gehirn. Aus dem einfachen Riechhirn der Reptilien hat sich ein Bereich als besonders wichtig für die Reaktion auf Gefahr entwickelt, die Amygdala (Mandelkern). Bei Tier und Mensch besteht ihre

Funktion darin, angeborene und erlernte Furcht zu erzeugen und zu regulieren. Hier wird in Millisekunden entschieden, ob ein Reiz, den die Sinnesorgane registriert haben, für den Organismus gefährlich ist.

Bei einer Bedrohung müssen blitzschnell alle Kräfte mobilisiert werden

Sie steht wiederum mit bestimmten Zentren in Verbindung, die eine sofortige Verhaltensreaktion und die dazugehörigen begleitenden vegetativen Symptome auslösen, also in potenziell bedrohlichen Situationen blitzschnell alle Kräfte für einen Kampf oder eine Flucht mobilisieren, das heißt eine sogenannte Stressreaktion (→ Seite 80) auslösen.

Besonders wichtig ist zum Beispiel eine Expressverbindung zum Hypothalamus. Der Hypothalamus ist ein kleiner Bereich im Zwischenhirn, der dieses mit dem Hormonsystem verbindet. Auf diese Weise verknüpft er gewissermaßen die verschiedenen Ebenen der Emotion Angst, da er zuständig ist für die Kontrolle des Blutdrucks und des Elektrolythaushalts (Trinken, Salzbedürfnis, Gefäßspannung), die Kontrolle der Körpertemperatur, die Kontrolle des Stoffwechsels, also auch des Essverhaltens und der Verdauung, sowie für die Kontrolle unserer Reaktion auf Stress und Gefahr (Flucht- und Aggressionsverhalten, Blutfluss und Stresshormone).

Die bewusste Bewertung der Situation erfolgt später

Mit Verzögerung werden die Zentren informiert, die einen Abgleich der angstauslösenden Situation oder Vorstellung mit Vorerfahrungen, Gedächtnisinhalten und Bewältigungsmustern ermöglichen. Erst einmal ist jedoch der direkte, sehr viel schnellere Informationsweg wichtig, der sich im Verlauf der Evolution im Überlebenskampf der Säugetiere entwickelt hat. Auch wir tragen dieses evolutionäre Erbe in uns. Deshalb reagieren wir quasi reflexartig auf Erschreckendes, oft „lange“ bevor wir Angst fühlen. Das entspricht auch unserer Alltagserfahrung. Denken Sie etwa an einen „Beinahe“-Unfall im Straßenverkehr, eine Situation, die die meisten schon einmal erlebt haben: „Der Schreck fährt in die Glieder“, und häufig wird uns erst im Nachhinein die ganze Situation mit ihren möglichen Konsequenzen bewusst.

Genauer und ausführlicher werden wir Sie im Abschnitt „Die Neurobiologie der Angst“ über unser „Angstgehirn“ und seine Funktionsweise informieren (→ Seite 71).

Furcht, Angst und Sorgen

Was bisher untergegangen ist, ist die Unterscheidung zwischen Angst und Furcht. Diese Unterscheidung wird immer wieder – oft auch je nach Zusammenhang oder Angsttheorie verschieden begründet – hervorgehoben.

Die bekannteste: Furcht ist genau genommen das, was wir in unserer kleinen Evolutionsgeschichte als Nachfolger und Konsequenz der Stress-Reaktion beschrieben haben, nämlich die Reaktion auf ein bestimmtes bedrohliches Objekt; einen Reiz oder eine konkrete Situation (zum Beispiel wildes Tier, Gewitter, daherbrausendes Auto). Sie ist also das Gefühl, das uns überfällt, wenn wir uns einer Gefahr gegenübersehen, und mit dem dann mehr oder weniger deutlich die anderen Komponenten der Emotion Furcht einhergehen.

Furcht ist konkret, Angst nicht

Unter Angst wird dagegen oft ein Gefühl verstanden, das keinen konkreten Gegenstand hat. Sie wird beschrieben als unangenehm erlebter, diffuser Gefühlszustand ohne bestimmten Auslöser. Sie ist allgemein, „frei flottierend" (es scheint fast, als suche sie sich einen Gegenstand, einen Grund, eine Rechtfertigung), ungerichtet und diffus. Angst ist ein Gefühl, welches sich gegen das Unbekannte richtet, ist Reaktion auf eine undurchschaubare komplexe Gefahrensituation, in der eine adäquate Reaktion unmöglich erscheint. Diese Definition geht im Grunde genommen auf die Existenzphilosophie zurück: Furcht ist nach Sören Kierkegaard (1813 bis 1855) die Reaktion auf eine spezifische Bedrohung, während Angst sich gegen das Unbekannte richtet.

Gegenwart oder Zukunft?

Es gibt noch eine andere Unterscheidung: Wir haben Furcht vor etwas, was gerade im Hier und Jetzt passiert. Es kann von außen kommen, also zum Beispiel ein lauter Donner, ein Auto, das auf uns zurast, oder die Flamme einer Kerze. Furcht kann aber auch durch etwas ausgelöst werden, was in uns passiert, etwa eine beunruhigende Empfindung, ein zu schnelles Herzklopfen, ein unbekannter Schmerz, ein erschreckender Gedanke, eine plötzlich auftauchende Erinnerung an etwas Furchterregendes in der

Vergangenheit oder ein Gefühl, mit dem wir gerade nicht umgehen können. Manchmal – vielleicht auch meistens – entsteht Furcht als Reaktion auf eine Kombination von beidem. Wir erschrecken, weil wir ein äußeres Ereignis mit einer Erinnerung verbinden, und wir fürchten etwas, weil wir gelernt haben, dass dieses oder jenes „fürchterliche" Folgen haben kann, wie etwa Feuer, ein angriffslustiger Hund oder Wut, die uns vielleicht ausrasten ließe.

Furcht tritt in der Regel als Reaktion auf bedrohlich erlebte Gegenstände, Situationen, Ereignisse auf. Sie ist ein Alarmzeichen.

Angst dagegen – so kann man sagen – entsteht mit dem Blick auf die Möglichkeit einer Bedrohung. Die Angst wird deshalb oft auch als Sich-Sorgen-Machen beschrieben. Wir befürchten, dass wir zum Beispiel unsere Arbeit verlieren, im Alter quasi verhungern müssen oder die Klimakatastrophe das Ende unseres Planeten bedeuten könnte. Es geht also um das unterschiedliche Zeitverhältnis.

Furcht bezieht sich auf Gegenwärtiges, Angst auf die Zukunft

In dieser Unterscheidung ist Furcht eine auf Gegenwärtiges bezogene Emotion. Sie ist das oben beschriebene komplexe Geschehen, das abläuft als schnelle Reaktion auf Bedrohungen im Hier und Jetzt. Angst dagegen ist ein emotionaler Zustand, der sich auf die Zukunft bezieht. Wir machen uns Sorgen um etwas, was eintreten wird oder zumindest eintreten könnte. Auch diese Angst – das Sorgen – ist mehr als die Gefühlsebene. Sie ist das ängstliche Sich-Sorgen, das mit einer allgemeinen Übererregbarkeit des vegetativen Nervensystems, das von uns nicht willentlich kontrollierbar ist, einhergeht: Diese führt zu häufiger Benommenheit, Schwitzen, Herzrasen, Atemnot, Oberbauchbeschwerden, Schwindelgefühlen, Mundtrockenheit. Die körperlichen Veränderungen, die mit Angst einhergehen, sind viel weniger ausgeprägt und dramatisch als die, die zur Furcht gehören. Aber sie dauern sehr viel länger an, vielleicht mit einem ständigen Auf und Ab (auch abhängig von der Tageszeit) können sie Tage, Wochen, manchmal Jahre bestehen. Und was noch dazugehört: Solche Ängste werden gespeist aus Gedanken, Grübeleien und Fantasien, die wir uns selbst machen, über das, was passieren könnte. Sorgen rauben uns den Schlaf. Sorgen treiben uns um, fressen uns auf.

Obwohl diese Abgrenzungen durchaus sinnvoll sind, werden sie in der Alltagssprache – Ihnen wird es auch hier bisher aufgefallen sein – selten konsequent durchgehalten.

Was aber auf jeden Fall festzuhalten ist: Unsere Angst kann ganz unterschiedliche Formen annehmen. Sie zeigt sich als diffuses Unbehagen, als allgemeine Befürchtungen oder als konkrete Furcht vor bestimmten Situationen und Dingen. Sie kann als plötzliche Schreckreaktion und Panik auftreten oder als länger anhaltendes Gefühl. Sie zeigt sich als Reaktion auf Erlebtes oder tritt im Vorfeld von unangenehmen Situationen auf.

Wie auch immer sie auftritt: Sie ist wichtig für unser Überleben. Wer sich nicht fürchtet, wird sich möglicherweise im wahrsten Sinn des Wortes die Finger verbrennen, wer keine Angst hat, sorgt nicht vor und plant nicht. Im Folgenden werden wir versuchen, dann, wenn es aus inhaltlichen Gründen wichtig ist, diesen Unterschieden gerecht zu werden.

Angst hat ein langes Gedächtnis

Unsere Ängste haben viel mit den Urängsten unserer Vorfahren zu tun

Heute geht es in den wenigsten Fällen, in denen wir Angst erleben, nur ums nackte Überleben. Das haben schon die vielen Beispiele am Anfang des ersten Kapitels gezeigt. Aber wenn wir genauer hinsehen, sind doch viele unserer Ängste, Sorgen und Befürchtungen ganz unmittelbar auf die ursprünglichen Ängste um unser Leben zurückzuführen.

Die Angst um unser Hab und Gut (und sei es nur die Kamera) ist doch nicht allzu weit entfernt von der Angst, verhungern zu müssen, wenn man nicht seine Siebensachen beieinander hält. Angst, zu versagen, kann zumindest im Fall eines Kampfes mit einem gefährlichen Feind, beim Erlernen der richtigen Verteidigungstechnik oder auch bei der Nahrungssuche Leben retten, weil sie zu mehr Leistung und Anstrengung motiviert. Die Angst vor Liebesverlust und die Achtung der anderen ist für uns Menschen, die ja zum Überleben die anderen brauchen, zum Schutz gegen Feinde und eine bedrohliche Umwelt, und zur Fortpflanzung und damit zur Lebenserhaltung im Sinne der Evolution, lebensnotwendig.

Auch in den Phobien, die wir kennen (→ Seite 244), scheinen die Urängste unserer Vorfahren noch ganz frisch: Da feiern die Ängste

- vor angriffslustigen großen oder giftigen kleinen Tieren,
- vor Donner und Blitz, Krankheit, Tod, Blut,
- vor Situationen, in denen man sich mitten im Gewühl fremder und damit wahrscheinlich ziemlich feindselig gestimmter Menschen befindet,
- vor Entfernung von der Gruppe, der Horde, die als sicherer Heimathafen dienen,

fröhliche Urständ. Sie werden also, datiert man sie in unserer Geschichte um Jahrhunderte bis Jahrtausende zurück, unmittelbar verständlich. Sie zeigen auch, dass uns die Evolution – den einen mehr, die andere weniger – gewissermaßen mit der Neigung ausstattet, Ängste mit Situationen zu verknüpfen, die für unsere Vorfahren (und diese Ahnenreihe geht weit über unsere menschliche Geschichte hinaus) lebensbedrohlich waren. Und wenn es heute auch in den wenigsten Fällen, in denen wir Angst erleben, ums nackte Überleben geht, so steckt doch oft auch diese Urangst dahinter.

Kurz und knapp

Angst ist ...

- Angst ist ein normaler Teil unseres Lebens
- Angst äußert sich auf verschiedenen Ebenen; in unseren Gefühlen und Gedanken, unseren körperlichen Reaktionen, unserem Ausdruck und unserem Verhalten
- Angst ist ein uraltes Erbe – und
- wir brauchen Angst.

Aber – wann wird die Angst zur Angststörung?

Wenn Sie als Betroffene dieses Buch lesen, haben Sie möglicherweise die Erfahrung gemacht, dass Angst, Furcht und Sorgen so stark und so unangebracht geworden sind, dass sie Ihr Leben behindern. Sie sind zur Angststörung geworden.

Aber wo ist die Grenze? Ab wann wird Angst zu einer Krankheit, sodass man von einer Angststörung sprechen muss?

Die Übergänge sind oft nicht eindeutig

Oft sind die Übergänge fließend und die Gründe für eine Angst auch gar nicht mehr so einfach zu benennen:

Ein Student hat bisher hauptsächlich studiert, wo er die besten Kneipen findet, und weiß genau, dass er, wenn er jetzt nicht das Ruder herumreißt, sein Vordiplom vergessen kann. Ziemlich normal ist, dass er vor der mündlichen Prüfung, zu der er sich nun doch endlich anmelden will, Angst hat. Seine Angst ist also seiner aktuellen Situation durchaus angemessen und – hoffentlich – förderlich: Er wird sich nämlich endlich auf seinen Hintern setzen und sich mit dem Stoff beschäftigen. Wünschen wir ihm Glück, dass es nicht zu spät ist, weil die Lücken zu groß sind.

Wenn er aber nun vor lauter Angst nicht mehr schlafen kann, sich so verspannt, dass er Rücken- und Kopfschmerzen bekommt, wenn er sich auf nichts mehr konzentrieren kann, weil er gedanklich zu sehr mit seiner Angst und den Befürchtungen, was eintreten könnte, beschäftigt ist, und dann in der Prüfung – nass geschwitzt, zitternd und mit weichen Knien – ein Brett vor dem Kopf hat und kein Wort herausbringt, dann kann man beginnen, darüber nachzudenken, ob seine Angst vor und in der Prüfung schon Ausdruck einer Störung ist. Vielleicht kann man sogar von einer krankhaften Prüfungsangst sprechen, denn sie ist übermäßig stark und in dieser Intensität einer einfachen Prüfungssituation nicht mehr angemessen. Zur Störung wird sie vor allem, wenn die Angst vor der Angst in der Prüfung so groß ist, dass unser Student sich gar nicht erst zur Prüfung anmeldet, sondern zum ewigen Studenten wird.

Angststörung: Die Angst ist unangemessen – „gestört"

Der Begriff Angststörung meint erst einmal, dass die Angst „gestört" ist: Sie ist situationsunangemessen: Panische Angst vor Spinnen oder Mäusen zum Beispiel ist einfach unangemessen. Mäuse sind vollkommen harmlos und die Spinnen, die wir in unseren Breitengraden kennen, auch (... dass diese Angst einmal sinnvoll war, haben wir gehört). Nicht immer aber ist es so einfach. Oft sind die Übergänge fließend:

Wer einmal von einem Hund gebissen wurde, kann sich erklären, warum er jetzt möglicherweise vor Hunden Angst hat. Unangemessen, weil zu stark, ist seine Angst dann, wenn sie ihm weiche Knie macht, Herzrasen auslöst und so weiter, sobald er einen Hund bellen hört, oder wenn er die Straßenseite wechseln muss, wenn ihm eine Frau mit einem kleinen Dackel an der Leine entgegenkommt.

Oder ein anderes Beispiel:

Nachts als Frau nicht allein durch einen Park zu gehen, zeugt leider in manchen Gegenden tatsächlich von Lebensklugheit. Wenn „frau" aber aufgrund dieser Angst nach Einbruch der Dunkelheit oder vielleicht bald schon bei einbrechender Dämmerung nicht mehr aus dem Haus geht – weil man ja so viel Schlimmes in der Zeitung liest – und als Konsequenz immer häufiger Einladungen zu Freunden oder Verabredungen zu Kino- oder Kneipenbesuchen absagen muss, weil sie Angst hat, auf dem Weg überfallen zu werden, dann ist die Angst unangemessen. Sie hat ihre Ursache nicht in einer realen Bedrohung. Sie ist begründet in einer maßlosen Überschätzung der Wahrscheinlichkeit einer Bedrohung.

Ein letztes Beispiel:

Beim Abheben des Flugzeugs ein mulmiges Gefühl (ein klein bisschen Angst) zu haben ist für Menschen, die nicht täglich das Flugzeug wie einen Bus benutzen, ganz normal. Fliegen ist nun einmal nicht die Art der Fortbewegung, für die wir Menschen geschaffen wurden. Aber wenn dieses merkwürdige Gefühl in der

Magengegend immer stärker wird, Atemnot, Schwindel, Herzrasen, Schmerzen in der Brust, Zittern hinzukommen, sich das Ganze also zu einer Panikattacke auswächst, dann ist die Angst unangemessen.

Die Folge ist, dass der, der diese Angst erleiden muss, möglicherweise nie mehr ein Flugzeug besteigen kann, weil er solche Angst hat. Tja, vor dem Fliegen? Oder nicht doch eher vor der Panikattacke selbst? Vielleicht tritt die Panik aber irgendwann noch einmal auf, quasi aus heiterem Himmel, ohne die Spur einer Gefahr oder Bedrohung, im Kaufhaus oder in der U-Bahn, auf der Straße oder sogar im Bett mitten aus dem Tiefschlaf heraus.

Eine Panikattacke verändert häufig das ganze Leben

Menschen, die Panikattacken erleiden, können diese Erfahrung meist nicht einfach „wegstecken". Oft verändert sie das ganze Leben. Denn sie macht Angst, Angst vor einer neuen Attacke, die nicht so glimpflich ausgeht, sondern dann vielleicht wirklich ein Herzinfarkt ist oder etwas anderes ganz Schlimmes. Ihre Gedanken beginnen um die Möglichkeit eines neuen Anfalls zu kreisen. Sie suchen nach ersten „Vorboten". Beginnt nicht mein Herz gerade schneller zu schlagen? Wird mir nicht schwindlig, wie damals, als es passiert ist? Und viele versuchen, diese schlimme Erfahrung zu vermeiden wie der Mann, der kein Flugzeug mehr besteigt. Sie meiden den Ort, an dem sie zum ersten Mal eine solche Panikattacke erlebt haben – den Bus, das Kaufhaus, Menschenmengen, die Straße –, oder sie verlassen vielleicht das Haus nicht mehr: aus Angst vor der Angst.

Die Angst ist störend

Hier wird noch eine weitere Dimension des Begriffs Angst**störung** deutlich: Diese zweite Dimension betont eher den Aspekt, dass die Angst störend ist. Bleiben wir bei unserem Studenten: Zuerst einmal stört ihn die Angst vielleicht schon beim Lernen. Sie macht ihm Gedanken wie „Ich falle bestimmt durch" oder „Wenn mir in der Prüfung überhaupt nichts mehr einfällt, kann ich das Studium sausen lassen" und stört ihn dabei gewaltig in seiner Konzentration und Aufnahmefähigkeit.

Besonders deutlich ist dies, wenn sich unser Kandidat aus lauter Angst am Tag vor der Prüfung krankschreiben lässt, obwohl er inzwischen durchaus gut vorbereitet ist. Seine quälenden Gedanken kreisen dann sehr wahrscheinlich nicht nur darum, den Stoff nicht parat zu haben, sondern seine Angst ist eigentlich gespeist aus Befürchtungen, die gar nichts mit der von ihm geforderten fachlichen Leistung zu tun haben.

Bei einer Angststörung beeinträchtigt die Angst den Alltag

Menschen mit Prüfungsangst befürchten ziemlich häufig, sich in der Prüfungssituation irgendwie danebenzubenehmen, also plötzlich kein Wort mehr herauszubringen, zu stottern, dumm zu wirken oder einfach auch nicht ganz perfekt zu sein ... und sich damit – völlig an der Realität vorbei – unendlich vor den Prüfern, Mitstudenten, Freunden, Bekannten, Eltern, Nachbarn und eigentlich der ganzen Welt zu blamieren. In diesem Fall ist die Prüfung im Grunde nur eine soziale Situation unter möglicherweise vielen, in der sie Angst vor der Beurteilung durch andere haben und befürchten, in den Augen anderer „nicht zu passen", sich falsch oder peinlich zu verhalten. Vielleicht ist inzwischen schon der Gang durch die Cafeteria der Uni schwierig geworden:

„Sieht nicht jeder, dass ich Angst vor der Prüfung habe, dass ich sie nie schaffen werden, dass ich ein Versager bin? Ganz feuchte Hände habe ich bekommen. Beim Kaffeeautomaten werde ich bestimmt die falsche Münze in den Schlitz stecken. Hoffentlich spricht mich keiner an. Ich bekäme kein Wort heraus – und jeder würde mitbekommen, wie blöd ich bin. Und jetzt bin ich auch schon ganz rot geworden. Ich spüre richtig, wie mein Gesicht glüht. Jeder kann es sehen! Und ganz komisch wird mir. Ob das von dem Kaffee kommt?"

Wer für einen Becher Kaffee vom Automaten einen solchen Spießrutenlauf bewältigen muss, wird schnell auf den Kaffee verzichten, wohl auch auf den Besuch der Cafeteria und dann vielleicht auch auf den Weg dorthin, und das kann bedeuten, dass er auch nicht mehr die Bibliothek aufsuchen kann, weil er ja dann an der Cafeteria vorbei müsste.

„Und in der Bibliothek ist es ja auch so furchtbar. Wenn es dort so still ist, weil jeder andere ruhig arbeitet, hört doch jeder, wie

schwer mir das Atmen fällt, wie oft ich vor Aufregung schlucken muss ... Wahrscheinlich riechen es die anderen schon, wie ich vor Aufregung schwitze. Ich muss nach Hause fahren, um mich umzuziehen!"

Erst auf dem Weg zur Bushaltestelle, nach seinem Entschluss, nach Hause zu fahren, geht es diesem Studenten besser. Das mulmige Gefühl ist verschwunden. Er kann wieder durchatmen. Aber ob er es am Nachmittag oder morgen zu seinen Pflichtveranstaltungen schaffen wird, ist fraglich:

„Wenn ich erst einmal zu Hause bin, kann ich auch gleich zu Hause bleiben. Denn dass ich mich im Seminar heute Nachmittag zu Wort melde oder mein Referat vortrage, ist sowieso unmöglich geworden."

Richtig wohl fühlen kann dieser Student sich nur noch außerhalb der Universität, fern der Situation, die für ihn insgesamt zur Prüfung (durch alle anderen, die sich dort aufhalten) geworden ist.

Die störende Macht der Angst weitet sich oft aus

Die störende Macht der Angst reicht also inzwischen so weit, dass sie ihn plötzlich (oder auch schleichend) hindert, sich innerhalb der Universität – dem Ort der fantasierten Peinlichkeit und des befürchteten Versagen – zu bewegen, sich der anstehenden Prüfung und damit auch den folgenden überhaupt zu stellen und so wirklich sein Studium abzuschließen und seinen Berufswunsch und damit vielleicht sogar seinen Lebensentwurf zu verwirklichen – weil, ja weil er solche Angst vor dieser Angst hat und sie vermeiden muss.

Noch einmal: Angst und Angststörung

Eine Angststörung unterscheidet sich von gesunder, vielleicht sogar förderlicher Angst erstens durch ihre Unangemessenheit. Wie weit trägt dieses Kriterium? Genau genommen ist es nicht unbedingt trennscharf. Was angemessen oder unangemessen ist, ist weitgehend Übereinkunftssache. Hören Sie sich in Ihrem Bekanntenkreis um! Oder vergleichen Sie – wenn Sie Interesse haben – verschiedene Kulturen heute oder in der Geschichte.

Nicht jede unangemessene Angst ist eine Angststörung

Oder verfolgen Sie die verschiedenen „Angstthemen" in den Medien allein in den letzten Jahren: BSE, Vogelgrippe, Schweinegrippe, Klimawandel, Handystrahlen, Finanz- und Wirtschaftskrise ... Immer neue Angstszenarien werden entworfen, lassen entsprechende Ängste als „angemessen" erscheinen und geraten dann wieder in Vergessenheit.

Auch über die Angemessenheit der Intensität einer Angst kann man diskutieren. Hierfür noch einmal ein paar Beispiele:

Eine Frau hat Angst vor Spinnen, sagt sie. „Wenn ich eine Spinne nur sehe, könnte ich schreien und wegrennen." Aber sie tut es nicht. Sie versucht sie zu ignorieren, oder wenn es gar nicht anders geht, wenn so eine dicke Spinne in ihrem Bad sitzt, dann fasst sie sich ein Herz und erschlägt sie mit dem nächstbesten geeigneten Gegenstand.

Oder:

Ein junger Mann gesteht auf einer Party: „Ich steige in keinen Aufzug. Da bekomme ich Beklemmungen. Man hört doch immer wieder, dass einer stecken bleibt. Und dann? Vielleicht dauert es Stunden, bis ich befreit werde. Wer weiß, ob die Luft reicht?"

Beide Ängste sind unangemessen: Bei der Spinnenphobie ist das ziemlich klar. Sie wird durch eigentlich ungefährliche Situationen hervorgerufen. Auch die Angst vor dem Liftfahren ist unangemessen. Die Gefahr – nein, besser: die Möglichkeit –, dass der Aufzug stecken bleibt, ist gering. Und auch wenn es passieren sollte: Ersticken in einem Aufzug ist unmöglich, wie uns jeder Techniker – und auch unser gesunder Menschenverstand – versichern kann. Die Angst des jungen Mannes ist „gestört".

Aber „stört sie ihn"? Er wohnt in einer Kleinstadt, arbeitet im Erdgeschoss. Er ist jung und sportlich. Treppensteigen ist gesund. Ob er jemals auf einen Fahrstuhl angewiesen ist, ist fraglich. Auch die junge Frau, die Angst vor Spinnen hat, kann mit ihrer Angst gut leben. Sie passt zwar nicht zum Objekt. Aber sie ist nicht stark genug, um sie in ihrer Bewegungsfreiheit einzuschränken.

Die Liste der Beispiele ließe sich ins Unendliche fortsetzen. Wenn wir ehrlich sind, können wir wohl selbst auch das eine oder andere beisteuern. Das heißt: Obwohl nicht angemessen „stören" viele kleinere oder auch größere Ängste nicht wesentlich. Die Einschränkungen, die sie uns und allen anderen Betroffenen auferlegen, fallen nicht wirklich ins Gewicht.

Entscheidend ist der Leidensdruck

Kommen wir zum zweiten Kriterium: Es trennt die normale Angst von einer behandlungsbedürftigen Angststörung durch diese Einschränkungen und damit durch den Leidensdruck, den sie verursacht. Dieser zweite Aspekt ist eigentlich der ausschlaggebende, wenn man versucht, die Grenze zwischen Angst und einer behandlungsbedürftigen Angststörung zu bestimmen. Es ist einfach, nicht ins Flugzeug zu steigen, wenn man Flugangst hat. Muss jeder in den Urlaub fliegen?!

Es stört auch kaum, wenn man nur mit mulmigem Gefühl in den Keller gehen kann, weil da ja möglicherweise Spinnen sind. Und Schlangen – Gegenstand einer relativ bekannten Phobie – gibt es in unseren Städten auch recht selten. Menschen mit einer Schlangenphobie können also meist gut leben, ohne jemals behandlungsbedürftig zu werden.

Wenn jemand aber – um die Angst zu vermeiden – in seinem Leben so eingeschränkt wird, dass er das, was er möchte, nicht tun und erleben kann, ja, dann ist es angebracht, von einer Angststörung zu sprechen.

Nehmen wir wieder einmal die Angst vor Spinnen: Zur Spinnenphobie – und damit zur Angststörung – wird sie, wenn nun die oben zitierte Frau, aus welchen Gründen auch immer, plötzlich berichten müsste:

„Ich habe solche Angst vor – Sie wissen schon, was ich meine –, dass mein Herz, allein wenn ich das Wort nur höre oder, noch schlimmer, aussprechen muss, anfängt zu rasen. Wenn ich nur daran denke, dass ich in den Keller muss, um Mineralwasser zu holen, beginnt mein

Kurz und knapp

Wann wird Angst zur Angststörung?

„Normale" Angst wird zur Angststörung, wenn sie

- unangemessen stark oder anhaltend ist
- ohne ausreichenden Grund, das heißt ohne wirkliche Bedrohung auftritt und
- so stark ist, dass sie unser Leben zu beherrschen beginnt, weil wir entweder die Auslöser oder besser: die Angst selbst auf jeden Fall vermeiden müssen – koste es (an Lebensqualität), was es wolle.

Herz zu rasen. Mein Mann und meine Kinder nehmen mir viel ab, gehen natürlich Getränke heraufholen und so. Aber die Viecher sind ja überall! Deshalb kann ich auch nicht in den Garten. Wenn meine Kinder draußen waren, muss ich sie bitten, sich ganz gründlich schon vor der Tür Hose und Schuhe abzuklopfen. Es könnte sich ja eine darin verkrochen haben! Meine Kinder oder mein Mann müssen auch immer vor mir in jedes Zimmer gehen, um zu kontrollieren, ob da eine ist, und den Garten richten sie auch. Schlimm sind die Gedanken, das können sie mir nicht abnehmen, dass ich immer daran denken muss, dass da eine sitzen könnte!

Dass es so nicht weitergehen kann, habe ich beim letzten Elternabend gemerkt. Da bin ich nämlich fast ohnmächtig geworden. Und wissen Sie, warum? An der Wand hingen einzelne Schilder, auf denen immer ein Wort geschrieben war und darüber der Gegenstand als Bild. Und da war auch so ... Die Kinder sollten lernen, welche Wörter man mit zwei ‚n' schreibt. Ich musste den Raum verlassen und bin fast umgekippt. Andere Eltern haben mich dann nach Hause gebracht."

Die Ursachen der Angst – Erklärungsmodelle

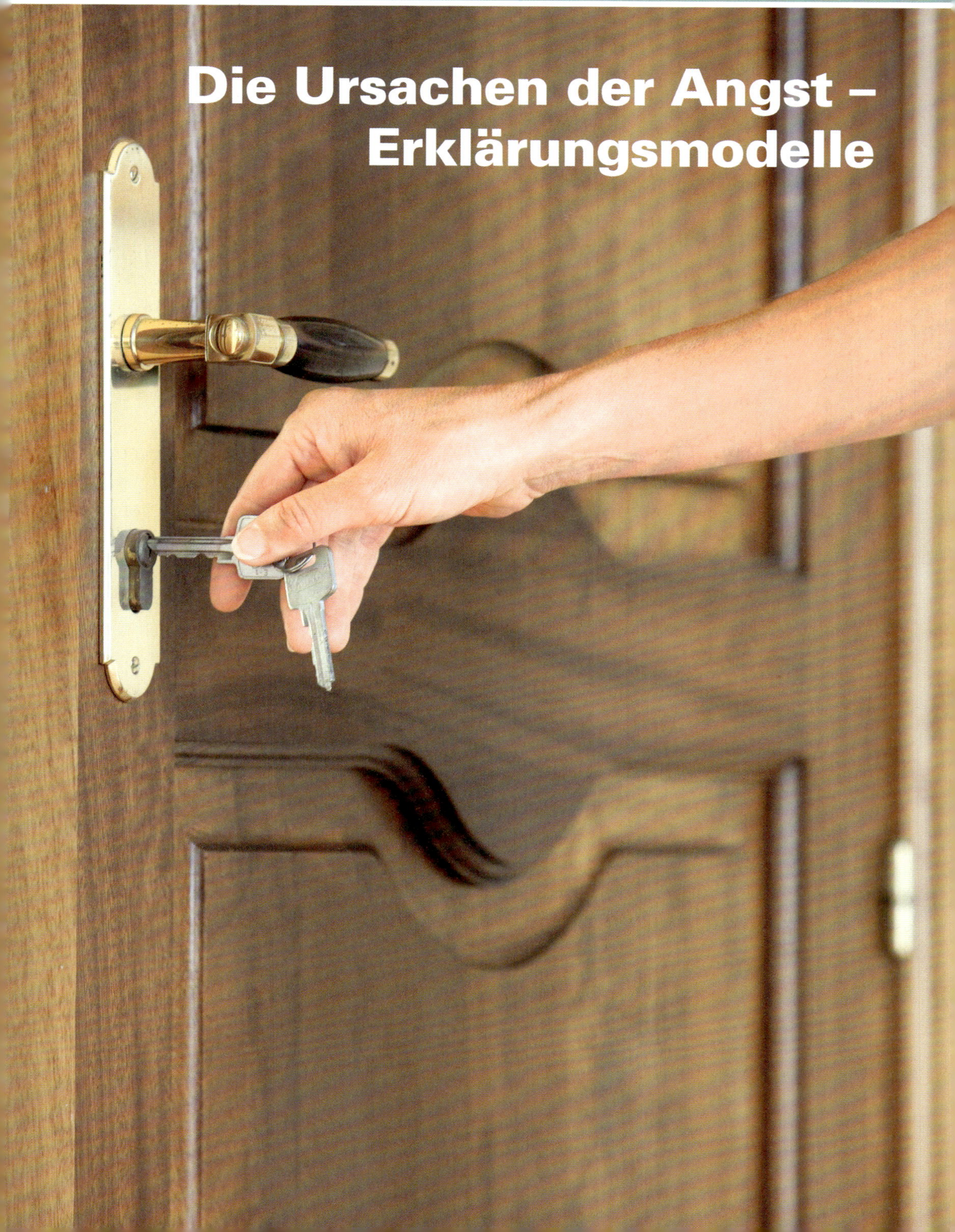

Die eine Ursache gibt es nicht

Wir brauchen Angst! Wir alle haben diese Warn- und Schutzeinrichtung, die es uns ermöglicht, aktiv oder auch passiv Situationen zu vermeiden, die Schmerz, Verletzung oder gar Tod zur Folge haben könnten.

Aber das ist nicht die Angst, die Sie kennen, die Sie im Griff hat. Und wahrscheinlich fragen Sie sich: Warum habe ich diese störende, unangemessene Angst, die ganz und gar nicht förderlich ist? Wieso kann ich mit meiner Angst nicht so umgehen wie andere Menschen? Wie ist meine Angst zu dem geworden, was sie heute ist? Was ist das für eine Angst, unter der ich leide?!

Warum reagieren Menschen unterschiedlich auf Bedrohungen?

Die Evolutionsgeschichte der Angst gibt auf die Frage, warum Menschen auf Bedrohungen ganz unterschiedlich reagieren, keine Antwort. Sie erklärt auch nicht, warum einzelne Menschen von Ängsten und Befürchtungen geplagt werden, während andere ihr Leben ganz entspannt angehen können.

Aber das sind sehr wichtige Fragen seit dem Beginn der psychologischen und medizinischen Angstforschung, die darauf in den letzten 100 Jahren sehr unterschiedliche Antworten gefunden hat.

Dabei muss klar sein: Angst ist ein großes Thema, über das Menschen seit Jahrtausenden nachdenken, das sie zu erklären und verstehen versuchen. Trotzdem oder vielleicht deswegen gibt es bis heute noch nicht die eine Erklärung der Angst. Und auch keine der heute existierenden Angsttheorien kann – und darf – für sich in Anspruch nehmen, das Thema Angst und Angststörungen allumfassend in den Griff bekommen zu haben, die eine Ursache von Angststörungen gefunden zu haben.

Im Gegenteil: Je mehr wissenschaftliche Disziplinen sich thematisch mit der Angst beschäftigen, desto unterschiedlicher, möglicherweise sogar widersprüchlicher wirken ihre Antworten. Auf den ersten Blick scheint dies vor allem für die Gegenüberstellung der neurobiologischen Sichtweise, die sich mit den Vorgängen in unserem Gehirn beschäftigt, und der Perspektive der Psychologie zu gelten. Es gilt aber auch für alle psychologischen Überlegungen zur Entstehung von Angststörungen. Je nach psychotherapeutischer Schule werden andere Schwerpunkte gesetzt, andere Ursachen in den Mittelpunkt der Überlegungen gestellt. Jede Schule hat eigene Hypothesen entwickelt, in denen bestimmte Aspekte der Angst unterschiedlich gewichtet werden. Das ist gut so. Denn man geht heute von einer Vielzahl verursachender und auslösender Faktoren aus, die erst im Zusammenwirken den tatsächlichen Ausbruch der Störung bewirken.

Eine Angststörung entsteht durch eine Vielzahl von Faktoren

Wie also entstehen Angststörungen? Was trägt zu ihrem Ausbruch bei? Lassen Sie uns die wichtigsten Antworten vorstellen. Wir werden uns dabei vor allem auf die Modelle konzentrieren, die heute in der Behandlung der Angststörungen ihren Niederschlag gefunden haben, die für das Verständnis der unterschiedlichen therapeutischen Wege und Methoden wichtig sind – und wir bitten Sie, dabei immer im Blick zu haben: Erst die Zusammenschau ermöglicht ein Verständnis!

Die Tiefenpsychologie der Angst

Freud, der Vater der Psychoanalyse und aller sogenannten psychodynamischen Psychotherapien, war einer der Ersten, die sich intensiv mit der psychologischen Erklärung von Angst beschäftigt haben.

Von ihm stammen auch die Begriffe Angsthysterie und Angstneurose, die Sie bis heute hin und wieder als Diagnose finden können. Er führte sie schon 1895 in Abgrenzung zu der damals sehr häufig diagnostizierten Neurasthenie für ein Krankheitsbild ein, dessen Ursache er in unterdrückter Sexualität sah. Für ihn stellte sich der Unterschied zwischen Angst und Angstneurose so dar: Die Psyche gerät in Angst, wenn sie sich unfähig fühlt, eine von außen nahende Gefahr durch entsprechende Reaktionen abzuwehren. Sie „gerät in die Neurose der Angst“, wenn sie sich unfähig fühlt, die im Inneren entstandene (Sexual-)Erregung auszugleichen.

Es, Ich, Über-Ich: Angst als Ich-Funktion

Es, Ich, Über-Ich – jeder hat diese Begriffe schon gehört. Wenn hier vom Ich als dem Teil (Freud nennt es: der Instanz) der menschlichen Psyche gesprochen wird, der warnt, darf man den Ort der Gefahren nicht unerwähnt lassen.

Da ist zum einen das Es: Hier sind die unkontrollierten und verdrängten Triebe und Impulse vereinigt, die das Ich, das ja funktional, vernünftig und kontrolliert mit der Umwelt umgehen will, in seiner Aufgabe bedrohen. Zum andern ist da das Über-Ich: Dieses vertritt die gesellschaftlichen Normen, die dem Kind vor allem von seinen Eltern vermittelt werden. Es enthält auch den Bereich von Vor- und Leitbildern, denen man nacheifern will, das sogenannte Ich-Ideal.

Angst, die auf Forderungen des Über-Ichs reagiert, ist zum Beispiel die Gewissensangst, aber auch die Angst zu versagen. Angst als Reaktion auf nicht mehr kontrollierbare Es-Impulse ist beispielsweise die Angst, die das Ich erlebt, wenn es befürchten muss, „auszurasten" oder – das kennt jeder als typisch Freud – seinen Sexualtrieb nicht mehr kontrollieren zu können.

Im Lauf seines Lebens hat Freud diese Angsttheorie mindestens einmal von Grund auf verändert. Deshalb spricht man von Freuds erster und zweiter, manchmal auch dritter Angsttheorie. Für uns heute sind vor allem die zweite und dritte noch von Bedeutung. Angst ist hier nicht mehr umgewandelte sexuelle Energie, sondern ein Warnsignal. Es wird bei Gefahrensituationen vom Ich ausgelöst, um möglichst rasch die körperliche Energie entweder für Flucht oder Kampf bereitzustellen.

Ob diese Signalangst nun „realistisch" oder „neurotisch" ist, hängt davon ab, ob ein Missverhältnis besteht zwischen realer Bedrohung und dabei empfundener Angst. Das kennen wir inzwischen aus vielen anderen Beschreibungen. Der wesentliche Unterschied zu diesen ist aber die Begründung für dieses Missverhältnis. Im Fall der neurotischen Angst hat nämlich die äußere Bedrohung, für die die Angst nach allgemeiner Übereinkunft und meist auch für den Betroffenen selbst „situationsunangemessen" ist, noch eine weitere „innere" Bedeutung, die aber unbewusst ist. Und diese macht sie entweder überhaupt erst zur Gefahr oder zu einer viel größeren Bedrohung, auf die das Ich mit einer gemessen, an der realen Bedrohung, situationsunangemessenen – eben neurotischen – Angst reagiert.

Ein Beispiel:

Jemand, der übergroße Angst vor einer Spinne hat, verbindet etwas ganz anderes mit „Spinne". Sie repräsentiert etwas für ihn, ist ein Symbol für etwas anderes. Davor hat er eigentlich Angst – und zwar so große Angst, dass es leichter ist, mit einer Spinnenphobie zu leben, als sich dieser Angst zu stellen. Das Angstauslösende wird also an einen anderen, „harmlosen" – äußeren – Ort verschoben, dem der eigentliche (verbotene und deshalb angstbesetzte und verdrängte) Inhalt nicht mehr anzusehen und zuzuordnen ist, den man aber meiden kann. Das eigentlich Ängstigende bleibt unbewusst – ebenso wie der Prozess der Abwehr. Zurück bleibt die Angst vor Spinnen, die keiner versteht, auch der, der Angst hat, nicht.

Damit sind wir bei dem wichtigsten Begriff angelangt, der bis heute in allen psychodynamischen Schulen und ihren Angstmodellen eine zentrale Rolle spielt.

Unbewusst und doch mächtig – die Psychodynamik der Seele

Die Annahme der Tiefenpsychologie: Das Unbewusste spielt eine große Rolle

Allen tiefenpsychologischen Modellen der Angst liegt der psychoanalytische Gedanke zugrunde, dass ein großer Teil unserer seelischen Prozesse unbewusst bleibt oder – da zu bedrohlich, ängstigend – unbewusst gemacht werden muss. Zu diesen unbewusst gemachten (man nennt das: abgewehrten) Angstinhalten können gefährliche, weil nicht mit unserer bewussten Vorstellung von uns selbst vereinbare Wünsche und Triebe gehören. (Gewissens-)Angst entsteht, wenn zu befürchten ist, diesen „Gefahren" zu begegnen, also wenn sie bewusst zu werden drohen und daher mit unserem Gewissen zum Beispiel in Konflikt geraten.

Es können aber auch Erinnerungsspuren sein von Erfahrungen unserer persönlichen Lebensgeschichte, die „tief unten" in unserem Seelenleben rumoren (beide Gesichtspunkte spielen im Begriff Tiefenpsychologie eine Rolle). Auch diese Erinnerungen und alte, nicht mehr zu unserem Erwachsenenleben passende Bedürfnisse, Triebe, Ängste und Konflikte können Angst machen. Sie werden abgewehrt und sind von jetzt an unbewusst. Erinnert nun irgendetwas in unserer Gegenwart an diese alten Geschichten, besteht die Gefahr, dass sie plötzlich aus der Tiefe auftauchen.

Eine Angststörung wird als Reaktion auf eine unbewusste Gefahr gesehen

Die Folge: neurotische Angst. Realangst ist also eine Reaktion auf eine äußere Gefahr. Neurotische Angst ist eine Reaktion auf eine innere Gefahr, die nicht mehr bewusst ist. Sie hängt mit verdrängten frühkindlichen Konflikten und Erfahrungen zusammen. Auch dieser Zusammenhang ist unbewusst.

Wovor haben wir solche Angst, dass wir sie abwehren müssen?

Ein schüchterner junger Mann bekommt plötzlich im Fitnessstudio Herzrasen, Herzstechen und Schwindel. Da der Notarzt, den der überfürsorgliche Fitnessstudiobetreiber ruft, keinen drohenden Herzinfarkt diagnostiziert, ist er erst einmal beruhigt. Kurz darauf, wieder im Fitnessstudio, die nächste Attacke, die ihn an sein letztes Stündchen denken lässt.

Todesangst habe er gehabt, erzählt er seinen Arbeitskollegen. Er lässt sich durchchecken. Wieder nichts am Herzen! Gott sei Dank! Trotzdem lässt er das harte Training. Das wäre ja doch zu unvernünftig, meint er. Was ihm – obwohl er sich nicht mehr überanstrengt – bleibt, ist ein leichter Schwindel und ein komisches Engegefühl, wenn er, was er beibehalten hat, einmal in der Woche aufs Laufrad geht. Er sucht noch einmal seinen Hausarzt auf – und er hat Glück. Sein Hausarzt spricht von Panikattacken, von Panikstörung, Angststörung und überweist ihn zu einem tiefenpsychologisch arbeitenden Psychotherapeuten. Eine Odyssee durch die verschiedenen Herzzentren der Stadt bleibt ihm erspart.

In vielen Gesprächen wird deutlich: Es sind nicht die Geräte, das anstrengende Training nach einem übervollen Arbeitstag, die seinem „Herzen“ zu schaffen machen. Es sind die vielen durchtrainierten jungen Frauen – oder nein, seine eigene Versuchbarkeit, die er sich bisher nicht eingestehen will, die also unbewusst ist. Die macht ihm Angst. Er meidet deshalb den Ort der Versuchung, das Fitnessstudio, und begründet dies mit seiner gesundheitlichen Situation – rationalisiert diese Vermeidungshaltung, würde ein psychoanalytisch Denkender sagen.

Oder:

Petra F., viele Jahre verheiratet, trifft in der U-Bahn einen Mann wieder, der wie sie auch vor Urzeiten mehrmals an einer Jugendfreizeit der Kirchengemeinde teilgenommen hatte. Zwei Stationen sitzen sie nebeneinander, ein kurzes Gespräch über alte Zeiten, dann muss er wieder aussteigen. Ein Winken zum Abschied – mehr nicht.

Abends hat sie ihn fast schon vergessen. Aber während der U-Bahn-Fahrt eine Woche später wird ihr plötzlich schwindlig. Sie muss bei der nächsten Station aussteigen. Erst außerhalb der U-Bahn-Station kann sie wieder durchatmen. Das passiert noch einige Male. Sie bekommt Angst vor U-Bahn-Fahrten, versucht sie zu vermeiden. Irgendwann geht es nur noch, wenn ihr Mann neben ihr sitzt …

Nicht schon wieder, werden Sie denken. Immer geht es um Sex! Diesen Vorwurf macht man psychoanalytischen Modellen, seit es sie gibt. Ja, vielleicht könnte man auch hier eine sexuelle Versuchung vermuten, die diese Angst auslöst: Kann sie sich nicht eingestehen, dass sie in ihrer Ehe doch nicht so glücklich ist, wie sie glauben will? Hat die Begegnung sie vielleicht an alte Verliebtheiten erinnert, an die sie nicht mehr denken will, die sie verdrängen muss? Hat sie Angst, beim nächsten möglichen Treffen mit diesem Mann in der U-Bahn ihrem Ehemann vielleicht untreu zu werden? Die einzige Möglichkeit, dieser Gefahr aus dem Weg zu gehen, ist die Vermeidung der Gefahrenzone, das signalisiert ihr die Angst. Und damit – so diese Interpretation – wirklich nichts passiert, nimmt sie ihren Mann mit.

Es muss dabei nicht um Sex gehen

Aber ging es hier überhaupt um Sex? Psychoanalytiker finden bei Menschen, die unter einer Angststörung leiden, immer wieder unbewusste Konflikte, in denen es um so unterschiedliche Bedürfnisse wie Selbstständigkeit, Selbstbestimmung, Macht und Kontrolle, Lust, Aggression, Expansion, Egoismus, Selbstliebe und Selbstwert geht. Diese können nicht gelebt werden, weil damit Gefühle der Sicherheit und Geborgenheit, des Versorgt- und Behütetseins verloren gingen.

Oft geht es um Unabhängigkeit und Freiheit

Im Fall unserer Petra F. in der U-Bahn können wir uns vorstellen, dass das Auftauchen des alten Bekannten plötzlich wieder Wünsche nach Unabhängigkeit und Freiheit in ihr wachriefen. Die Situation in der U-Bahn hat sie erinnert: Ach, das waren noch Zeiten, einfach unbekümmert jugendlich sein, wegfahren, tun und lassen zu können, was man will.

Diesen Wunsch kannte Petra F. Nein, sie „kannte" ihn auch damals nicht mehr. Er war seit Langem unbewusst, weil sie ihn in den ersten Lebensjahren aufgegeben hat. Sie musste dies tun, weil sie um die Liebe der Sicherheit gebenden Mutter, die ihr kleines Mädchen als einzigen Sonnenschein immer um sich haben musste, fürchten musste.

Ihre Mutter hatte damals alle expansiven Impulse – die ersten Schritte weg von Mutter – gestört. Nicht wenn ihre Tochter es brauchte, sondern wenn sie es selbst brauchte, hatte sie sie an sich gezogen, auf den Arm genommen, gedrückt und gehalten.

Noch mehr: Sie zog sich beleidigt zurück, wenn ihre Tochter nicht auf ihre Spielangebote einging, sich auch einmal selbst beschäftigte oder gar freudestrahlend auf andere Kinder zurannte. Ihre Mutter freute sich nicht über die wachsende Autonomie ihrer kleinen Tochter, und sie empfand es als Beziehungsabbruch, wenn die kleine Petra auch mit anderen spielen wollte. Die Folge: Petra F. konnte sich damals als kleines Mädchen nicht einfach unbekümmert von ihrer Mutter entfernen, unabhängig werden, geschweige denn Kontakte mit anderen aufnehmen. Denn ihr fehlte ja die Sicherheit, ihre Mutter nach dem „Auslaufen aus dem Heimathafen" wieder zum „Auftanken" benutzen zu können.

Die Folge: Bald schon hatte Petra F. den Wunsch nach Autonomie aufgeben. Er wäre viel zu gefährlich gewesen. Und dies bis heute! Ihr ist es bis heute nicht möglich, sich mit ihrem Wunsch nach Freiheit, seinem Für und Wider auseinanderzusetzen, viel-

Die Versuchungs- und Versagungssituation (VVS)

Ein ganz wichtiger Begriff in der tiefenpsychologischen Sichtweise ist der Begriff: Versuchungs- und Versagungssituation (VVS). Denn sie ist oft der Auslöser einer Angstattacke oder steht am Beginn einer Angststörung. Was meint man damit? Im Beispiel von Petra F. ist die Begegnung in der U-Bahn eine typische VVS. Wir haben es beschrieben: Plötzlich ist die Versuchung, auszubrechen, da. Aber es geht ja nicht. Sie muss es sich versagen – früher, weil ihre Mutter mit Liebesentzug gedroht hat. Und heute? Zur VVS wurde die Situation, weil sie diesen alten Konflikt wieder aktualisiert hat. Und auf diesen reagiert sie mit Angst.

leicht sogar zu erkennen, dass der Gegensatz von Abhängigkeit und Autonomie wirklich eine „alte Geschichte" ist. Das hat die Angst verhindert – das Unabhängigsein sowieso, denn sie braucht ihren Mann.

Ein starkes Ich gegen Angst

Fehlende innere Sicherheit kann Angst verursachen

In einer anderen psychoanalytischen Sichtweise liegt die Betonung auf der fehlenden – inneren – Sicherheit. Menschen mit Angststörungen haben in ihrer Kindheit gerade in den Phasen, in denen sie Urvertrauen, Selbstwertgefühl und Selbstkontrolle erwerben sollten, nicht genügend Sicherheit, Akzeptanz und haltende Grenzen erfahren. Anders als andere Kinder, die nach und nach die guten haltenden, bestätigenden, aber auch die kontrollierenden und Grenzen ziehenden Seiten ihrer Eltern verinnerlichen konnten, blieben sie irgendwie verwundbar in ihrem Selbst- und Weltverständnis.

Oder: Sie konnten nie die innere Sicherheit erwerben, mit sich selbst und den eigenen Impulsen zurechtzukommen, sie selbst

„Grundformen der Angst" – der „Klassiker zum Thema"

Das Buch des Psychoanalytikers Fritz Riemann „Grundformen der Angst" – erstmals erschienen 1961 und seitdem über 850 000-mal gedruckt – ist tatsächlich, wie der Verlag die aktuelle Neuauflage bewirbt, ein „Klassiker zum Thema". Hier beschreibt Riemann die großen Grundkonflikte des Menschen als die Gegensätze

- von Selbstbewahrung und Absonderung gegen Selbsthingabe und Zugehörigkeit
- sowie von Sicherheitsstreben und dem Wunsch nach Dauer gegen das Streben nach Wandlung und Risiko. Aus diesen Gegensätzen, die unauflösbar sind, entstehen die vier „Grundformen der Angst". Denn zu jeder Strebung gehört die Angst vor der Gegenstrebung. Die Persönlichkeitsstruktur eines Menschen zeigt sich in dem Verhältnis der einzelnen Kräfte. Ihr dynamisches Gleichgewicht oder Ungleichgewicht macht seinen Charakter aus.

Erst wenn eine der Grundängste so sehr ins Übergewicht gerät, dass eine der Strebungen nicht mehr gelebt werden kann, muss man von neurotischer Angst sprechen, von Angststörung in ihren verschiedenen Formen. Die Störung des dynamischen Gleichgewichts kann viele Ursachen haben. Psychoanalytischer Kerngedanke ist auch bei Riemann, dass der Beginn in den frühen Kinderjahren liegt. Wer – so Riemann – in den frühen Phasen seines Lebens nicht die Bedingungen vorfand, die er als Hilfe bei der Bewältigung seiner (phasenspezifischen) Ängste gebraucht hätte, wird auch später Angst sehr viel intensiver und stärker und situationsunangemessen erleben. Denn sie aktiviert bei ihm ebendiese alten und unverarbeiteten Ängste seiner Kindheit, denen er damals hilflos – im wahrsten Sinn des Wortes – ausgeliefert war.

Riemann spricht

- vom schizoiden Charakter und seiner Angst vor Hingabe, vor Nähe, vor Bindung
- vom depressiven Charakter und seiner Angst vor der Selbstwerdung, der Trennung und dem Verlassenwerden
- vom zwanghaften Charakter und seiner Angst vor Veränderung und dem Verlust der Sicherheit
- vom hysterischen Charakter und seiner Angst vor der Notwendigkeit und der Verpflichtung und Festlegung.

steuern zu können. Diese Sicherheit ist jedoch als Garant gegen Angst entscheidend.

Psychoanalytiker sprechen von mangelnder Verinnerlichung von haltgebenden oder steuernden inneren Objekten (Elternbildern). Menschen, die in ihrer Kindheit diese Defizite erfahren mussten, sind möglicherweise immer auf gute äußere Objekte (also sicherheitspendende, bestätigende und steuernde Menschen oder Gegenstände) angewiesen.

Bindung gegen Angst

Eine andere Erklärung für das anhaltende Gefühl der Bedrohtheit bei einer Angststörung hat die Bindungstheorie geliefert. Vor allem der Psychoanalytiker Bowlby und nach ihm viele andere haben immer wieder betont, wie wichtig eine sichere Bindung in der Entwicklung eines Kindes ist. Diese Bindung entsteht im Lauf des ersten Lebensjahres und zeigt sich in einem ganz bestimmten Bindungsverhalten: Bei Unsicherheit sucht das Kind die Nähe seiner Bindungsperson, und auf Trennung reagiert es mit Angst.

Bindungsforscher haben nun beobachtet,

- dass Babys abhängig von den Erfahrungen, die sie mit ihren Bindungspersonen machen, schon im ersten Lebensjahr ein ganz typisches Bindungsverhalten entwickeln und damit auch einen ganz typischen Umgang mit ihrer Trennungsangst zeigen und
- dass beides ein über Jahre und Jahrzehnte ziemlich stabiles Grundmuster darstellt, wie sie auch in Zukunft auf emotionale Belastungen reagieren.

Vielleicht gab es in der Kindheit keine sichere Bindung

Menschen, die als Erwachsene unter einer Angststörung leiden, konnten möglicherweise nie eine sichere Bindung erfahren, sie konnten als kleine Kinder nie das berechtigte Vertrauen erwerben, dass ihre Mutter (oder eine andere feste Bezugsperson) sie nicht im Stich lässt, dass sie sich zuverlässig und ansprechbar zeigt und einfach da ist und feinfühlig und passend auf ihre Bedürfnisse eingeht, wenn sie selbst unsicher, ängstlich oder in Gefahr waren. Was sie erlebten, war eine ständige Bedrohung ihres Bindungssystems, was eine Chronifizierung der (Trennungs-) Angst bedeutet.

Die tiefenpsychologischen Modelle im Überblick

Fassen wir noch einmal kurz zusammen: Die tiefenpsychologische Theorie der Angst kennt verschiedene Ursachen von (pathologischer) Angst, die deshalb „gestört" ist, weil sie Gefahren im eigenen Inneren, der eigenen Psyche, signalisiert. Die wichtigsten sind:

- Die Angst, die aus einem Konflikt entsteht: Diese Angst ist ursprünglich eine Angst gegenüber verbotenen Wünschen oder verpönten Impulsen, die dann auf ein äußeres Objekt (die Spinne vielleicht) oder eine Situation (das Fitnesscenter) verschoben wird. Dieses äußere Angsterregende kann man gut vermeiden – zumindest besser als eine Angst, die von innen kommt.
- Die Angst, die als Folge eines Defizits in der Entwicklung entsteht: Der Mangel an guten Erfahrungen oder gar frühe Traumatisierungen haben eine positive Verarbeitung kindlicher Ängste verhindert. Als schlecht verheilte Narben drohen sie im Erwachsenenleben wieder aufzureißen. Vielerlei Ängste und Sorgen überdecken die große alte Angst des kleinen Kindes.
- Die Angst, die wir erleben, wenn unser Bindungsverhalten bedroht ist: Die Angst bindungsunsicherer Menschen ist die Folge einer Kindheit, in der keine stabilen, Halt und Sicherheit gewährenden Beziehungspersonen zur Verfügung standen.

Kurz und knapp

Neurotische Angst ist die Angst vor mir selbst

Angst signalisiert Gefahr. Sie ist in tiefenpsychologischer Sicht neurotisch, wenn diese Gefahr aus dem Inneren kommt und das Ich bedroht. Ihre psychodynamische Funktion: Sie soll das „Ich der Gefahrenzone entziehen" (Sigmund Freud).

Verhaltens- und lernpsychologische Modelle

Die Annahme der Verhaltenstherapie: Angst wird gelernt

Im Gegensatz zu den unterschiedlichen Schulen und therapeutischen Richtungen der Tiefenpsychologie, die alle ihre Wurzeln in der Psychoanalyse Sigmund Freuds haben, gibt es in der Verhaltenspsychologie und -therapie keinen Urvater. Vielmehr sind es verschiedene Theorien des Lernens und Verhaltens, die in der Erklärung der einzelnen Angststörungen unterschiedlich stark zum Einsatz kommen. Nähern wir uns diesen Angstmodellen über ihre zentralen Begriffe:

Lernen als Konditionierung

Wahrscheinlich kennen Sie den Pawlow'schen Hund, der in die Wissenschaft als Beispiel dafür eingegangen ist, wie Konditionierung funktioniert. Lassen Sie uns trotzdem noch einmal den Versuchsaufbau I. P. Pawlows skizzieren:

1. Der Hund erhält Futter. Schon wenn er das Futter sieht, läuft ihm das Wasser im Munde zusammen. Das Futter ist ein unkonditionierter Reiz, der Speichelfluss eine unkonditionierte – meist angeborene – Reaktion, in diesem Fall ein unbedingter Reflex.
2. Beim Zeigen des Futternapfs erklingt ein Ton. Dieser neutrale (willkürliche) Reiz wird mit dem bevorstehenden Füttern gekoppelt – und damit wird der Ton zum konditionierten Reiz im Zusammenhang mit dem Futter gemacht. Man spricht auch vom bedingten Reiz.
3. Nach mehrmaliger Wiederholung dieses Koppelungsvorgangs beginnt der Hund zu sabbern, sobald er diesen konditionierten Reiz (also den Ton) wahrnimmt. Die Speichelabsonderung auf den konditionierten Reiz hin ist die sogenannte konditionierte Reaktion (oder der bedingte Reflex).

Nun in der Sprache der Wissenschaftler: Durch eine mehrfache (zufällige) Koppelung eines bis dahin neutralen Reizes mit einem anderen bis dahin unkonditionierten Reiz wird der ehemals neutrale Reiz zum Auslöser für die ursprünglich unkonditionierte

Der kleine Albert und die Angst

Das bekannteste Beispiel einer solchen Konditionierung, das immer wieder erzählt wird, ist die Geschichte vom kleinen Albert. Sie handelt von einem Versuch, den ein Begründer des Behaviorismus, J. B. Watson, selbst durchgeführt hat. Klein Albert, beim Beginn des Versuchs neun Monate alt, wird in einem ersten Durchlauf mit einer weißen Ratte konfrontiert und zeigt keinerlei Furchtreaktionen. Auf ein lautes Hammerschlaggeräusch hingegen reagiert Albert mit Erschrecken. Dann – zweiter Teil – wird Klein Albert durch den Hammerschlag erschreckt, wenn er neugierig zugewandt mit dieser Ratte Kontakt aufnehmen will. Die Folge: Nach mehrmaligen Durchläufen und Wiederholungen, Tage und Wochen später, reagiert Klein Albert auf die Ratte konditioniert mit Furcht und Schrecken, ohne dass ein Hammerschlag ertönt.

Reaktion. Oder: Der Hund hat gelernt, zu sabbern, sobald er den Ton hört. Diesen Vorgang nennt man Konditionierung.

Während es Pawlow als Physiologen vor allem um das körperliche Reiz-Reaktions-Verhalten im Zusammenhang mit der Konditionierung ging, entwickelte der Behaviorismus (eine Richtung in der psychologischen Wissenschaft, die sich auf beobachtbares Verhalten – Behavior – als Gegenstand der Psychologie beschränken wollte) den Prozess der Konditionierung weiter zu einer Lerntheorie.

Vor allem B. F. Skinner ist hier zu nennen. Von ihm stammen die Begriffe des operanten Konditionierens und der positiven beziehungsweise negativen Verstärkung. Nur so viel dazu: Es wird angenommen, dass bei der Entstehung von Angststörungen mehr als bei der klassischen Konditionierung, die durch die Koppelung von zwei bis dahin unabhängigen Reizen entstanden ist, noch Verstärkungen dieses „Lernprozesses" hinzukommen müssen. Verstärkt wird er entweder

- **positiv:** Ein angenehmer Reiz wird immer wieder mit einem bestimmten Verhalten verknüpft. Oder
- **negativ:** Ein unangenehmer Reiz wird im Zusammenhang mit diesem Verhalten entfernt.

Beide führen zu einer Verstärkung des Verhaltens, das heißt: Es tritt häufiger auf.

Lassen Sie uns dies an einem Beispiel darstellen:

Thorsten H. wurde als Kind von einem Hund gebissen. Er hat in dieser (ersten) Phase der klassischen Konditionierung eine Angstreaktion auf einen bestimmten Reiz (Hund) hin gelernt. Seitdem macht er um jeden Hund, den er aus der Ferne sieht, einen weiten Bogen. Was passiert? Hund weg – Angst weg! Durch das Verschwinden der Angst wird die Vermeidungsreaktion negativ verstärkt. Das heißt: Thorsten H. wird immer häufiger und immer früher versuchen, Hunden aus dem Weg zu gehen, erlebt immer wieder, wie er dadurch das unangenehme Erleben der Angst vermeiden kann ... Eine Hundephobie entsteht.

Vermeidung verstärkt die Angst

Oft ist die negative Verstärkung, also der Wegfall eines negativen Reizes, sogar noch wirkungsvoller als positive Verstärkung. Kurz: Durch klassische Konditionierung wird gelernt, den konditionierten Reiz zu fürchten. Über operante Konditionierung wird gelernt, sich dem konditionierten Reiz zu entziehen (= gelerntes Vermeidungsverhalten). Denn die Angst wird durch die Vermeidung abgeschwächt, also negativ verstärkt.

„Positiv“ und „negativ“: Für Brigitte war beides negativ

Brigitte R., die heute unter einer ausgeprägten Angst vor öffentlichen Räumen leidet, hatte als Elfjährige folgende Situation erlebt oder, besser: erlitten.

Sie besuchte mit ihrem Vater, den sie seit der Trennung ihrer Eltern nur alle zwei Wochen sehen durfte, eine Kinovorstellung. Vor Aufregung und Vorfreude vergaß sie, vorher zur Toilette zu gehen. Und es kam, wie es kommen musste: Noch in der ersten halben Stunde musste sie ganz dringend. Zuerst wagte sie nicht, ihren Vater darauf anzusprechen. Als sie aber tatsächlich fürchten musste, in die Hose zu machen, bat sie ihn, mit ihr zur Toilette zu gehen. Der Vater lehnte dies ab. Sie sei alt genug, allein zu gehen. Trotz der Dunkelheit im Kinoraum und trotz der vielen erwachsenen Beine in den Sitzreihen, über die sie steigen musste, schaffte sie es zur Toilette, aber dort angekommen, passierte dann doch das überaus peinliche Missgeschick. Zurück beim Vater nennt der sie ein Baby, das noch Windeln brauche, und verlässt mit ihr unverzüglich das Kino unter dem Zischen und Schimpfen der anderen Kinobesucher.

Als sie wenige Wochen später mit ihrer Mutter ins Kino geht, setzt sie sich ans äußere Ende der Reihe. Nur für den Fall, denkt sie. Und tatsächlich: Bald hat sie wieder das Gefühl, zur Toilette zu müssen. Aus Angst, sie könne auch dieses Mal das Wasser nicht halten, verlässt sie schon bei beginnendem Blasendruck den Raum und geht zur Toilette. Zurückzugehen traut sie sich nicht. Das wäre zu peinlich. Ihre Mutter, die sich wundert, wo sie bleibt, findet sie vor der Tür und geht dann mit ihr nach Hause.

Als sie kurz darauf von einer Klassenkameradin zu deren Geburtstag ins Kino eingeladen wird, löst allein der Gedanke daran einen verstärkten Blasendruck mit allen dazugehörigen Reaktionen und – damit gekoppelt – eine ausgeprägte Angst vor der peinlichen Situation, unpassend aufs Klo und vielleicht sogar einnässen zu müssen, aus.

Das Kino – und hier schon der Gedanke daran – ist zum konditionierten Reiz für die jetzt konditionierte Reaktion des (möglicherweise unkontrollierbaren) Harndrangs (und damit verbunden ein unerträgliches Gefühl der Peinlichkeit) geworden. Eine einfache Konditionierung hat also stattgefunden.

Die Angst ist so groß, dass sie am Vorabend kaum einschlafen kann. Ihre Mutter „hat ein Einsehen" und entschuldigt sie bei der Klassenkameradin „wegen Krankheit".

Was passiert dabei? Der Wegfall der Anspannung der Angst vor der befürchteten Scham verstärkt ihr Vermeidungsverhalten negativ, die darauf folgenden Gefühle der Erleichterung, Entlastung und Sicherheit zudem positiv. Beides wirkt sich ziemlich negativ für sie aus. Denn: Ab diesem Zeitpunkt löst jeder drohende Kinobesuch oder jede Veranstaltung, während der ein Toilettenbesuch möglicherweise schwierig wäre, Angst aus. Dieser Angst geht Bri-

gitte R. immer häufiger durch Zuhause-Bleiben aus dem Weg. Als die Zeit beginnt, in der ihre Altersgenossen gemeinsam im Kino, in Kneipen oder dann auch in Diskotheken ihre Freizeit verbringen, ist sie schon nicht mehr in der Lage, altersgemäß an diesen Verabredungen teilzunehmen. Ihre Mutter, die sich selbst seit der Scheidung recht einsam fühlt, belohnt ihre Häuslichkeit (= das Vermeidungsverhalten) mit Verwöhnung.

Man kann hier also sehen: Brigitte R. hat ihr Vermeidungsverhalten durch den Prozess der operanten Konditionierung – durch positive und negative Verstärkung – „gelernt".

Die Ausweitung der Angst

Die Angst weitet sich oft auf ähnliche Situationen aus

Bleiben wir bei Brigitte R. Sie leidet heute unter einer ausgesprochen einschränkenden Angststörung. Denn nach und nach musste sie immer mehr Orte und Situationen meiden. Galt ihre Angst zu Anfang nur Kinos und Veranstaltungen, bei denen ein Harndrang unpassend wäre, kommen bald immer mehr ängstigende Situationen dazu, auf denen ein Toilettenbesuch für andere sichtbar und damit peinlich wäre: Bus- und Bahnfahrten, Restaurants, Geschäfte, Besuche in fremden Wohnungen, das Büro, in dem sie arbeitet ...

Hier lässt sich nun ein weiterer Begriff einführen, der in diesem Modell der Entstehung von Angststörungen wichtig ist: die Verallgemeinerung oder Generalisierung. Dieser Prozess ist ganz normal: Sobald wir gelernt haben, auf eine bestimmte Situation mit einer speziellen Verhaltensweise zu reagieren, werden wir so oder ganz ähnlich reagieren, wenn wir uns in einer Situation befinden, die gewisse Ähnlichkeiten mit der ersten aufweist. Auch unsere Reaktion werden wir generalisieren. Man spricht dann von einer Reaktionsgeneralisierung.

In der Sprache der Behavioristen: Der auslösende Reiz ist verallgemeinert worden und hat sich auf nahezu beliebige Objekte ausgedehnt. Es hat eine Reiz-Substitution stattgefunden.

Dieser Vorgang liegt leider vielen Angststörungen zugrunde. Auch der „kleine Albert" (→ Seite 58) hat generalisiert: Binnen kurzer Zeit zeigte er nicht nur Angst vor Ratten, sondern vor allem Pelzigen.

Lernen am Modell

Wir können Angst über Beobachten und Nachahmen lernen

Jeder weiß: Wir lernen viel über Beobachtung und Nachahmung. Das gilt auch für das Erlernen von Angst. Sehr vereinfacht könnte dies so aussehen: Kinder beobachten das Vermeidungsverhalten ihrer Eltern und machen es nach, vielleicht nicht nur unmittelbar danach, sondern auch noch viele Jahre später.

Dass dies möglich ist, liegt daran, dass sie das Beobachtete im Gedächtnis speichern, und zwar symbolisiert oder – anders ausgedrückt – als Schema. Vor allem diese Bildung von Schemata ist wichtig, um sich das Ausbrechen einer Angststörung auch viele Jahre später nach dem Beobachtungslernen überhaupt vorstellen zu können.

Der Lernprozess verläuft also in drei Schritten:

- der Wahrnehmung
- der Bildung eines Schemas des Wahrgenommenen und
- der Speicherung dieses Schemas, das dann wieder abgerufen werden kann und sich im Verhalten ausdrückt.

In der Theorie des Modelllernens wird das Erlernen von Angst also – anders als die Konditionierungstheorie – als ein Prozess beschrieben, bei dem es nicht einfach um Reiz und Reaktion, sondern um Erkennen, Wahrnehmen, Symbolisierung und Denken geht, das heißt als kognitive Leistung.

Vielleicht hat auch Petra F. ihr Rückzugsverhalten bei ihrer Mutter „abgeguckt". Ob ihre Mutter eine Angststörung hatte, weiß sie zwar nicht. Sie erinnert sich aber daran, dass auch ihre Mutter sich gerne in ihre vier Wände zurückzog und kaum soziale Kontakte hatte.

„Nicht die Dinge an sich beunruhigen den Menschen, sondern seine Sicht der Dinge!"

Dieser Satz, den vor über 2000 Jahren der griechische Philosoph Epiktet formuliert hat, ist zum Schlüsselsatz eines weiteren Erklärungsmodells zur Entstehung und Aufrechterhaltung einer Angststörung geworden. Was in der Theorie vom Modelllernen schon angelegt ist, gewinnt hier zentrale Bedeutung: Was Angst macht, ist nicht der Reiz, sondern dessen „kognitive Repräsentation", also wie er „in unserem Kopf" gespeichert ist.

Unsere Bewertung einer Situation bestimmt unsere Emotionen

Zu diesem „Wie" gehört nicht nur ein inneres Bild, ein sprachliches Symbol oder das „Schema eines Handlungsablaufes", sondern immer auch eine Bewertung. Diese Bewertung – ob richtig oder falsch, realistisch und sinnvoll oder unangemessen, wenig zielführend, also dysfunktional – ist es, die letztlich unsere Emotion bestimmt. Dies ist der Grundgedanke der kognitiven Verhaltenstherapie (KVT). Einige Beispiele:

Wir treffen Gabi. Wir finden Gabi nett (wir bewerten sie als nett). Also: Wir empfinden Freude.

Oder:

Ich sehe ein Gewitter herannahen. Ich habe ein Picknick geplant. Da ich dieses Gewitter als Hinderungsgrund für unser geplantes Picknick „bewerte", ärgere ich mich. Mein Nachbar dagegen, begeisterter Gärtner, freut sich, weil er das kommende Gewitter als gut für seinen Garten „bewertet". Seine kleine Tochter bekommt Angst, weil sie Donner und Blitz für lebensbedrohlich hält. Sie bewertet übrigens – wie viele Kinder – auch die Dunkelheit als gefährlich und hat deshalb Angst, ohne Licht einzuschlafen. Dafür rennt sie manchmal, ohne nach links und rechts zu schauen, über die Straße, weil sie die Gefahren im Straßenverkehr noch nicht richtig einschätzen = bewerten kann und deshalb keine Angst hat.

Worauf und wie stark wir mit Angst reagieren, hängt von dieser Bewertung ab, oder von unserer Sicht der Dinge.

Genau das hat Epiktet gesagt.

„Automatische Gedanken"

Stellen Sie sich folgende Situation vor:

Zwei junge Männer stehen an einer Bar. Zwei hübsche Frauen am anderen Ende der Bar schauen mehrmals herüber und lachen. Mann A denkt sich: Na, die beiden fahren wohl auf mich ab – und lädt sie zu einem Drink ein. Mann B denkt: Die machen sich sicher lustig über mich – wie immer, weil ich auch wirklich ein „Loser" bin, total kontakt- und beziehungsunfähig! Er wird rot. „Wie peinlich. Jetzt will A. auch noch, dass wir zu denen rübergehen!" Er fängt an zu schwitzen. „Ich werde keinen Ton herausbringen, einfallen tut mir sowieso nie etwas Interessantes, so langweilig, wie ich bin." Er bemerkt, wie das Glas in seiner Hand zittert. „Wenn ich jetzt mein Bier verschütte! Das wäre erst peinlich. Dann haben sie wirklich was zu lachen, alle hier werden mich auslachen ..." – und er verlässt mit einer Ausrede das Lokal.

Das war bis auf Weiteres das letzte Mal, dass er mit seinem Freund abends unterwegs war. Die Angst vor einer weiteren Blamage ist zu groß! Denn er sieht sich ja wieder rot vor Scham, schweißgebadet und so zittrig, dass er sein Bier verschüttet. Und vor allem: Er weiß jetzt schon, dass ihm kein Thema einfallen wird, über das er sprechen könnte, und er wird langweilig und lächerlich sein. Alle werden über ihn lachen.

Mann A und B haben dieselbe Situation unterschiedlich wahrgenommen, sie gegensätzlich bewertet, emotional unterschiedlich darauf reagiert. Ihr Abend verlief völlig unterschiedlich, und beide erleben deshalb auch in Zukunft zwei völlig verschiedene Abende, wenn es ums Ausgehen, Feiern, Kontakte-Knüpfen geht.

Was wichtig ist festgehalten zu werden: Sowohl ihre Wahrnehmung als auch ihre Bewertung der Situation geschah ganz automatisch – und zwar bei dem einen positiv und optimistisch und beim anderen selbstdestruktiv negativ.

Damit sind wir bei einem wichtigen Begriff in der kognitiven Verhaltenstheorie (KVT), den automatischen Gedanken, die den Bewertungen zugrunde liegen. Wie der Begriff schon sagt: Automatische Gedanken sind uns in der Regel selbst nicht voll bewusst und nicht das Ergebnis von Überlegung oder logischem Denken.

Automatische Gedanken enthalten oft typische Denkfehler

Wir „denken" sie blitzschnell. Solche automatischen Gedanken enthalten oft typische „Denkfehler", die Angst machen können. Ein kognitiver Verhaltenstherapeut hätte hier einige entdeckt:

- Die beiden lachen über mich.
- Klar, dass mein Freund ankommt. Der ist ja auch cool und attraktiv, während ich wirklich ein absoluter Versager bin und vor allem oberpeinlich – wie immer.

Kardinale Denkfehler!

Die kognitive Verhaltenstherapie zählt mehrere sehr wirksame Fehler auf, die die Ursache von Angst und Vermeidung sein können.

- **Das Personalisieren:** Ereignisse irgendwo außerhalb werden ungerechtfertig auf die eigene Person bezogen.
- **Die selektive Abstraktion:** Bestimmte Aspekte von Ereignissen oder Situationen werden willkürlich herausgegriffen.
- **Die Übergeneralisierung:** Diese Aspekte werden verabsolutiert und verallgemeinert.
- **Maximierung oder Minimierung:** Die Bedeutung eines Ereignisses wird überschätzt oder unterschätzt.
- **Die Schwarz-Weiß-Malerei:** Etwas ist entweder ganz gut oder ganz schlecht. Grautöne gibt es nicht.
- **Das willkürliche Schlussfolgern:** Aus einem Ereignis oder einer Bewertung eines Ereignisses werden Schlussfolgerungen gezogen, die nicht an der Realität oder der Wahrscheinlichkeit überprüft werden oder sogar trotz gegenteiliger Erfahrungen beibehalten werden.

- Ich werde mich danebenbenehmen.
- Bald werden alle über mich lachen.
- Wenn mir das noch einmal passiert, werden mich alle ablehnen, weil ich langweilig und lächerlich bin. Das muss ich vermeiden. Denn ich will nicht auf ewig sozial isoliert und einsam sein. Davor habe ich Angst!

Katastrophengedanken

Menschen mit Angst erwarten den schlimmstmöglichen Ausgang

Menschen mit Angst neigen vor allem zu einem großen Denkfehler, dem Katastrophendenken. Sie sehen nicht nur Gefahren oder befürchten Negatives. Nein, sie erwarten mit Bestimmtheit angesichts eines beunruhigenden Ereignisses den schlimmstmöglichen Ausgang, sozusagen den GAU. Im Fall von Mann B sieht das möglicherweise so aus: Er bemerkt, dass er beunruhigt ist durch das Lachen der jungen Frauen (beunruhigt durch den Denkfehler: Sie lachen über mich). Er spürt, dass er rot wird ... und dann zittert er – und jetzt geht es los: Ich werde mein Bier verschütten, alle werden es sehen, alle werden mich auslachen, ich werde für immer die Lachnummer sein und total vereinsamt sterben.

Deutlicher sind solche GAU-Gedanken bei Panikattacken. Dazu eine Leidensgeschichte:

Maximilian F. war ein begeisterter Bergsteiger und Skifahrer. Er liebte seine Berghütte, in der er möglichst jedes Wochenende verbrachte – meist mit der Familie, aber oft auch allein, wenn er mal richtig abschalten musste. Das war einmal. Denn inzwischen hat er die Hütte aus gesundheitlichen Gründen verkauft. Warum?

Maximilian F.: *„Vor drei Jahren am ersten Advent war es wieder so weit. Ich musste einfach weg – Ärger mit meinem Chef, aber auch ein dummer Streit mit meiner Frau hatten das Fass zum Überlaufen gebracht. Meine Ruhe in der Hütte, nur die Berge, das war es, was ich jetzt brauchte, so dachte ich. Aber eigentlich war es der Anfang vom Ende! Ich erinnere mich noch genau. Als ich, dort angekommen, erst einmal das Stück zwischen Straße und Hütte frei schaufeln musste, war mir schon nicht so gut. Ich hatte wohl am Abend davor zu viel Wein getrunken, dann zu wenig und vor allem unruhig geschlafen – der Streit mit meiner Frau hatte mir auch mehr zugesetzt, als ich gedacht hatte. Und so ohne Versöhnung loszufahren war überhaupt nicht mein Ding. Aber sie hatte sich ja so stur gezeigt! Auch die Autofahrt war anstrengend gewesen.*

Ich begann gleich richtig zu schwitzen und kam ziemlich früh außer Puste. Ich hatte mein Training auf dem Laufband wirklich zu sehr vernachlässigt, das zeigte sich jetzt. Keine Zeit! Mein Kollege war schon die fünfte Woche wegen seiner Herzrhythmusstörungen auf Kur und ich hatte seinen Arbeitsanteil mit übernehmen müssen. Darum war es ja auch in der Auseinandersetzung mit meinem Chef gegangen, dem ich das einfach nicht klarmachen konnte.

Aber was half es. Der Weg musste frei geräumt werden. Also weiter. Plötzlich habe ich dann diesen heftigen Schmerz links knapp unterhalb des Schultergürtels gespürt. ‚Wahrscheinlich eine Zerrung', habe ich mich erst beruhigt und weitergeschaufelt. Abends aber, als ich dann endlich gemütlich in der Hütte hätte sitzen können, war der Schmerz plötzlich wieder da. Links! Brust! Herznähe! Diese Gedanken sind mir plötzlich durch den Kopf geschossen. Und dann – waren da nicht noch diese Atemnot und der kalte Schweiß gewesen? Das muss etwas mit dem Herzen sein! Als mir das klar wurde, wurde mir plötzlich ganz schlecht vor Angst. Mir brach der Schweiß aus. Ich bekam keine Luft mehr, mein Herz begann zu rasen. Die Herzstiche nahmen zu. Ein Infarkt!

Da bin ich in Panik geraten. Wie sollte jetzt hierher eine Ambulanz kommen? Wenn wenigstens meine Frau bei mir gewesen wäre. Die hätte mich ins Tal fahren können! Ich wollte zum Handy, bin beinahe umgekippt. Meine Hände haben so gezittert, dass ich kaum wählen konnte. Ich habe meine Frau angerufen. Die sollte alles regeln und so schnell wie möglich kommen. Ich hatte wirklich Angst, sterben zu müssen!

Es dauerte zwei Stunden, bis ein Arzt da war. Da ging es mir schon wieder besser. Ich hatte mich ins Bett gelegt. Der Arzt hat dann gar nichts mehr feststellen können. Mein Puls war noch etwas erhöht. Aber sonst nichts mehr. Zum Glück kam dann auch meine Frau. Ich weiß gar nicht, was ohne sie aus mir geworden wäre …“

Was war hier passiert? Maximilian F.s Panikattacke war – so eine Erklärung aus Sicht der kognitiven Verhaltenstherapie – ausgebrochen, als er die Signale seines Körpers (Schmerzen in der Brust, Schwitzen, Atemnot) wahrnahm und – Denkfehler Nummer 1 – ohne weitere schlüssige Beweise als „etwas mit dem Herzen“ bewertete, anstatt vielleicht noch einmal seinen ersten Vermutungen nachzugehen: Ich bin übermüdet, überanstrengt, insgesamt nicht so gut drauf, nicht mehr so richtig trainiert. Schippen strengt mich deshalb mehr an. Ich komme leicht aus der Puste und ins Schwitzen. Und dann

Kurz und knapp

Angst in der Sicht der KVT

Die kognitive Verhaltenstherapie (KVT) erklärt das Auftreten der Emotion Angst mit all ihren Komponenten (also Gefühl, körperliche Reaktion und Verhalten) aus der kognitiven Bewertung des Angstreizes. Das Problem ist die offensichtliche Unangemessenheit der Bewertung, die darin besteht, Gefahren zu sehen, wo es eigentlich keine gibt, bestehende Gefahren zu überschätzen und die eigene Fähigkeit, mit diesen Gefahren umzugehen, zu unterschätzen.

habe ich mir auch noch beim Schippen eine Zerrung geholt! Wirklich dumm!

Die falsche Bewertung seiner Wahrnehmung löste Angst aus.

Und jetzt fing das Katastrophendenken an: Das ist ein Herzinfarkt. Ich bin ganz allein, weit weg von jeglicher menschlichen Zivilisation. Keiner kann mir helfen. Ich werde sterben!

Zu dieser Bewertung der Situation passen die körperlichen Reaktionen: Angstschweiß, Zittern, Schwindelgefühl, Herzrasen, Atemnot.

Der Angstkreis

Maximilian F. hat an diesem Abend seine erste Panikattacke erlebt. Leider blieb es nicht bei dieser einzigen. Inzwischen leidet Maximilian F. unter einer Panikstörung, die ihn bis heute daran hindert, sich außerhalb der unmittelbaren Reichweite ärztlicher – kardiologischer – Versorgung aufzuhalten oder überhaupt allein unterwegs zu sein.

Bei einer Panikattacke verselbstständigt sich die Angst

Warum? Die Bewertung der bei der ersten Panikattacke als so bedrohlich erlebten körperlichen Symptome hat sich quasi eingebrannt – in der Sprache der Lernpsychologie: Maximilian F. wurde konditioniert, jedes körperliche Unwohlsein, das im Entferntesten an die schreckliche Situation an diesem Abend „erinnerte", mit dieser ersten ängstigenden Erfahrung zu verknüpfen – mit der Folge: Er geriet in einen Teufelskreis von Wahrnehmung körperlicher Signale, falscher Bewertung und den damit zusammenhängenden körperlichen und psychischen Alarmreaktionen, die wiederum bewertete er falsch ...

Und genau so ging es weiter:

Maximilian F.: *„Zu Hause ließ ich mich natürlich sofort richtig durchchecken. Diese Untersuchungen waren ohne jeden Befund, das heißt: Ich war kerngesund. Leider hat mich diese Diagnose überhaupt nicht beruhigt. Ich fing an, meinen Körper zu beobachten. Jedes Zipperlein registrierte ich, und wenn es nur von Ferne in Richtung Herz ging, geriet ich in Panik. Ich hatte das Gefühl, plötzlich, aus heiterem Himmel und in jeder beliebigen Situation, Herzrasen, Herzstechen, Schweißausbrüche, Erstickungsanfälle, Händezittern, Schwindel und weiche Knie – kurz: das volle Pro-*

Der Angstkreis

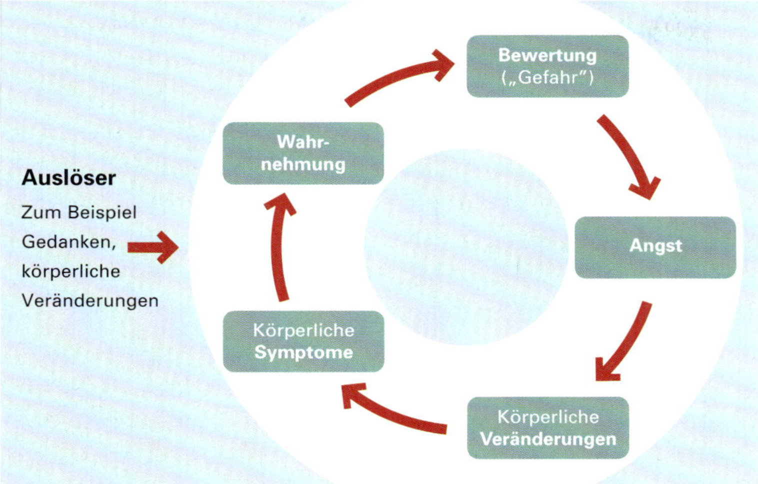

Ein Teufelskreis: Die Angst verselbstständigt sich.

gramm eines Herzinfarktes zu bekommen. Wie oft ich die Notambulanz anrief! Außer beschleunigtem Puls, Blässe und Angst fanden sie nie etwas. Dennoch wurde ich von einem Kardiologen zum anderen geschickt. Dazwischen war ich bei Hausärzten und in den Notaufnahmen verschiedener Kliniken. Und immer wieder: Wir finden nichts!

Trotzdem wurde es immer schlimmer!

Allein unterwegs zu sein ist inzwischen unmöglich geworden. Glücklicherweise bin ich beruflich nicht auf Mobilität angewiesen und wenn ich doch einmal einen Außentermin habe, plane ich meine Strecken so, dass sie an Krankenhäusern vorbeiführen. Manchmal fährt meine Frau mit. Und bevor ich losfahre, horche ich in mich hinein. Gibt es schon irgendwelche Anzeichen? Bin ich gut genug beieinander, um loszufahren? Und spätestens da fängt der Teufelskreis an. Denn je mehr ich meinen Körper beobachte, desto größer ist die Wahrscheinlichkeit, dass ich irgendetwas bemerke, was nicht so ganz stimmt. Dann werde ich schon aufgeregt. Und je mehr ich mich aufrege, desto größer ist die

Wahrscheinlichkeit, dass mein Herz zu rasen anfängt und so weiter, und desto schneller kommt ein neuer Anfall. Je mehr Herzanfälle ich habe, desto größer wird die Angst davor, und je größer die Angst ... Es ist ein Teufelskreis!

Ein solcher Teufelskreis – der Angstkreis (→ Grafik auf der vorhergehenden Seite) – ist die Grundlage der Panikstörung und vieler anderer Ängste. Er chronifiziert die Angst, führt zur Vermeidung und verstärkt negativ dieses Vermeidungsverhalten. Denn aus Angst vor der Angst können die Denkfehler und Katastrophengedanken nicht korrigiert werden.

Die Geburt einer Spinnenphobie

Wie entsteht eine Angststörung? Nehmen wir noch einmal die Spinnenphobie: Zum Angstobjekt kann sie geworden sein – je nach Theorie –

- durch unsere Evolutionsgeschichte (→ Seite 31)
- durch ihre unbewusste Bedeutung für denjenigen, der die Spinne phobisch besetzt hat (→ Seite 47)
- durch den raum-zeitlichen Zusammenhang mit einem aversiven Reiz (→ Seite 57) oder
- durch die Beobachtung und Speicherung eines Verhaltens, mit dem das Modell auf die Spinne reagiert hat, wodurch aus einer „neutralen" Spinne ein Reiz, der Angst auslöst, wurde, und/oder (→ Seite 62)
- durch ihre Bewertung als eklig, gefährlich, also ängstigend, die wir entweder am Modell gelernt haben oder die wir selbst vornehmen.

Dazu kommt auf jeden Fall: Die Spinne wird gemieden mit der Folge, dass die Angstreaktion nachlässt. Das heißt: Es findet eine negative Verstärkung statt. Eine Spinnenphobie ist entstanden.

Angst und Nervensystem: Die Neurobiologie der Angst

Angst ist eine Ganzkörperreaktion

Angst ist immer mit ausgeprägten körperlichen Begleiterscheinungen verbunden. Dies macht deutlich, dass Angst eine „Ganzkörpererscheinung“ ist und sich keineswegs nur auf ängstliche Gedankeninhalte beschränkt.

Wenn Menschen Angst empfinden, bemerken sie selbst häufig, wie ihr Herz-Kreislauf-System anspringt: Das Herz pocht plötzlich sehr deutlich wahrnehmbar, der Herzschlag wird schneller, und der Blutdruck steigt, was dann gelegentlich mit einem pochenden Pulsschlaggeräusch in den Ohren wahrnehmbar ist.

Aber nicht nur das Herz spielt verrückt: Die Atmung wird zunächst immer tiefer und dann immer schneller und flacher, was schlussendlich Gefühle von Atemnot verursachen kann, weil das Atemzugvolumen geringer wird. Häufig erröten Betroffene durch den Anstieg des Blutdrucks und werden dann, wenn die Atmung flacher wird, blass. Die Mimik wird starr, das gestische Ausdrucksverhalten friert ein.

Wer Angst hat, leidet oft unter einer großen inneren Unruhe. Diese kann von einem Zittern der Muskulatur begleitet werden, schließlich können sich Schwindel und Schwäche einstellen. Am Ende dieser Eskalation kann auch eine kurz dauernde Ohnmacht stehen. Häufig stellt sich starker Harndrang ein, bei manchen Menschen spielt der Darm verrückt, und es kommt zu Durchfällen.

Solche Reaktionen lassen sich auch bei erschreckten Tieren beobachten. Manche verfallen in solchen Situationen, in denen sie beispielsweise angegriffen werden, in eine Schreckstarre, die dem Angreifer den Tod des Beutetieres suggeriert.

Das Angstzentrum sitzt im Gehirn

Die Schaltzentrale für diese Reaktionen – das Zentrum der Angst – sitzt im Gehirn.

Kommandozentrale Gehirn

Jede gedankliche oder körperliche Aktivität ist mit neuronalen Steuerungsvorgängen verknüpft. Unser Gehirn ist der unbekannte Dritte, der an allen Vorgängen der Lebensäußerung beteiligt ist, egal ob sie bewusst oder unbewusst ablaufen. Die moderne neurobiologische Forschung mit ihren bildgebenden Verfahren verschafft uns immer genauere Einblicke in seine Funktionsweise: Zum einen können wir immer besser die Bedeutung der einzelnen Hirnregionen für verschiedene Vorgänge abschätzen, zum anderen erhalten wir immer bessere Einsichten in das „Wie" die-

Die Leistung der Neurobiologie

Die Erforschung des menschlichen Gehirns, seiner Strukturen und seines Funktionierens hat viele Modelle und Theorien in allen Bereichen der Wissenschaft vom Menschen einer neuen Bewertung unterworfen und zu einem neuen Verständnis beigetragen. Dabei sind vor allem in zwei Bereichen bisher Erkenntnisse gewonnen worden, die auch die Emotion Angst besser verstehen helfen.

Zum einen geht es um bestimmte Gehirnareale, zum anderen um Botenstoffe, die die Kommunikation zwischen einzelnen Nervenzellen ermöglichen. Neurobiologie ist also die Wissenschaft vom Funktionieren des Gehirns. Sie richtet ihr Augenmerk sowohl auf das Funktionieren von größeren Zellverbänden (Hirnarealen) als auch auf das Funktionieren der einzelnen Nervenzellen. Neurobiologen bedienen sich verschiedenster Technologien, mit denen sie die Aktivität des Hirns beobachten können:

- das bildgebende Verfahren der Positronenemissionstomografie, kurz: PET, wodurch die Stoffwechselaktivität des Gehirns sichtbar gemacht werden kann,
- die funktionelle Magnetresonanztomografie (fMRT), die den Energiebedarf von Hirnregionen misst, und
- die klassische Elektroenzephalografie (EEG), die die elektrische Aktivität von Nervenzellen misst.

Vor allem die Kombination dieser unterschiedlichen Verfahren macht es möglich, dem Gehirn bei seiner Arbeit zuzusehen.

ser Steuerung. Diese Steuerung funktioniert schlussendlich nach einem recht einfachen Prinzip.

Das Netzwerk der Synapsen

In unserem Gehirn sind rund 100 Milliarden Nervenzellen miteinander verknüpft. Jede dieser Nervenzellen besteht, vereinfacht dargestellt, aus einem Zellkörper und dem Axon, einer Art von feiner Leitung, die zu anderen Nervenzellen führt und sich in aller Regel mehrfach verzweigt und so mit mehreren anderen Nervenzellen verbunden ist. Auf diese Weise entsteht ein fein gesponnenes Netz mit 10^{15} Bindungsstellen.

Dieser Neuronenverbund bildet in sich Funktionskreise aus, die verschiedene Aufgaben haben: Wahrnehmen, Denken, Empfinden, Bewegungssteuerung, Temperaturregulation und so weiter. Für die meisten Tätigkeiten und Leistungen dieses Systems stehen mehrere Untersysteme miteinander in Verbindung und arbeiten aufeinander abgestimmt zusammen.

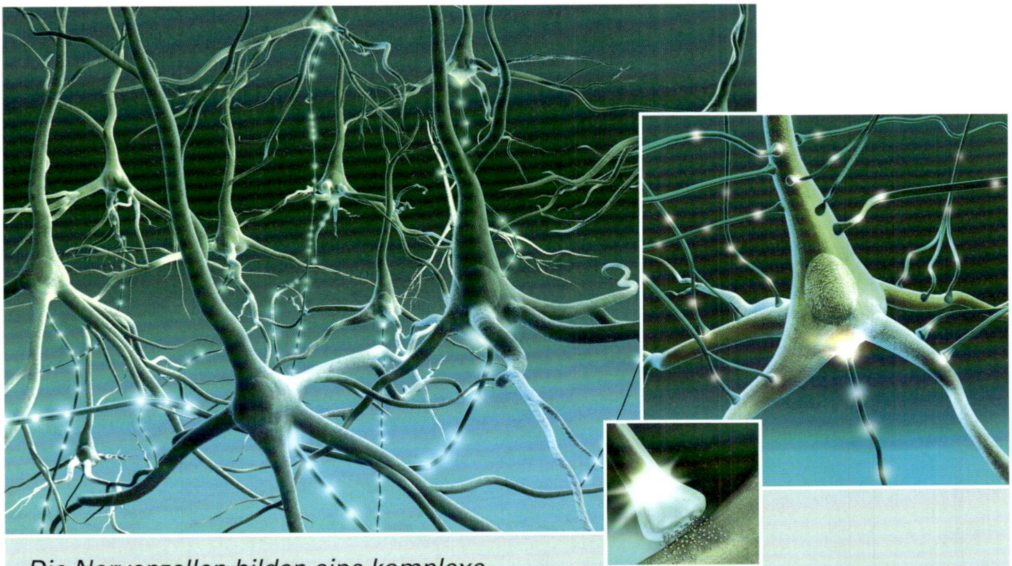

Die Nervenzellen bilden eine komplexe Verknüpfung. Sie kommunizieren über Synapsen, an denen Botenstoffe (Neurotransmitter) ausgeschüttet werden.

Botschaften und wie sie überbracht werden

An der Bindungsstelle zweier Nervenzellen, der Synapse, findet die Signalübermittlung durch chemische Reize statt. In einer Zelle entsteht zu Beginn ein (bio)elektrischer Impuls; dieser wird über das Axon bis zur Synapse weitergeleitet. Der elektrische Impuls bewirkt nun die Freisetzung von Botenstoffen, den Neurotransmittern, an der Nervenendigung der Übergangsstelle zur nächsten Nervenzelle. Dort dockt der Botenstoff an einer für ihn bestimmten Bindungsstelle, dem Rezeptor, an, was wiederum einen elektrischen Impuls auslöst, der in die nächste Zelle weitergeleitet wird.

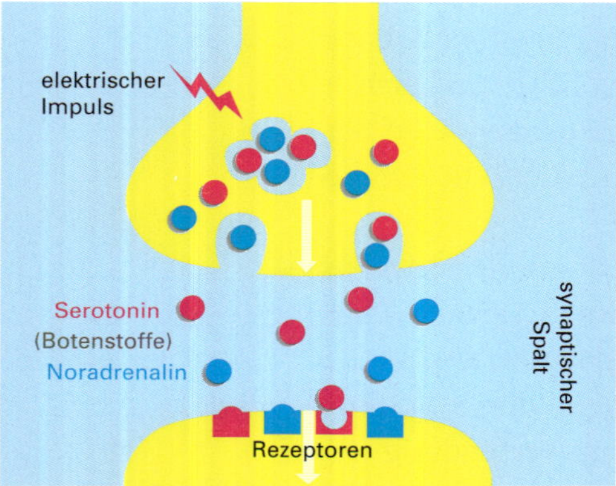

Funktion einer Synapse:
Die Übertragung eines elektrischen Impulses von einer Nervenzelle zur nächsten erfolgt über die Synapse durch chemische Botenstoffe.

Dieser Vorgang spielt sich milliardenfach gleichzeitig ab – eine Leitungsdichte der Informationsverarbeitung, die der eines Computers haushoch überlegen ist.

Bei allen Funktionskreisen, die im Folgenden als wichtig für die Entstehung von Angst angesprochen werden, geht die Nachrichtenübertragung in den verschiedenen neuronalen Netzen in der geschilderten Weise vor sich.

Die wichtigsten Überbringer der Botschaft Angst

Auch Gefühlszustände wie Angst oder Depression haben auf diese Weise ihre ganz spezifische Neurochemie. Und letztlich wirkt sich eine der zur Verfügung stehenden Behandlungsmethoden, der Einsatz von Medikamenten, mehr oder weniger direkt auf das Geschehen an den Synapsen aus. Bei Angst – wie dann auch bei Angststörungen – sind an der Signalübertragung wesentlich Serotonin und Noradrenalin beteiligt, zwei Botenstoffe, die auch bei Depressionen von entscheidender Bedeutung sind.

Vor allem ein Mangel an Serotonin spielt beim Entstehen von Angst eine große Rolle. Das erklärt, warum Medikamente, die die Verfügbarkeit des Botenstoffs Serotonin erhöhen, bei Angsterkrankungen hilfreich sein können. Wie die meisten Botenstoffe hat

Serotonin vielfältigste Funktionen. Im Gehirn reguliert es mit anderen Botenstoffen den Schlaf-/Wachrhythmus sowie die Körpertemperatur und ist wesentlich bei der Steuerung von affektiven Zuständen, also der Regulation von Stimmungs- und Gefühlszuständen, beteiligt. Dies geschieht im sogenannten Mandelkern, einer Gehirnregion im Schläfenlappen. Der Mandelkern hat eine zentrale Funktion bei der emotionalen Einfärbung von Informationen. Angstauslösende Reize, die uns über unsere Sinnesorgane erreichen, werden hier erst mit der Emotion Angst verknüpft, bevor sie abgespeichert werden.

Die Botenstoffe Serotonin und Noradrenalin sind von zentraler Bedeutung

Auch Noradrenalin ist an der Neurobiologie der Angststörungen beteiligt. Untersuchungen konnten zeigen, dass Angstpatienten einen chronisch erhöhten Umsatz an diesem Botenstoff aufweisen. Noradrenalin ist eng verbunden mit der Reaktion des autonomen Nervensystems auf angstauslösende Reize. Dieser Botenstoff löst auch die Stressreaktion des autonomen Nervensystems aus, die unseren Körper in Flucht- oder Kampfbereitschaft versetzt.

Ein weiterer wichtiger Botenstoff, der ins Angstgeschehen involviert ist, ist „Gammaaminobutteracid", kurz GABA. GABA wirkt vorwiegend erregungsdämpfend. Bei Menschen mit Angststörungen sind die Bindungsstellen für diesen Neurotransmitter in bestimmten Regionen des Gehirns in ihrer Anzahl gemindert. Neurobiologen vermuten, dass krankhafte Angstzustände auch durch einen Mangel an GABA hervorgerufen werden. Die Wirkung wichtiger Medikamente für die Angstbehandlung, der Benzodiazepine, beruht darauf, dass sie helfen, diesen Mangel zu beheben.

Angst und Wahrnehmung

Angst dient der Abwehr von Gefahren. Dieser nützliche Schutzmechanismus verselbstständigt sich bei einer Angststörung – doch die Mechanismen der Angstentstehung bleiben unverändert. Angst als Schutzmechanismus erfordert eine schnelle Aktivierung der Angstreaktion auf einen Außenreiz hin, der für das Individuum mit Gefahr verbunden ist. Bei Angst könnte das Motto gelten: Lieber einmal zu viel gewarnt als einmal zu wenig.

Das Denken kommt bei Angst an letzter Stelle

Aus diesem Grund läuft diese Schutzreaktion mit so hoher Geschwindigkeit ab wie ein Reflex. Das Denken kommt bei Angst an letzter Stelle – zuvor haben andere Akteure im Gehirn schon ihr Programm abgearbeitet.

Unbewusst wird ein Gefahrensignal erkannt. Ohne dass wir nachdenken müssen, wird in Windeseile der Erinnerungsspeicher für emotionale Eindrücke abgearbeitet und mit einer aktuellen Wahrnehmung verglichen. Wenn hier auf „Achtung“ geschaltet wird, kommt es zum „arousal“, einer allgemeinen Weckreaktion des gesamten Organismus. Die Wachheit erhöht sich, und die körperlichen Ressourcen für die Flucht oder die Gefahrenabwehr werden bereitgestellt. Jetzt erst dringt der ganze Vorgang auch ins Bewusstsein, und die Wahrnehmung kann interpretiert und beurteilt werden, bewusste Entscheidungsprozesse über die weiteren Reaktionen können beginnen.

Der Mandelkern: Die lernende Schaltzentrale der Angst

Damit die Angstreaktion derart schnell ablaufen kann, ist es notwendig, dass nur ganz bestimmte Hirnareale in einer festen Vertaktung nacheinander aktiviert werden. Dies sind zum Teil entwicklungsgeschichtlich sehr alte Regionen des Gehirns, die wesentliche Körperfunktionen wie Herzschlag, Atmung, Mineralstoffhaushalt, Energiebereitstellung, Körpertemperatur and anderes steuern. Dann sind es Regionen, die mit der Verarbeitung von emotionalen Eindrücken beschäftigt sind, Regionen, die für die Gedächtnisfunktionen zuständig sind, und schließlich die entwicklungsgeschichtlich jüngste Region, unser Großhirn, in dem Denken, Bewerten, Urteilen und Entscheiden ihren Sitz haben.

Der Mandelkern reguliert die emotionale Seite der Angst

Für die Regulation der emotionalen Seite der Angst ist ein recht kleiner Bereich unseres Gehirns zuständig, die sogenannte Amygdala, auf Deutsch der Mandelkern, der im mittleren Bereich der Schläfenlappen angesiedelt ist. Der Mandelkern ist eine Ansammlung von dicht gepackten Nervenzellen auf kleinstem Raum, gewissermaßen ein Chip mit definierten Steuerungsaufgaben. Innerhalb des Mandelkerns lassen sich dann auch noch mehrere räumlich definierte Anteile unterscheiden, denen jeweils spezifische Aufgaben zukommen.

Was passiert, wenn der Mandelkern ausgeschaltet ist? Viele Einsichten ins Funktionieren unseres Zentralen Nervensystems (ZNS) werden über sogenannte Defekt- oder Schädigungsmodelle erworben: Ein Hirnareal ist beispielsweise durch einen Schlaganfall oder einen Tumor verletzt und irreparabel beschädigt. Neurowissenschaftler untersuchen Patienten mit solchen Schädigungen des Gehirns sehr genau und stellen dabei Fragen wie: „Wie funktioniert der Rest des ZNS, welche Funktionen sind eingeschränkt oder verloren gegangen?

Auch bei der Entstehung von Angst ist der Mandelkern wichtig

Ganz allgemein konnte bei Patienten mit Schädigungen des Mandelkerns beobachtet werden, dass sie eine ausgeprägte Gefühlsarmut an den Tag legten und deutlich weniger Angst empfanden als zuvor. Auch ist bekannt, dass Menschen, die unter einer angeborenen Schädigung dieser Hirnregion leiden, große Schwierigkeiten haben, den emotionalen Gesichtsausdruck anderer Menschen zu erkennen, insbesondere wenn es sich um ängstliche Gefühle handelt. Der Mandelkern muss also nicht nur bei der Regulation der Gefühle, sondern auch bei der Entstehung von Angst eine wichtige Rolle spielen.

Eine seltene Erkrankung

Bei einer sehr seltenen Erbkrankheit kommt es, ausgelöst durch eine Stoffwechselstörung, zu einer beidseitigen Verkalkung des Mandelkerns. Kein Wunder, dass die betroffenen Menschen das Interesse von Neurowissenschaftlern auf sich ziehen. Sie fanden eine Störung der Emotionalität sowohl für negative wie auch für positive Gefühle. Insbesondere waren sie nicht in der Lage, emotionale Gesichtsausdrücke bei anderen Menschen wahrzunehmen, vor allem Furcht. Eine wichtige Funktion für das Erkennen einer ängstigenden Situation ist bei diesen Menschen erheblich beeinträchtigt.

Steuerungszentrum der Emotionen ...

Im Mandelkern scheint also das Steuerungszentrum der Emotionen zu sitzen. Auch für Depressionen ist die Bedeutung dieser Hirnregion schon seit Längerem erkannt. Der Mandelkern ist vor allem nachts aktiv; Wissenschaftler nehmen an, dass er beim Träumen und hier besonders bei den Gefühlen, die wir dabei empfinden, eine wichtige Rolle spielt.

Wenn dieses Kerngebiet künstlich stimuliert wird, stellen sich prompt die körperlichen Symptome der Angst ein: Der Blutdruck steigt an, der Puls beschleunigt sich, und die Atmung geht schneller. Zusätzlich wird das Stresshormon Kortisol vermehrt bereitgestellt.

Auch bei Angstzuständen sind diese Nervenzellen hochaktiv. Sie werden noch aktiver, wenn sich die Angstzustände verselbstständigt haben – die betroffene Person also unter einer Angststörung leidet.

Das Angstgehirn

Der Mandelkern steuert mit verschiedenen Schaltkreisen unsere Emotionen und körperliche Begleitreaktionen.

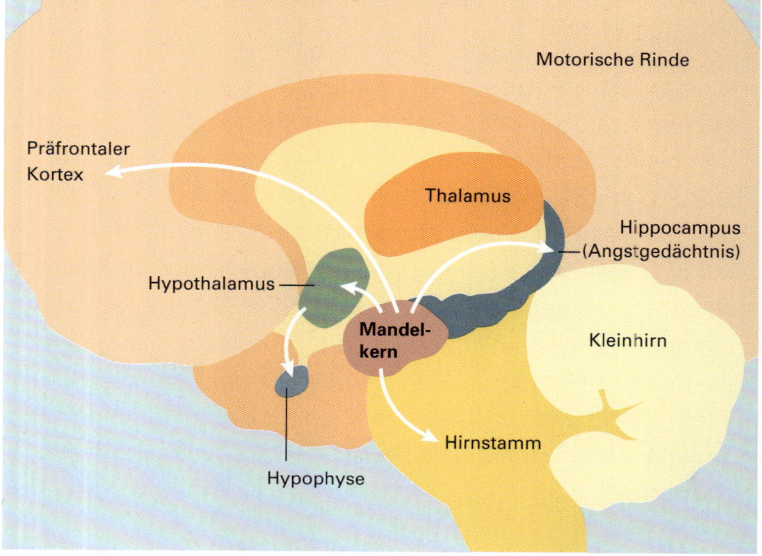

… und Schaltzentrale

Doch das ist nicht alles: Der Mandelkern ist eine extrem wichtige Schaltstelle des Gehirns, in der Informationen von den Sinnesorganen mit Gedächtnismustern verglichen und „nach oben" an die Hirnrinde zur kognitiven Bewertung weitergeleitet werden. Über den Mandelkern wird auch direkt der Hypothalamus (→ unten links) aktiviert, wodurch die körperliche Angstreaktion eingeleitet wird. Gleichzeitig ist der Mandelkern noch mit dem Hippocampus verschaltet. Der Hippocampus ist eine Hirnregion, die für unsere Gedächtnisfunktionen von großer Bedeutung ist. Hier

Das Angstzentrum: Der Mandelkern

Hier vereinfacht dargestellt die Wege, auf denen der Mandelkern unseren Körper und unser Verhalten beeinflusst.

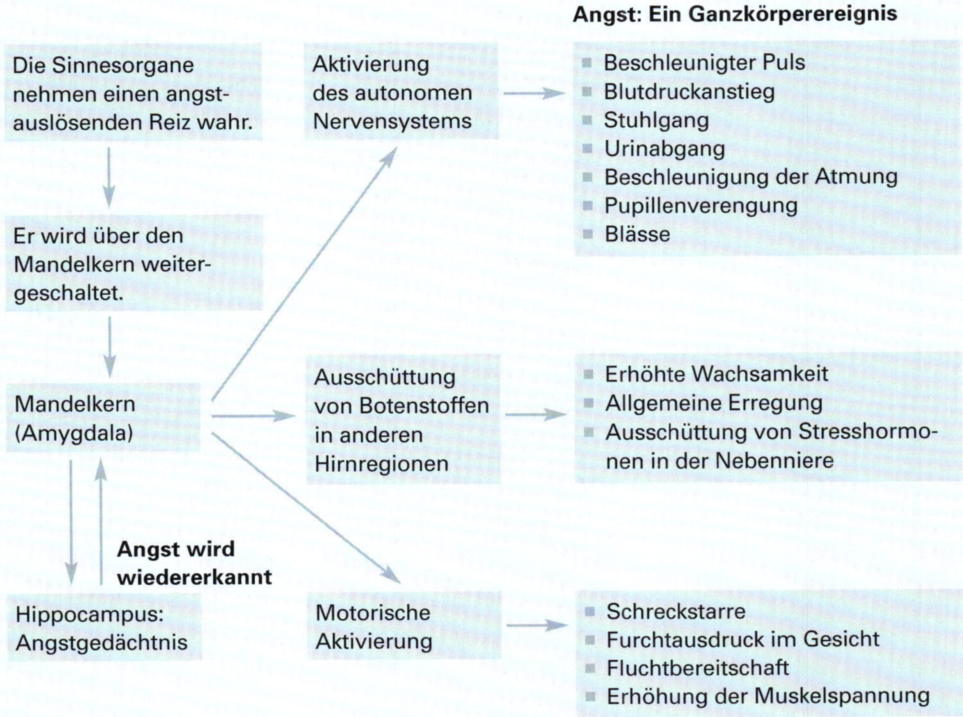

werden Angstsituationen abgespeichert beziehungsweise mit früheren solchen Situationen verglichen. Über diese Verbindung „lernen“ wir Angst. Eine einmal erlernte Angst kann nur schwer wieder ausgelöscht werden.

Der Hypothalamus: Verantwortlich für die körperlichen Angstsymptome

Aus dem Mandelkern laufen direkt Nervenfasern in den Hypothalamus, ein entwicklungsgeschichtlich sehr altes Kerngebiet im Zwischenhirn. Diese Hirnregion ist lebenswichtig, weil sie unser autonomes (vegetatives) Nervensystem und die Hormonausschüttung im Körper steuert. Man könnte sie auch als eine Betriebssteuerung für unseren Körper ansehen, die immer aktiv ist und sich auf ständig wechselnde Regelgrößen neu einstellen muss.

Der Hypothalamus leitet die Stressreaktion unseres Körpers ein

Dies geschieht ohne unser Zutun automatisch. Die Funktionen dieser Region sind äußerst komplex und nicht nur auf das Mitreagieren bei körperlichen Reaktionen auf Gefühle beschränkt. Vermittelt über Signale aus dem Mandelkern leitet der Hypothalamus bei Angst und Furcht eine Reaktion des Hormonsystems ein, die den ganzen Körper betrifft: die Stressreaktion.

Die Stressreaktion

Der Hypothalamus ist so etwas wie die hormonelle Schaltstelle der Angst. Wenn über die Wahrnehmungsorgane der Mandelkern anspringt, sendet dieser Signale an den Hypothalamus, der die Stressreaktion mit der Freisetzung des sogenannten Corticotropin-Releasing-Hormons einleitet. Dieser chemische Schalter wirft die Hypophyse, eine hormonproduzierende Drüse im Schädelinneren, an, die wiederum ein Steuerungshormon ausschüttet, das adrenocorticotrope Hormon (ACTH), das eine Botschaft an die Nebennierenrinde zu überbringen hat. Am Schluss dieser Kaskade von Freisetzungen von Botenstoffen steht die Ausschüttung von Kortisol, dem wichtigsten Stresshormon in der Nebennierenrinde, das die körperliche Reaktion in den verschiedensten Organsystemen auslöst.

Die Wirkung von Kortisol

Kortisol ist ein Hormon. Hormone sind eine Art chemische Schalter, die wichtige Vorgänge in unserem Körper, wie beispielsweise die Sexualfunktionen oder eine Veränderung des Mineralhaushaltes, an- und ausschalten.

Wir benötigen Kortisol für unseren Stoffwechsel, vor allem für die Bereitstellung von Glukose, dem Hauptenergielieferanten unseres Körpers. Im Gehirn bindet das Hormon vor allem in Hirnregionen, die für die Emotionskontrolle wichtig sind: Auch hier begegnen wir wieder dem Mandelkern.

Die Kortisolausschüttung als Reaktion auf eine akute Stressbelastung beispielsweise im Rahmen einer Schreckreaktion geschieht in wenigen Millisekunden. Denn dieses biologische System kann nur erfolgreich sein, wenn es blitzschnell funktioniert. Die Stressreaktion setzt den Organismus in Flucht- und Kampfbereitschaft, die dafür notwendigen Organsysteme werden umprogrammiert.

Die Steuerungsfunktion wird also letztlich über die Kortisolausschüttung wahrgenommen, auch die Produktion von anderen Steuerungsproteinen wie den Neurotransmittern (zum Beispiel von Serotonin und Noradrenalin) wird angeregt.

Angst ist Stress: Häufige oder chronische Angst führt zu immer häufigerer Kortisolausschüttung. Durch die Kortisolausschüttung entstehen Veränderungen der Stimmung, meist kommt es zu einer die Angst begleitenden Depression. In einer solchen Situation werden dann auch die Neuronen im Hippocampus, dieser für die Gedächtnisfunktionen sehr wichtigen Hirnstruktur, in ihrer Aktivität gehemmt. Gedächtnisstörungen sind die Folge, eine Erfahrung, die fast jeder schon einmal selbst gemacht hat: Unter Stress können wir uns einfach vieles sehr viel schlechter merken.

Die Stressreaktion des autonomen Nervensystems

Daneben laufen aus dem Mandelkern Verbindungen zu anderen Zentren, in denen auch das autonome Nervensystem mitreguliert wird; meist wird dort die direkte Ausschüttung von Neurotransmittern, vor allem Noradrenalin, Dopamin und Azetylcholin,

Die großen Gegenspieler: Sympathicus und Parasympathicus

Unser autonomes Nervensystem reguliert viele Körperfunktionen, ohne dass wir uns dessen bewusst sind: Herzschlag, Atmung, Körpertemperatur, Pupillenweite, sekretorische Funktionen – all das wird gesteuert, ohne dass wir überhaupt etwas davon mitbekommen. Es gibt dafür zwei Steuerkreise, das sympathische und das parasympathische Nervensystem.

Das parasympathische Nervensystem reguliert alles in Richtung Ruhe, Entspannung und Erholung, während das sympathische Nervensystem die entgegengesetzte Rolle spielt: Es stellt alles auf Flucht- und Kampfbereitschaft ein, erhöht unsere Wachsamkeit und Reaktionsbereitschaft. Der hier entscheidende Botenstoff ist das (Nor-)Adrenalin.

Bei ängstlichen Patienten ist die Ausschüttung von Noradrenalin erhöht. Und nicht nur das: Zusätzlich ist das beruhigende Steuerungssystem, der Parasympathicus, herunterreguliert. Dazu kommt, dass sich die natürliche Balance zwischen Noradrenalin und Serotonin verschoben hat – ein Grund, warum bei manchen Angststörungen Medikamente, die vermehrt Serotonin bereitstellen, gut wirken.

ausgelöst. Diese Neurotransmitter wirken stimulierend oder beruhigend und übernehmen die Feinregulation der körperlichen Funktionen. Bei Angstzuständen überwiegen die stimulierenden Einflüsse; der Organismus muss ja gewissermaßen geweckt und reaktionsfähig gemacht werden.

Die Rolle des Großhirns

Bei der Entstehung von Angstzuständen sind bestimmte Bereiche unseres Gehirns, das ja dauernd aktiv ist, in besonderem Maße beteiligt. Wir haben gesehen, dass entwicklungsgeschichtlich sehr alte Hirnregionen eine wesentliche Rolle bei der Angst/Schreckreaktion und den durch sie vermittelten körperlichen Reaktionen und Verhaltensänderungen spielen. Aber auch das, was uns Menschen ganz besonders auszeichnet, unser sehr groß angelegtes Stirnhirn und die gleich dahinterliegenden Regionen, sind für die Angst von großer Bedeutung, weil diesen Regionen nicht nur für die kognitiven Funktionen wie Denken und Urteilen eine wesentliche Bedeutung zukommt, sondern auch für die Regulation unserer Gefühlswelt.

Hier spielt der Präfrontale Kortex eine wichtige Rolle: Menschen, die in diesem Bereich eine Hirnschädigung erleiden mussten, zeichnen sich unter anderem häufig durch eine verminderte Gefühlsregulation aus, sie wirken wesensverändert. Dieser Teil des Gehirns ist für die Unterscheidung und Interpretation von Sinneseindrücken verantwortlich.

Dieser Vorgang dauert aber länger als die ganz spontan laufende Angstreaktion, die direkt vom Hirnareal, das den Sinneseindruck verarbeitet, in den Mandelkern geschaltet wird. Unerlässlich sind das Stirnhirn und die dahinter liegende Region des Präfrontalen Kortex für die Bearbeitung und Auslöschung von unerwünschten Angstreaktionen, wie sie dann bei der störenden Angst, den Angststörungen, auftreten. Neurobiologen vermuten, dass durch den Einfluss einer Psychotherapie in diesem Bereich gleichermaßen neue und weniger störende Verschaltungen entstehen.

Die Acht-Monats-Angst: Das Fremdeln

Der Präfrontale Kortex muss nach der Geburt des Menschen noch nachreifen. Er ist zum Geburtszeitpunkt noch nicht vollständig entwickelt. Diese Nachreifung ist mit acht bis zwölf Lebensmonaten fast abgeschlossen. Neurobiologen bringen das Fremdeln von Kindern, das ja letztlich ein Ausdruck der Angst vor unbekannten Menschen ist, mit diesem Entwicklungsvorgang in Verbindung. Das Baby ist überhaupt erst in der Lage, diese neue Angst zu empfinden, weil sich dieser präfrontale Bereich entwickelt hat. Die „Fähigkeit" zur Angst entsteht also mit der Reifung des Nervensystems. Sie muss auch gelernt werden, und fürs Lernen wie auch für das Verlernen in der Psychotherapie sind wir dann mit unseren wirklich menschlichen Gehirnregionen gefordert.

„Ich bin halt so"– oder: Die ängstliche Veranlagung

Angst-Gene

Viele Menschen, die unter einer Angst leiden, können berichten: Meine Eltern waren auch nicht anders. Oder: Das liegt in der Familie. Tatsächlich kann für unterschiedliche Formen der Angst eine familiäre Häufung festgestellt werden, die nicht einfach dadurch erklärt werden kann, dass der Erwachsene, der heute eine Angststörung hat, diese eben von seiner Mutter, seinem Vater, seinem Bruder abgeguckt hat oder an ihrem Modell gelernt hat, mit besonders starker Angst auf dieses oder jenes zu reagieren (→ Seite 62).

Genetische Faktoren sind nicht zu unterschätzen

Auch die Gene spielen eine Rolle

Immer klarer wurde in den letzten Jahren, dass genetische Faktoren eine nicht zu unterschätzende Rolle spielen, dass die Neigung zu einer Angststörung also vererbt werden kann. Die Forschung bedient sich unterschiedlicher Methoden, dies zu beweisen. Seit langem bekannt sind Zwillings- oder Adoptionsstudien. Sie ermöglichen es, den Einfluss identischer Gene zu ermitteln.

Was passiert, wenn die Zwillinge gemeinsam aufwachsen und dieselbe Umwelt teilen, und was passiert, wenn sie durch Adoption getrennt werden? Wenn eineiige Zwillinge, also genetisch identische Geschwister, die zum Beispiel nach einer Adoption in unterschiedlichen Umgebungen aufwachsen, irgendwann einmal eine ähnliche Angststörung entwickeln, weist dies auf einen genetischen Einfluss hin.

Heute möglich: Die Erforschung des Genmaterials

Die zweite Möglichkeit, die Vererbbarkeit von Angst zu untersuchen, ist sehr viel neuer, aber natürlich viel folgenreicher: Man erforscht das Gen-Material selbst. Und tatsächlich ging vor einigen Jahren die Meldung durch die Presse: Angst-Gen entdeckt! Gemeint war damit ein Gen, das die Informationen für ein Signaleiweiß enthält. Dieses sogenannte GRP (**G**astrin **R**eleasing **P**eptide) ist bei der Steuerung der Prozesse im Gehirn beteiligt, die für das Erlernen von Angst verantwortlich sind. Genauer: Beim Erlernen von Angst sind Signalwege im Mandelkern (→ Seite 76) beteiligt.

Die Forscher – eine Gruppe um den Nobelpreisträger Eric Kandel an der Columbia-University New York –, die diesem Angst-Gen auf der Spur waren, verglichen deshalb die Gen-Aktivität bestimmter Zellen aus dem Mandelkern mit der von Zellen aus anderen Gehirnbereichen, die nicht mit Angst in Verbindung gebracht werden. Dabei fiel ihnen auf, dass das GRP-Gen in der Angstregion des Hirns stark aktiv ist.

Diese Entdeckung blieb nicht die einzige. Immer weitere „Angst-Gene" wurden und werden inzwischen entdeckt. Zum Beispiel fanden Forscher bei Menschen eine Gen-Variation, die die Aktivität des Mandelkerns erhöht. Oder bei Mäusen: Genetisch auffällige Mäuse, die das Protein Stathmin nicht produzieren können, zeigen ein für Mäuse vollkommen unübliches Verhalten: Sie haben keine Angst und erforschen ganz ungeniert offene und ungeschützte Plätze.

Eine Anfälligkeit für Angst kann vererbt werden

Die Forschung steht in dieser Frage erst am Anfang. Und dennoch ist heute schon klar: Eine Anfälligkeit (Vulnerabilität) für Angst kann vererbt werden. Der Satz: „Das ist angeboren" macht also durchaus Sinn. Welchen und in welchem Zusammenhang, werden wir weiter unten ausführlicher behandeln.

Temperament – „Trait" – Persönlichkeit

Veranlagung als genetisches Erbe ist Thema vieler Forschungsdisziplinen, die immer tieferen Einblick in die Funktionszusammenhänge unserer Gene gewinnen. Veranlagung im Sinn von „angeboren" kann aber auch ganz ohne die Frage nach der Vererbung zum Gegenstand der Forschung werden – so zum Beispiel in dem Zweig der Psychologie, der sich mit dem beschäftigt, was Menschen in ihrem Wesen von Geburt an unterscheidet und sie als Persönlichkeit mit bestimmtem Temperament und mit bestimmten Wesenszügen, Traits, kennzeichnet.

Mein Temperament

Schon die alten Griechen erkannten bestimmte voneinander abgrenzbare „Temperamente", die Menschen eigen sind und die sie ihr ganzes Leben begleiten. Und seit der Antike versuchte man auch eine Typisierung dieser möglichen Temperamente: Jeder kennt den Begriff des Melancholikers, und die meisten haben eine ungefähre Vorstellung davon, wodurch sich das Temperament eines Phlegmatikers oder eines Cholerikers auszeichnet.

In der modernen Psychologie spricht man heute noch von unterschiedlichen Temperamenten und meint damit immer noch relativ stabile und für einen Menschen typische Eigenschaften, Wesenszüge, die sich zum Beispiel zeigen in seiner Ausdauer, seiner Reizschwelle, seiner Art, wie er auf Neues reagiert, seiner vorherrschenden Stimmungslage und Emotionalität, seiner Erregbarkeit und dem Grundrhythmus, mit dem er das Leben angeht.

Untersuchungen zur Beziehung von Temperament und Angstsymptomen haben nun gezeigt, dass Menschen mit bestimmten Temperamentseigenschaften tatsächlich ein erhöhtes Risiko haben, irgendwann einmal an einer Angststörung zu erkranken.

Unmittelbar einleuchtend ist das, wenn man sich dies zum Beispiel für die Bereiche „Reizschwelle" und „ Reaktion auf Neues" ausmalt. Jemand, der leicht erschrickt, also eine niedrige Reizschwelle hat, ist sicher verletzlicher, ebenso wie jemand, der große Schwierigkeiten hat, sich auf Neues einzustellen, eher zurückhaltend ist und Kontakte lieber vermeidet. Psychologen sprechen hier vom Temperamentsmerkmal der Verhaltenshemmung, das schon von Geburt an beobachtet werden kann. Man meint damit ein typisches Unbehagen gegenüber neuen Situationen und unbekannten Objekten und die Tendenz, auf fremde Personen mit Rückzug zu reagieren. Umgekehrt konnte auch beobachtet – und bei den Eltern erfragt – werden, dass Kinder, die wegen Ängstlichkeit auffielen, schon als Baby schwieriger waren, schlechter schliefen und bei Veränderungen in ihrer Umgebung mit Unruhe und Schreien reagierten.

In anderen Beschreibungen wird die Angstbereitschaft selbst zu einer Persönlichkeitseigenschaft und ganz konkret ein „ängstlicher" Wesenszug beschrieben, der manchen Menschen von Anfang an eigen ist. Kurz: Es gibt ängstliche und weniger ängstliche Personen. Letztere reagieren in relativ wenigen Situationen mit Angst und wenn sie mit Angst reagieren, dann ist diese Angst relativ gering. Menschen, denen der Trait Ängstlichkeit eigen ist und wohl auch als überdauernde Persönlichkeitseigenschaft bleibt, neigen dagegen stärker dazu, Situationen als bedrohlich wahrzunehmen und darauf mit Angst zu reagieren, als Personen mit niedriger Trait-Angst.

Manchen Menschen ist ein ängstlicher Wesenszug eigen

Trait und State

Ängstlichkeit als „trait" (Wesenszug, Eigenschaft) – im Gegensatz zu einem bestimmten Angstzustand („state") zu einer bestimmten Zeit – zeigt sich als relativ überdauernde Veranlagung, auf ängstigende Reize und in ängstigenden Situationen mit Angst zu reagieren.

Das heißt: Während Ängstlichkeit eine über den Zeitverlauf hinweg erhöhte Verhaltenswahrscheinlichkeit ist, sind Angst- und Furchtzustände zeitlich begrenzte, aktuelle emotionale Zustände, die gekennzeichnet sind durch Anspannung, Besorgtheit, Nervosität, innere Unruhe und Furcht vor zukünftigen Ereignissen. Während die Traits bei einer Person jeweils ziemlich stabil sind, variieren die States in der Intensität abhängig von Zeit und Situation.

Diese Unterscheidung von State und Trait wird uns bei der Testpsychologie noch einmal beschäftigen.

Traits und Vererbung

Natürlich geben sich Genetiker, also Forscher, die sich mit der Erbinformation und ihrer Weitergabe beschäftigen, nicht mit einer solchen beschreibenden Erklärung der Ängstlichkeit als Eigenschaftsangst zufrieden. Ihr Ziel ist es, herauszufinden, ob der Trait Ängstlichkeit nur einfach „typisch" für einen Menschen ist oder ob er nicht doch als genetisches Merkmal nachgewiesen werden kann.

Tatsächlich gibt es hierfür inzwischen übereinstimmende Studien- und Untersuchungsergebnisse. Zum Beispiel belegen Zwillingsstudien recht gut genetische Einflüsse auf die überdauernde Persönlichkeitseigenschaft Ängstlichkeit. Aber auch die Suche nach ihren genetischen Grundlagen, also nach Genen, die in engerem oder weiterem Sinn mit Ängstlichkeit in Zusammenhang gebracht werden können, ist nicht erfolglos geblieben. Ein Beispiel ist ja die Suche nach bestimmten Erbinformationen, die für Besonderheiten des Hirnstoffwechsels verantwortlich gemacht werden (→ Seite 84). Dies an einem Beispiel noch einmal etwas ausführlicher:

Wir haben von dem Botenstoff Serotonin gehört. Er reguliert die Aktivierung des Mandelkerns und anderer Hirnbereiche, die bei der Angstentstehung beteiligt sind. In diesem Zusammenhang ist ein Protein, das Serotonin-Transportprotein, von Bedeutung. Es ist bei der Wiederaufnahme von Serotonin in die Nervenzelle beteiligt. Über einen noch nicht hinreichend erforschten Mechanismus scheint es auch mitzubestimmen, wie wir mit psychosozialem Stress, also potentiellen Angstauslösern, umgehen.

Menschen mit bestimmten Gen-Varianten sind empfindlicher gegenüber Angst

Genforscher konnten nun zwei verschiedene Typen von Genen ausmachen, die die Produktion dieses Serotonin-Transportproteins steuern – eine lange und eine kurze Form. Sie fanden heraus, dass die Länge des DNA-Abschnitts, der bestimmt, ob das Transport-Gen aktiv ist, dafür verantwortlich ist, wie unser Gehirn ängstigende Reize verarbeitet. Konkret: Personen, die das Gen der langen Variante tragen, zeigen sich gegenüber Angst und Furcht tatsächlich weniger anfällig, also widerstandsfähig (resilient), während Menschen, die eine oder zwei Kopien der kurzen Variante geerbt haben, sehr viel empfindlicher gegenüber Stress und Angst sind. Sie haben damit also die Eigenart geerbt, häufiger als andere ihrer Zeitgenossen in den State, den Zustand, der Angst zu geraten. Man kann wohl auch sagen, sie haben damit auch das Risiko „geerbt", irgendwann einmal in ihrem Leben an einer Angststörung zu erkranken, wenn – und dieser Satz ist wichtig! – die Lebensumstände immer wieder Stressoren, das heißt als bedrohlich erlebte Situationen, für sie bereithalten.

Im Labor

Die Aktivität des Mandelkerns wird durch bildgebende Verfahren sichtbar. Er zeigt sich nicht nur in einer furchterregenden Situation aktiv, sondern auch dann, wenn „seinem" Menschen Bilder von ängstlichen Gesichtern gezeigt werden.

Um die Frage klären zu können, ob es eine angeborene Sensibilität (Vulnerabilität) für Angst gibt, legte man nun sowohl Personen mit kurzer als auch mit langer Gen-Variante Bilder von „Angstgesichtern" vor. Und siehe da: Der Mandelkern der Menschen mit der langen Variante war sehr viel weniger aktiv als der der anderen Gruppe.

Was ist Veranlagung, was ist „erlernt"?

Erst wenn belastende Einflüsse dazukommen, entsteht eine Angststörung

Angst kann man nicht erben. Genau genommen kann man auch nicht von einem Gen für Angst sprechen. Es ist die stärkere Sensibilität, Verletzlichkeit, die in den Genen weitergegeben wird. Diese wiederum wird erst dann wirklich zum Problem, wenn psychische Stressoren hinzukommen. Erst in ihrem Zusammenwirken wird die Psyche verletzbar – vulnerabel – gegenüber belastenden Einflüssen, also Stress. Zur Angststörung jedoch kommt es erst dann, wenn nun der Stress, also die ängstigenden Reize, immer und immer wieder verarbeitet werden muss, wenn dem System keine Erholung erlaubt wird mit der Folge, dass es weiter „funkt", auch wenn die Gefahr schon vorbei ist.

Oft wird heute das Diathese-Stress-Modell genannt, wenn es um das Verständnis von Angststörungen geht. Dieses Modell geht von einer biologischen Veranlagung aus, die jedoch erst im Zusammenwirken mit psychischen Belastungen (Stressoren) und der nachfolgenden Reaktion beziehungsweise Bewältigung zu einer Krankheit, hier also zu einer Angststörung, werden kann. Ein Beispiel wäre eine dauerhafte Aktivierung des Mandelkerns.

Was ängstigt?

Aber was ist angstauslösender Stress? Versuchen Sie einmal in einer ruhigen Minute oder Stunde in sich zu gehen und über Ihre alltäglichen größeren oder kleineren Ängste und Befürchtungen nachzudenken, über Situationen, in denen Ihnen mulmig war, in denen Sie vielleicht feuchte Hände bekommen haben vor Aufregung und hofften, das Ganze möglichst schnell hinter sich zu haben, oder den ziemlich starken Impuls verspürten, einfach abzuhauen. Versuchen Sie sich auch zu erinnern, ob und wie Sie in den letzten Tagen, Monaten und Jahren über die Zukunft nachgedacht haben.

Welche Lebensbereiche machen Ihnen Angst?

Vielleicht gab es die einen oder anderen Zeiten, in denen Sie nicht nur hoffnungsfroh, sondern auch etwas ängstlich nach vorne geblickt haben. Welche Lebensbereiche waren (oder sind) es, die Ihnen Angst machen und die Sie zum Grübeln bringen – und warum? Was fällt Ihnen auf? Wahrscheinlich dasselbe, was vor und nach Ihnen auch anderen aufgefallen ist: Sie haben zwar eine ganze Menge einzelner „Ängste“. Sie können auch sicher viele unterschiedliche Situationen und Ereignisse nennen, in denen Sie Angst hatten. Aber wahrscheinlich sind es doch immer wieder ähnliche Themen, die Ihnen „etwas ausmachen“.

Dabei geht es meist gar nicht um die großen Themen wie Schmerzen, Krankheit und Tod, also die Bedrohung oder gar Vernichtung der körperlichen Existenz. Als ebenso gefährdet erleben wir in unseren Ängsten unsere psychische Existenz, unser Wohlbefinden, unser seelisches Gleichgewicht und unsere Einstellungen, Werte, Hoffnungen, Interessen, Absichten, unser Selbstwertgefühl und alles, was für uns damit zusammenhängt – kurz: unsere Persönlichkeit und deren „Überleben“. Und da unsere Persönlichkeit aus vielen Bestandteilen besteht, deren Mischung und Gewichtung uns in unserer Individualität ausmachen, reagieren wir auch individuell mit Angst, haben je nach unserer Persönlichkeit ganz unterschiedliche Ängste. Wenn wir einen Fragebogen entwerfen wollten, der dazu dienen könnte, uns und andere in ihrer Individualität zu erkennen, dürfte also die Frage nach den individuellen Ängsten auf keinen Fall fehlen.

Dennoch: Die „großen Ängste"

Wenn man will, lassen sich die meisten unserer Ängste auf drei beziehungsweise vier große Überlebensbereiche beziehen:

- die Existenzangst, zu der Todes-, Krankheits-, Verletzungs-, Flug-, Höhen-, aber auch Gewitter- und Dunkelangst gerechnet werden können,
- die soziale Angst, zu der Scham und Verlegenheit, Angst vor dem anderen Geschlecht, vor Sexualität, aber auch vor Publikum und dem Vorgesetzten gezählt werden können, und
- die Leistungsangst, die vor allem in Prüfungen, aber auch allgemein in Schule und Beruf auftritt.
- Dazu kommt eine Angst, die – so kann man vermuten – wirklich spezifisch menschlich ist, nämlich die Angst vor einer Bedrohung des Selbstwerts, der Selbstachtung.

Das Fazit

Lassen Sie uns hier einfach den Bogen zum Anfang des Kapitels zurück schlagen, zu den unterschiedlichen Modellen der Angstentstehung. Dort haben wir vorgeschlagen, die verschiedenen Modelle und Erklärungen nicht als Gegensätze zu verstehen, sondern als unterschiedliche Aspekte – vielleicht Facetten – des großen Themas Angst.

Angst ist ein „multifaktorielles" Geschehen

Wenn Mediziner, Psychologen, Neurobiologen und Psychotherapeuten heute die Entstehung von Angststörungen beschreiben, sprechen sie von einem „multifaktoriellen" Geschehen, also einem Geschehen, bei dem viele Faktoren zusammenspielen. Der Angstforscher Borwin Bandelow formuliert es so: Angststörungen entstehen, wenn eine Vulnerabilität (= Verletzbarkeit) im Sinne einer erhöhten Angstbereitschaft besteht und psychosoziale Faktoren hinzukommen.

Die Vulnerabilität für eine Angststörung scheint tatsächlich genetisch zu sein. Sie verstärkt sich wiederum durch äußere Einflüsse – äußeren Stress. Dieser kann zu einer Dauererregung führen, was die „Abwehrkräfte" gegen Angst schwächt. Wie diese äußeren Einflüsse aussehen können, war Thema der psychologischen Angstmodelle. Zum Ausbruch einer Angststörung, also einer Angst, die

- unangemessen stark oder anhaltend ist
- ohne ausreichenden Grund, das heißt ohne wirkliche Bedrohung auftritt und
- so stark ist, dass sie unser Leben zu beherrschen beginnt, weil wir entweder die Auslöser oder besser: die Angst selbst auf jeden Fall vermeiden müssen, koste es (an Lebensqualität), was es wolle,

kommt es dann, wenn für die Betroffenen das Maß voll ist und wenn sie Erfahrungen machen, die immer wieder in dieselbe Kerbe hauen.

Was kann ich selbst gegen meine Angst tun?

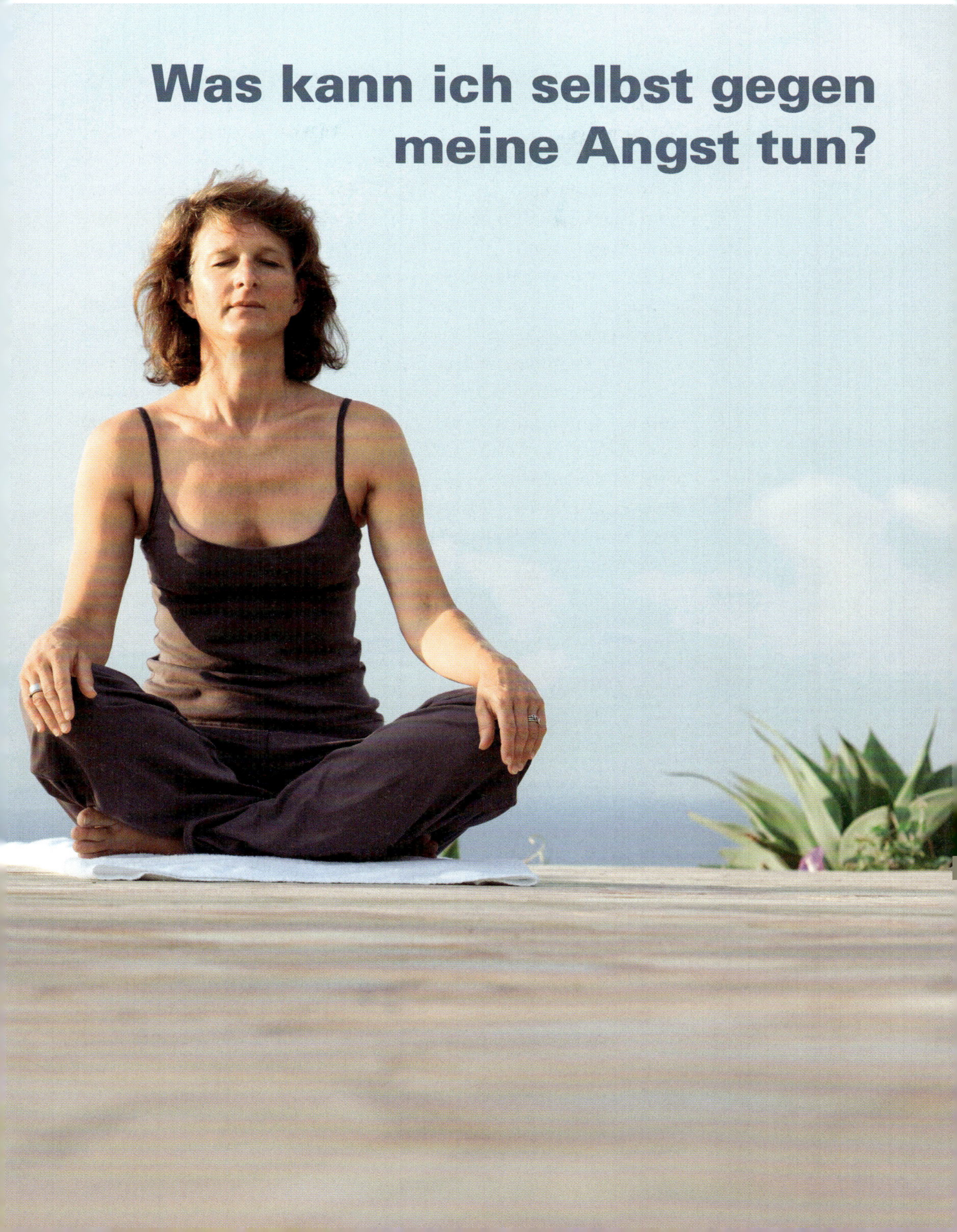

Die wichtigsten Schritte

Eine Angststörung muss nicht sein! Es gibt viele Möglichkeiten, sie zu überwinden. Am Anfang steht immer der eigene Entschluss, sein Leben (wieder) in die Hand zu nehmen und seine Ziele (wieder) zu verfolgen – nicht ohne Angst, aber ohne sich durch die Angst „stören" zu lassen.

Wie aber lässt sich dieser Entschluss in die Tat umsetzen?

Inzwischen gibt es eine Vielzahl verschiedener erfolgversprechender Vorgehensweisen. Eine der wichtigsten: die Selbsthilfe. Tatsächlich gehören Angststörungen zu den psychischen Störungen, bei denen sich die Selbsthilfe als besonders effektiv erwiesen hat. Die wichtigsten Schritte sind:

- sich informieren
- sich motivieren
- sich nicht unterkriegen lassen, sondern
- die Angst überwinden.

Aufklärung über die Krankheit: Psychoedukation

Aufklärung und Information sind die Voraussetzungen jeder Selbsthilfe. Als sogenannte Psychoedukation (Erziehung der Seele) dürfen sie in der allgemeinen Psychotherapie und Beratung bei Angststörungen nicht fehlen. Ein ganz wesentlicher Teil ist die Aufklärung über das Erkrankungsbild, über ihre Symptome, ihre Ursachen und die Behandlungsmöglichkeiten. Durch Psychoedukation soll der Patient zum Experten seiner Krankheit, seiner Angst und ihrer Symptome werden. Wissensvermittlung steht also im Vordergrund jeder Psychoedukation. Zur Psychoedukation gehört auch die Vermittlung von Strategien, wie man mit seiner Angst und ihren Symptomen besser umgehen kann. Auch auf diese Weise ist sie Hilfe zur Selbsthilfe.

Ein etwas verstörendes, aber denkwürdiges Bild …

In einem bisher nur auf Englisch erschienenen Selbsthilferatgeber stellen die beiden Autoren John P. Forsyth und Georg H. Eifert – amerikanische Psychiater – folgende drei Aufgaben zur Motivationsförderung.

Die erste Aufgabe: Entwerfen Sie Ihren Grabstein!

Als Beispiel zitieren sie einen möglichen Entwurf:

Hier liegt Joan, die lange an einer Panikstörung litt. Sie verbrachte die letzten acht Jahre ihres Lebens an ihre Wohnung gefesselt aus Angst vor einer Panikattacke. Sie besuchte ständig ihren Arzt (…). Sie war nicht in der Lage zu arbeiten, hatte wenig Freunde außerhalb ihrer engen Familie, vermied Menschenansammlungen, fremde Orte, Autofahrten und Reisen. Nie war sie in dieser Zeit am Meer gewesen, nie hatte sie die Gelegenheit gehabt, von einem Berg aus einen Sonnenuntergang zu beobachten (…). Ihr Ehemann war ihr Sicherheitsnetz und ständiger Bodyguard – ohne ihn war sie nicht in der Lage, irgendetwas zu tun (…). Sie verließ diese Erde als Sklavin ihrer Krankheit, ohne sie jemals überwunden zu haben.

Wie sähe Ihr Grabstein aus? Möchten Sie bei dieser Übung mitmachen? Wenn ja –

Die zweite Aufgabe: Entwerfen Sie Ihren Grabstein, wie Sie ihn gerne haben würden.

Nehmen Sie sich ein Blatt Papier dazu. Sie haben viel Zeit und Platz für den Entwurf.

Die dritte Aufgabe: Vergleichen Sie die beiden Grabsteine!

Ende der Übung: Es erübrigt sich, Sie zu fragen:
Wollen Sie wirklich nichts unternehmen, um Ihre Angst zu überwinden?

Lesen hilft

Viele Menschen mit nicht so stark ausgeprägten Ängsten und Vermeidungsstrategien können von Selbsthilfeliteratur und Selbsthilfeanleitungen profitieren – weit mehr als Menschen mit anderen psychischen Problemen. Der Einsatz von Büchern hat sogar schon einen Namen. Man spricht von bibliotherapeutischer Unterstützung. Sie findet Anwendung als Therapievorbereitung und in der ersten Therapiephase, in der es um Aufklärung über die Störung geht, oder als Unterstützung bei den therapeutischen Hausaufgaben, die zu einer Verhaltenstherapie dazugehören. Sie kann auch den Therapieerfolg stabilisieren, nachdem die Behandlung längst abgeschlossen ist.

Bibliotherapie hilft beim Abbau von Schamgefühlen

Bibliotherapie kann aber auch außerhalb oder vor einer Psychotherapie therapeutisch wirken, wenn Menschen mit Angst ihr Wollen – „Ich will meine Angststörung in den Griff bekommen" – in die Tat umsetzen können. Außer der wichtigen Aufklärung über Angst und ihre Störungen kann sie in Form einer Selbsthilfeanleitung aktives Bewältigungsverhalten innerhalb und außerhalb professioneller Hilfsangebote trainieren helfen.

Bibliotherapie verfolgt mehrere Ziele. Sie will

- Wissen und Information über die Erkrankung, ihre Symptome, die möglichen Ursachen und Krankheitsmodelle vermitteln,
- emotionale Entlastung und Unterstützung gewähren,
- zum Abbau von Schuld- und Schamgefühlen beitragen,
- realistische Hoffnungen vermitteln und
- Wege einer konstruktiven Auseinandersetzung mit der Angststörung aufzeigen.

Auch das vorliegende Buch hat diese Ziele.

Bibliotherapie bedient sich heute neben Büchern auch anderer Medien. Man findet sowohl in der Therapiebegleitung als auch in der Selbsthilfe die unterschiedlichsten Medien – Videokassetten, DVDs, Hör-CDs, Computerprogramme –, die als informative Ratgeber, aber auch als Selbsthilfeprogramme mit Übungs- und Hausaufgaben zum Einsatz kommen.

Was bei einer Bibliotherapie oder der Arbeit mit Selbsthilfeanleitungen ohne Psychotherapie natürlich fehlt, ist die Aus-

Drei Beispiele empfehlenswerter Selbsthilfe-Ratgeber

- Nina Heinrichs: Ratgeber Panikstörung und Agoraphobie: Informationen für Betroffene und Angehörige. Hogrefe-Verlag, Göttingen, 2007.
- Stefan Leidig und Ingrid Glomp: Nur keine Panik! Ängste verstehen und überwinden. Kösel-Verlag, München, 2003.
- Eni Becker und Jürgen Margraf: Vor lauter Sorgen … Hilfe für Betroffene mit Generalisierter Angststörung (GAS) und deren Angehörige. Beltz-PVU, Weinheim, 2008.

einandersetzung mit der ganz persönlichen Problematik und deren Hintergrund sowie die Berücksichtigung der individuellen Lebensgeschichte, in die sie eingebettet ist.

Information und Beratung online

Bei Informationen aus dem Netz ist Vorsicht angebracht

Daneben dient heute natürlich das Internet als wichtige Informationsquelle. Leider ist dort die Gefahr von Fehlinformationen größer als bei gut recherchierten und redaktionell betreuten Büchern. Denn niemand kann die Einträge auf Richtigkeit überprüfen. Auch die Interessen, die hinter den meist unbekannten Sponsoren, zum Beispiel der Pharmaindustrie, stehen, sind häufig nicht zu erkennen, beeinflussen jedoch leider oft die vermeintlich neutralen Informationen und Ratschläge.

Ein unabhängiges Portal finden Sie unter www.gesundheitsinformation.de. Allerdings finden sich dort noch recht wenige Einträge zum Thema Angst und Angststörung. Auch die Internetseite der Apothekenumschau www.GesundheitPro.de kann – wegen der (stark reglementierten) Werbefinanzierung mit Einschränkung – empfohlen werden. Sie hat sich sehr viel mehr des Themas Angststörungen angenommen.

Einige der meistbesuchten Seiten sind www.netdoktor.de, www.meinegesundheit.de oder www.onmeda.de. Schauen Sie einmal kritisch eine der von Ihnen aufgerufen Seiten an: Sollte es Ihnen nicht zu denken geben, wenn eine vorgeblich neutrale Website von Medikamentenwerbung umgeben ist, wenn dort, was ausdrücklich verboten ist, selbst ernannte Psychotherapeuten für sich und ihre Produkte werben, wenn Krankenkassen ihr Logo unterbringen dürfen, vom direkten Link zum Buchversandhandel oder einer Internetapotheke ganz zu schweigen?

Je mehr Hinweise auf Sponsoren Sie finden, desto kritischer sollten Sie sein

Ist nicht der Verdacht nur allzu begründet, dass es bei aller vorgeblichen Wissenschaftlichkeit und Neutralität doch zumindest auch um interessengeleitete Beeinflussung und ganz schlicht um Verkauf geht? Je mehr Werbung und Hinweise auf Sponsoren mit durchsichtigen Interessen Sie finden, desto größer ist die Wahrscheinlichkeit, dass die Neutralität bei einem solchen werbefinanzierten Internetportal auf der Strecke bleibt.

Dennoch seien sie hier genannt, da sie zum Thema Angststörungen gut informieren.

Daneben gibt es noch eine Fülle spezifischer Portale für Angststörungen. Auch hier nur eine kleine Auswahl:

www.angstportal.de
www.angst-und-panik.de
www.panikattacke.at
www.panik-attacke.de

Für Menschen, die sich in der Lage fühlen, ihre Angst selbst zu überwinden, sind diese Portale eine große Hilfe. Vor allem das „Angstportal" unter /www.angstportal.de/Kategorie/Hilfe-zur-Selbsthilfe/ bietet zahlreiche Übungsprogramme und Trainingseinheiten für die einzelnen Angststörungen.

Ein Vorteil gegenüber Büchern: Sie finden oft auch die Möglichkeit, Fragen an Experten zu stellen. Diese Funktion wird besonders gern in Anspruch genommen. Aber auch hier ist Vorsicht geboten – vor allem bei „Experten" ohne nachgewiesene Expertise, also zum Beispiel den Nachweis einer entsprechenden Ausbildung oder Eignung (→ Seite 121). Seien Sie besonders auf der Hut, wenn Ihnen Allheilmittel angeboten werden oder wenn Ihnen glauben gemacht wird, eine Ferndiagnose samt „Webtherapie" sei für Sie „das Mittel der Wahl". Gesundheitsportale ersetzen nicht den Arztbesuch und sollen auch nicht zur Selbstdiagnostik und Selbstbehandlung anregen.

Angstfrei durch einen Mausklick?

Leider gibt es im Internet viele schwarze Schafe, die ihre therapeutischen Dienste anbieten – ohne Sie je gesehen zu haben, ohne ein Gespräch mit Ihnen geführt zu haben, ohne auf Ihre Angst eingehen zu können und abzuklären, ob Sie in der Lage sind, tatsächlich ohne professionellen persönlichen Kontakt die gestellten Aufgaben und Übungen „abarbeiten" zu können.

Sie finden solche Angebote auf vielen der Angstseiten einfach zum Anklicken, oft ohne als Anzeige kenntlich gemacht zu sein. Während Sie lesen – oder zuhören! – werden Sie immer wieder aufgefordert zu bestellen. Zu bestellen? Ja, Sie können für einen „Unkostenbeitrag" (so steht es in einem dieser Angebote) ihre Heilung kaufen. Gesund per Mausklick!

Diagnose und Therapie oder gezielte individuelle Ratschläge sind nur im persönlichen Kontakt möglich. Aus gutem Grund sind sie deshalb in Deutschland online nicht erlaubt. Dass es sinnvoll sein kann, innerhalb einer Verhaltenstherapie zum Beispiel bestimmte „Aufgaben" per E-Mail zu stellen oder abzufragen oder auch nach einer Psychotherapie über einen bestimmten Zeitraum online in Kontakt zu bleiben, wird dagegen immer wieder betont und wird – auch gegen die strengen Gesetze der Richtlinienpsychotherapie (→ Seite 168) – inzwischen auch praktiziert.

Selbsthilfegruppen im Netz und anderswo

Im Internet finden Sie auch viele Foren (allgemein oder auch spezifisch auf eine der einzelnen Angststörungen bezogen), in denen Sie sich mit anderen, die unter Angst leiden, austauschen können. Dieser Austausch kann Ihnen helfen, sich selbst zu verstehen und vielleicht auch Ihre Schwellenangst, die Sie bisher gehindert hat, sich Hilfe zu suchen, zu überwinden. Gerade Menschen mit sozialen Ängsten fällt es leichter, sich im Internet erst einmal anonym und unverbindlich über Krankheitssymptome und Behandlungsmöglichkeiten zu informieren oder von sich und ihrem

Leiden zu berichten. Leider ist hier jedoch ganz besondere Vorsicht geboten. Nur selten werden solche Foren von medizinischen oder psychotherapeutischen Fachleuten moderiert oder betreut. Und leider gibt es Menschen, die die Not anderer für fahrlässigen Unfug ausnutzen, gezielt Fehlinformationen verbreiten oder solche Foren zur Selbstdarstellung missbrauchen und damit andere verunsichern.

Ein Austausch mit anderen ist natürlich ebenfalls möglich und sicher sehr viel intensiver in Selbsthilfegruppen.

Solche Selbsthilfegruppen, in denen sich Menschen mit Angst regelmäßig oder auch sporadisch treffen, gibt es inzwischen überall in Deutschland. Sie dienen dem Informations- und Erfahrungsaustausch von Betroffenen und Angehörigen, der praktischen Lebenshilfe sowie der emotionalen Unterstützung und Motivation. Ihre Arbeit, die es entweder allgemeiner für Menschen mit Angst oder spezifisch für Menschen mit einer ganz bestimmten Angststörung gibt, wird als wichtige Ergänzung zur professionellen Hilfe durch Ärzte und Psychotherapeuten von den Krankenkassen anerkannt und auch finanziell gefördert. Auch andere Institutionen und Träger (Kirchen, Wohlfahrtsverbände, Kommunen) tragen zur Finanzierung bei.

Unter www.angst-und-panik.de/selbsthilfegruppen/ zum Beispiel finden Sie heraus, ob in Ihrer Nähe eine solche Gruppe besteht. Auch Ihre Krankenkasse kann Ihnen weiterhelfen. Sie kann Ihnen auch Auskunft darüber geben, wer hinter der jeweiligen Selbsthilfegruppe steht, welche Sponsoren möglicherweise direkten oder indirekten Einfluss nehmen und mit welchem Interesse.

Selbsthilfegruppen können außerordentlich hilfreich sein

Von Betroffenen und Psychotherapeuten werden Selbsthilfegruppen, die entweder geleitet/moderiert oder frei als Treffen von Betroffenen stattfinden, als außerordentlich hilfreich und angstmindernd eingeschätzt. „Wirksam“ gegen eine Angststörung sind sie jedoch nur, wenn sie nicht zur Stabilisierung eines „Lebens in der Vermeidung“ beitragen. Diese Gefahr ist besonders groß bei Selbsthilfegruppen im Netz. Dazu kommt: Wer sich aufgrund sozialer Ängste auf Online-Beziehungen beschränkt, wird kaum die sozialen Fertigkeiten üben, die man braucht, um wirklich Kontakte aufzunehmen und zu pflegen.

Selbsthilfegruppen als Zielgruppe der Pharmaindustrie

Auch Selbsthilfegruppen und Selbsthilfeorganisationen sind im Verdacht, von der Beeinflussung durch die Pharmaindustrie nicht frei zu sein. Tatsächlich gibt es systematisch „unterwanderte" Selbsthilfegruppen, deren Homepages von Arzneimittelherstellern gesponsert ein effektives „Werbeplakat" sind, deren Moderatoren auf der Gehaltsliste einer Pharmafirma stehen oder die sogar direkt von einer gegründet wurden. Aber auch „pharmafreie" Selbsthilfegruppen setzen nicht selten ihre Neutralität durch die Annahme von Sponsorengeldern der pharmazeutischen Industrie aufs Spiel.

Das Ziel ist klar: Sind Betroffene erst einmal von einem Medikament überzeugt – oder besser: überredet –, fordern sie es von ihrem Arzt, der es ihnen verschreibt und damit den Umsatz des Unternehmens fördert.

Deshalb: Erkundigen Sie sich ganz offen nach den Sponsoren. Bestehen Sie auf Transparenz der Zuwendungen und bleiben Sie kritisch bei direkter Werbung!

Entspannung und Beruhigung

Auch Entspannungsverfahren, die entweder unter fachkundiger Anleitung oder auch durch CD-unterstützte Übungsprogramme erlernt werden können, sind aus der Selbsthilfe der Angststörungen nicht wegzudenken. Wenn man verstanden hat, wie eine Stressreaktion abläuft, versteht man diese Bedeutung der Entspannung.

Lassen Sie uns kurz wiederholen: Die körperliche Ebene der Angst entspricht einer Stressreaktion, also der neurobiologischen und physiologischen Reaktion des Körpers auf eine Gefahrensituation, mit dem Ziel, das Überleben zu sichern (→ Seite 80). Entspannung ist nun das Gegenteil von dieser Anspannung einer Stressreaktion, was auch bedeutet: Wer entspannt ist, kann nicht angespannt sein.

Aufbauend auf dieser Theorie der „reziproken (gegenseitigen) Hemmung" werden in vielen Angsttherapien Entspannungsverfahren beziehungsweise bestimmte Techniken der (Selbst-)Entspannung eingesetzt. Allen gemeinsam ist, dass sie erlernbar sind und geübt werden müssen, um dann bei Anspannung und Stress/Angst eingesetzt werden zu können.

Von den zahlreichen Entspannungsverfahren, die heute angeboten werden, haben sich zur Unterstützung bei Angststörungen das Autogene Training nach I. H. Schultz und die progressive Muskelentspannung nach E. Jacobson bisher am besten bewährt. Ihre Krankenkasse kann Ihnen Adressen von Ärzten und Psychotherapeuten nennen, die eine entsprechende Ausbildung haben und deren Anleitung Sie mit der Chipkarte abrechnen lassen können. Manche Krankenkassen organisieren eigene Kurse, die für Mitglieder kostenlos sind. Inzwischen gibt es auch viele Bücher (oft mit CD), die zum Selbsttraining zu Hause anregen. Manche Psychologen raten davon ab, da „Fehlprogrammierungen" möglich seien.

Autogenes Training

Beim autogenen Training spielt Autosuggestion eine Rolle

Beim Autogenen Training handelt es sich um eine Selbstentspannungsmethode, bei der nicht nur aktive Entspannung, sondern auch Autosuggestion eine Rolle spielen. Sie wurde in den Zwanziger Jahren des letzten Jahrhunderts von I. H. Schultz aus Beobachtungen an hypnotisierten Patienten entwickelt, basiert aber im Gegensatz zur Hypnose ausschließlich auf Auto-(Selbst-) Suggestion.

Das heißt: In einer Art Selbst-Hypnose lernt man, sich selbst schrittweise kontrolliert in Ruhe und Entspannung zu versetzen. Körperlich bedeutet dies eine Entspannung der Muskulatur, eine Erweiterung der oberflächlichen Hautgefäße und im weiteren Verlauf auch eine Verlangsamung von Herzfrequenz und Atmung. Wärme- und Schweregefühle und Ruhe sind die Folge. Das Training des Autogenen Trainings – es muss tatsächlich trainiert werden – findet meistens in Gruppen-, seltener in Einzelkursen, unter Anleitung eines Psychologen oder Arztes statt.

Progressive Muskelentspannung

Auch die Progressive Muskelentspannung – bekannt auch als Jacobson-Entspannungstraining, Progressive Muskelrelaxation (PMR) oder Tiefenmuskel-Entspannungstraining – stammt aus den 1920er-Jahren. Damals hatte E. Jacobson festgestellt, dass Angstgefühle mit Spannungen einhergehen, die automatisch zu Muskel**an**spannung führen. Sein Schluss: Muskel**ent**spannung kann zur Angstminderung beitragen. Denn es ist physiologisch unmöglich, im Zustand der Entspannung Angst zu haben. Anders als beim Autogenen Training, das durch Selbstsuggestion Entspannung erreicht, baut die Progressive Muskelentspannung nach Jacobson darauf auf, dass die Muskulatur durch den bewusst gesteuerten Wechsel von An- und Entspannung eine Entspannungsreaktion erlernt.

Es ist unmöglich, im Zustand der Entspannung Angst zu haben

Angewandte Entspannung

Eine Sonderform der Progressiven Muskelrelaxation ist die sogenannte angewandte Entspannung. Sie wurde entwickelt, damit sich Menschen, die vor allem unter den körperlichen Symptomen ihrer Angst leiden, dann, wenn sie erste Angstanzeichen spüren, in Sekundenschnelle entspannen können, um die Anspannung, die jede Angst mit sich bringt, im Keim zu ersticken. Voraussetzung für den Erfolg dieser Technik ist

- die Sensibilisierung für die eigenen „Angstanzeichen“ und
- das regelmäßige und häufige Üben der Entspannungstechniken zu Hause.

Um die notwendige Sensibilität zu erreichen, wird ein Angsttagebuch eingesetzt, in dem sie Buch über ihre Angst und die Situationen, in denen sie auftritt, führen. Die genaue Selbstbeobachtung hilft, ein Frühwarnsystem für Angst und Anspannung zu entwickeln. Die Entspannung selbst wird in vielen kleinen Einzelschritten ähnlich der Progressiven Muskelentspannung trainiert. Beides bedeutet eine intensive Vorbereitungsphase. Erst wenn diese erfolgreich abgeschlossen werden konnte – so wird immer wieder betont –, kann die angewandte Entspannung wirklich effektiv gegen Angst eingesetzt werden.

Angewandte Entspannung – ein Übungsprogramm

Suchen Sie sich einen ruhigen Ort. Falls Sie nicht alleine sind, bitten Sie die anderen, Sie nicht zu stören. Stellen Sie eventuell das Telefon ab. Suchen Sie sich eine bequeme Stellung (das Bett, einen Sessel). Es ist einfacher, die Entspannung zunächst im Liegen durchzuführen. Lockern Sie zu enge Kleidung, nehmen Sie gegebenenfalls die Brille ab.

Üben Sie möglichst nicht direkt vor dem Schlafen. Es wird sich fast nie vermeiden lassen, dass Geräusche zu Ihnen dringen, lassen Sie sich nicht von ihnen stören – konzentrieren Sie sich auf Ihren Körper. Achten Sie auf das Gefühl der An- und Entspannung in Ihrem Körper!

Spannen Sie nun folgende Muskelgruppen zunächst an (ca. 5–7 Sekunden) und lassen Sie sie dann locker – entspannen Sie (ca. 30 Sekunden). Die Anspannung sollte spürbar, aber nicht schmerzhaft sein.

(1) Rechte Hand und rechter Unterarm (Ballen der Faust)

(2) Linke Hand und linker Unterarm (Ballen der Faust)

(3) Rechter Oberarm (Ellenbogen gegen die Unterlage drücken)

(4) Linker Oberarm (Ellenbogen gegen die Unterlage drücken)

(5) Schultern (aufwärtsziehen oder Schulterblätter gegeneinanderdrücken)

(6) Nacken und Hals (Kinn zur Brust ziehen, gleichzeitig aber den Kopf rückwärts gegen die Unterlage drücken)

(7) Mund und Wangen (Zähne zusammenbeißen und Mundwinkel zurückziehen)

(8) Stirn (Augenbrauen hochziehen)

(9) Brust (tief einatmen, Luft kurz anhalten)

(10) Bauch (Bauchmuskeln anspannen oder einziehen)

(11) Po (Gesäßmuskeln anspannen)

(12) Rechtes Bein (Ferse fest gegen den Boden drücken)

(13) Linkes Bein (Ferse fest gegen den Boden drücken)

(14) Rechter Fuß (Ferse auf den Boden, Fußspitze heben, Zehen nach oben ziehen)

(15) Linker Fuß (Ferse auf den Boden, Fußspitze heben, Zehen nach oben ziehen)

Nachdem alle Muskelgruppen angespannt und entspannt wurden, konzentrieren Sie sich auf die Entspannung. Bleiben Sie mindestens 3 Minuten in der Entspannung. Dann zählen Sie von 5 rückwärts und beenden Sie die Übung. Bitte denken Sie daran, das Entspannungstagebuch auszufüllen.

Entspannungstagebuch

Datum	Dauer (Min.)	Anspannung vor der Übung (0–100)	Entspannung nach der Übung (0–100)	Konzentration während der Übung (0–100)	Kommentar

Nach:
Eni Becker, Jürgen Margraf: Generalisierte Angststörung – Ein Therapieprogramm. Beltz PVU, Weinheim 2007.

Selbsthilfe im „Notfall“

Bevor Sie weiterlesen, bitte die Anführungszeichen beachten! Der „Notfall“ mit Gänsefüßchen bezeichnet den „gefühlten“ Notfall einer Panikattacke – und um den geht es hier. Eine solche Attacke fühlt sich schrecklich an. Und dazu die Angst! Die häufigsten – und schlimmsten – Gedanken und Befürchtungen, die sie begleiten, sind: Ich ersticke, ich bekomme einen Herzinfarkt, ich muss sterben!

Erinnern Sie sich an Maximilian F., der seinen ersten Panikanfall auf seiner Berghütte erlebte (→ Seite 66)? Diese Gedanken lösten Panik aus – und damit Herzrasen und das Gefühl, ersticken zu müssen. Auch seine Lungen „gerieten in Panik“, reagierten im Sinne einer Stressreaktion: Die Lungenflügel stellten sich weit, was zu diesem Druckgefühl auf der Brust führte. Maximilian F. hatte das Gefühl, keine Luft mehr zu bekommen. Immer schneller ging sein Atem und wurde dabei immer flacher. Weil er meinte, zu wenig Luft zu bekommen, atmete er viel schneller als notwendig. Denn Flucht oder Kampf – beides durch die Stressreaktion seines Körpers vorbereitet – fanden ja nicht statt.

Das Problem: Hyperventilation

Hyperventilation verändert die chemischen Eigenschaften des Blutes

Das heißt: Er begann zu „hyperventilieren“ (hyper = zu viel; Ventilation = Belüftung, Atmung). Die Lunge und damit das Blut wurden gewissermaßen mit Sauerstoff überbelüftet. Gleichzeitig wurde zu viel Kohlendioxid, das Abfallprodukt, das bei der Verbrennung im Körper entsteht, ausgeatmet. Damit veränderten sich die chemischen Eigenschaften seines Blutes. Dies wiederum verstärkte die bisherigen oder führte zu neuen ängstigenden Symptomen: Das Herz raste immer schneller. Die Herz- und Brustschmerzen (durch Überspannung der Muskeln zwischen den Rippen) und das Engegefühl über der Brust nahmen zu. Die Hände begannen zu zittern, zu kribbeln. Seine Kehle schnürte sich zu. Ihm wurde übel, schwindlig. Die zunehmende Benommenheit führte zur Angst, ohnmächtig zu werden, und die Herz-

Die Chemie der Hyperventilation und die Folgen

Von Hyperventilation spricht man, wenn die Atemfrequenz schneller ist, als dies den Anforderungen des Stoffwechsels entspricht, mit der Folge eines Mangels an Kohlendioxid: Ein angemessener CO_2-Spiegel (Kohlendioxid) ist im Blut notwendig, da er für die Regulierung des Säure/Basen-Gleichgewichts (pH-Wert) des Blutes gebraucht wird. Das heißt: Durch das verstärkte Ausatmen steigt der pH-Wert des Blutes – es wird basisch.

Dieser Vorgang wird „respiratorische Alkalose" genannt. Die Alkalose führt auch zu einer Verringerung des ionisierten Kalziums im Blut, wodurch die Nervenzellen erregbarer werden und leichter eine Alarmreaktion (Bereitstellungsreaktion) ausgelöst werden kann.

Auch das Kribbeln in der Mundregion und in den Fingerspitzen, das Zittern und die Verkrampfungen der Muskeln hängen mit dieser Verringerung des Kalziums zusammen. Neben Kribbeln, Pelzigkeit und Taubheitsgefühlen können in Brust und Hals auch Druck- oder Engegefühle entstehen. Durch die engere Bindung der Kalziumionen an das Eiweiß im Blut verengen sich die Blutgefäße im Gehirn, was die Sauerstoffzufuhr zum Gehirn beeinträchtigt und zu Schwindel, Benommenheit, Konzentrationsstörungen und Schwarzwerden vor den Augen führt. Das wiederum verstärkt die bestehende Angst und Unruhe. Gleichzeitig wird das sympathische Nervensystem aktiviert – die Stressreaktion weitet sich aus. Diese wird als Panikattacke erlebt.

schmerzen und die Erstickungsgefühle lösten Todesangst aus – eine Panikattacke in Reinform!

Richtig atmen bei einer Panikattacke

Die beste Selbsttherapie gegen eine solche Hyperventilation ist das richtige Atmen, das zu einer neuen Balance von Sauerstoff und Kohlendioxid im Blut führen wird. Kalziumspritzen, die manche Ärzte in einer solchen Situation verabreichen, sind meistens unnötig – ebenso Beruhigungsspritzen!

Um im Notfall schnell wieder den Blutspiegel an Kohlendioxid zu erhöhen, wird das Tütenatmen empfohlen. Das heißt: Atmen Sie in eine Plastik- oder Papiertüte ein und aus. Warum? Ein großer Teil der Luft, die Sie in diese Tüte ausgeatmet haben, besteht aus Kohlendioxid. So können Sie dadurch, dass Sie Ihre verbrauchte Luft wieder einatmen, wieder größere Mengen an Kohlendioxid in Ihren Lungenkreislauf und damit in Ihr Blut bringen. Manchmal genügt es schon, in den eigenen Jacken- oder Pulloverärmel ein- und auszuatmen oder kurz die Luft anzuhalten.

In vielen Fällen reicht ein Innehalten

In vielen Fällen reicht jedoch ein Innehalten und bewusstes ruhiges Weiteratmen. Also: Stopp!, wenn Sie die ersten Anzeichen einer Hyperventilation bemerken. Setzen Sie sich hin oder lehnen Sie sich an. Wenn Sie mit dem Auto unterwegs sind, halten Sie auf einem sicheren Platz an.

1. Halten Sie Ihren Atem, ohne vorher tief einzuatmen, an und zählen Sie bis 5.
2. Wenn Sie bei 5 angekommen sind, atmen Sie aus, sagen Sie zu sich selbst ganz ruhig und beruhigend: „Entspanne dich."
3. Atmen Sie langsam durch die Nase ein und aus. Atmen Sie drei Sekunden ein, dann drei Sekunden aus. Sagen Sie sich bei jedem Ausatmen: „Ganz ruhig."
4. Am Ende jeder Minute (also nach zehn Atemzügen) halten Sie ihren Atem wieder für fünf Sekunden an, machen Sie dann im Sechs-Sekunden-Zyklus weiter wie zuvor.
5. Führen Sie diese Übung so lange durch, bis alle ihre Hyperventilationssymptome verschwunden sind.

Üben Sie diese Art der beruhigenden Atmung zuhause. Sie ist dann leicht einsetzbar, wenn Sie eine Angstattacke bekommen.

Die kontrollierte Bauchatmung

Im Fall einer Panikattacke mit Hyperventilation in eine Tüte aus- und wieder einzuatmen ist ausgesprochen effektiv. Diese Selbsthilfe wirkt jedoch nur im Notfall. Sie kann keine Panikattacken verhindern. Eine weitere Atemübung kann schnell erlernt werden. Auch sie kann in einer Panikattacke angewendet werden. Ihr Vorteil: Sie wirkt auch vorbeugend, beruhigend, entspannend.

Die Anleitung:

Legen Sie Ihre Hand flach 2 Zentimeter unterhalb des Nabels auf die Bauchdecke. Dann atmen Sie tief ein und stellen sich vor, wie der Atem langsam bis hinunter zu Ihrer Hand fließt und schließlich Ihre Hand hochatmet. Dann stellen Sie sich vor, wie der Atem langsam wieder über den Brustraum zurück über die Nase nach außen entweicht, und konzentrieren sich darauf, wie die Hand wieder nach unten sinkt.

Die kontrollierte Bauchatmung kann Panikattacken vorbeugen

Diese Methode kann helfen, längerfristig Hyperventilation zu kontrollieren und zu verhindern. Dadurch werden auch die anderen Symptome der Panikattacken seltener.

Eine Kombination mit Entspannungsübungen, vor allem Muskelentspannungsübungen (→ Seite 101), ist besonders wirksam.

Die „Zehn goldenen Regeln“ zur Angstbewältigung

Der Angstforscher Hans-Ulrich Wittchen hat zehn goldene Regeln zur Angstbewältigung formuliert:

1. Denken Sie immer daran, dass Ihre Angstgefühle und die dabei auftretenden körperlichen Symptome nichts anderes sind als eine „Übersteigerung“ einer normalen Körperreaktion in einer Stresssituation.
2. Solche Gefühle und Körperreaktionen sind zwar sehr unangenehm, aber weder gefährlich noch in irgendeiner Weise schädlich. Nichts Schlimmes wird geschehen!
3. Steigern Sie sich in Angstsituationen nicht durch Gedanken wie „Was wird geschehen?“ und „Wohin kann das führen?“ in noch größere Ängste hinein.
4. Konzentrieren Sie sich nur auf das, was um Sie herum und mit Ihrem Körper wirklich geschieht – nicht auf das, was in Ihrer Vorstellung noch alles geschehen könnte.
5. Warten Sie ab und geben Sie der Angst Zeit vorüberzugehen. Bekämpfen Sie Ihre Angst nicht, laufen Sie nicht davon, sondern akzeptieren Sie die Angst.

6. Beobachten Sie, wie die Angst von selbst wieder abnimmt, wenn Sie aufhören, sich in Ihre Gedanken („Angst vor der Angst") weiter hineinzusteigern.
7. Denken Sie daran, dass es beim Üben nur darauf ankommt, zu lernen, mit der Angst umzugehen – nicht, sie zu vermeiden. Nur so geben Sie sich selbst eine Chance, Fortschritte zu machen.
8. Halten Sie sich innere Ziele vor Augen und beobachten Sie, welche Fortschritte Sie schon – trotz aller Schwierigkeiten – gemacht haben. Denken Sie daran, wie zufrieden Sie sein werden, wenn Sie auch dieses Mal Erfolg haben.
9. Wenn Sie sich besser fühlen, schauen Sie sich um und planen Sie den nächsten Schritt.

Übrigens: Bewegung hilft auch hier

Vielleicht können Sie es nicht mehr hören. Aber es stimmt tatsächlich. Auch bei Angststörungen werden körperliche Betätigung und Sport als wichtiger Baustein in einem Selbsthilfeprogramm empfohlen. Bisher wurde vorwiegend der Effekt von körperlicher Betätigung für Menschen mit Depressionen erforscht. Aber inzwischen weiß man mehr.

Auch Menschen mit Angst können ihr Befinden durch sportliche Betätigung bessern. Bei beiden Erkrankungen hat der Sport ähnliche Wirkungen wie Medikamente. Bei Panikstörungen zum Beispiel geht man von einem Ungleichgewicht im Serotonin-Haushalt aus. Das heißt – etwas vereinfacht – die Rezeptoren für diesen Botenstoff reagieren überempfindlich. Diese Überempfindlichkeit können bestimmte Medikamente wieder ausgleichen – aber eben auch regelmäßiger Sport. Ein anderer Mechanismus: Durch Sport wird ein Hormon produziert, das selbst wiederum das Stresshormonsystem hemmt und eine angstlösende Wirkung besitzt.

Dass gerade bei Panik bestimmte Körperreaktionen, die natürlicherweise bei körperlicher Anstrengung auftreten, falsch interpretiert werden und deshalb Angst machen, haben wir gehört. Daher kann Sport auch in dieser Hinsicht dazu beitragen, „Herzrasen und Atemnot" als völlig ungefährlich wiederzuerkennen.

10. Wenn Sie sich in der Lage fühlen, weiterzumachen, dann versuchen Sie, ruhig und gelassen in die nächste Übung zu gehen.

Wenn Selbsthilfe nicht ausreicht

Die Entscheidung, ob Sie den Weg der Selbsthilfe ohne oder mit Beratung oder professionelle Hilfe wählen, kann Ihnen dieses Buch nicht abnehmen.

Hindert die Angst Sie daran, Ihr Leben befriedigend zu führen?

Eine Faustregel jedoch gibt es: Angst ist auf jeden Fall dann behandlungsbedürftig, wenn sie so stark ist (einen so hohen Schweregrad hat), dass sie einen Menschen daran hindert, sein Leben befriedigend zu führen, und wenn sie ihn in den Aktivitäten einschränkt, die für ihn wichtig sind.

Außerdem spielen bei dieser Entscheidung auch andere Faktoren eine Rolle, zum Beispiel, welche Unterstützung Sie durch Freunde und Angehörige haben, ob Sie schon lange unter verschiedenen Ängsten leiden, ob Sie sich Ihr Leben schon „in der Vermeidung" eingerichtet haben und andere Menschen um Sie herum dabei verstärkend und aufrechterhaltend mitspielen.

Es kann auch sein, dass Sie für eine bestimmte Zeit ganz gut mit einer Anleitung zur Selbsthilfe arbeiten und damit auch entscheidende Fortschritte machen, dann aber in einer anderen Lebenssituation erneut entscheiden müssen, weil die alten Ängste wiedergekommen sind oder Ihnen ganz neue das Leben schwer machen.

Professionelle Hilfe ist dann notwendig, wenn Ihre Angststörung inzwischen von anderen psychischen Problemen „begleitet" wird. Leider ist dies oft die Folge von Angststörungen, die chronisch geworden sind – man spricht dann von hoher Komorbidität (→ Seite 154). Denn unbehandelte Angststörungen können „depressiv machen", zu misslingenden Selbstheilungsversuchen mit Alkohol, Drogen und Medikamenten führen und von diesen abhängig machen und Menschen, die vor lauter Angst nicht mehr aus noch ein wissen, auch in die Selbsttötung führen.

Auch wenn Sie Hilfe brauchen ...

Selbsthilfe spielt auch dann, wenn Sie sich nun auf die Suche nach professioneller Hilfe machen, für Ihren Genesungsprozess eine wichtige Rolle.

Denn Ihre Aufgabe bleibt es

- die richtige „Anlaufstelle“ zu finden (→ Seite 113)
- durch Offenheit, Ehrlichkeit und Vertrauen zur richtigen Diagnose beizutragen (→ Seite 116)
- sich aktiv am Entscheidungsprozess zu beteiligen und
- durchzuhalten.

Man weiß inzwischen, dass Menschen, die an einer Angststörung leiden, von den verschiedenen therapeutischen Angeboten sehr viel mehr profitieren, wenn sie sich als gleichberechtigte Partner in ihrer Therapie verstehen und sich auch als solche einbinden lassen. Dafür ist es notwendig, dass sie sich informiert haben über Angst im Allgemeinen und ihre Angst im Besonderen, dass sie in Grundzügen Bescheid wissen, welche Therapiemöglichkeiten es gibt und wann und warum sie gewählt werden.

Wohin mit meiner Angst?

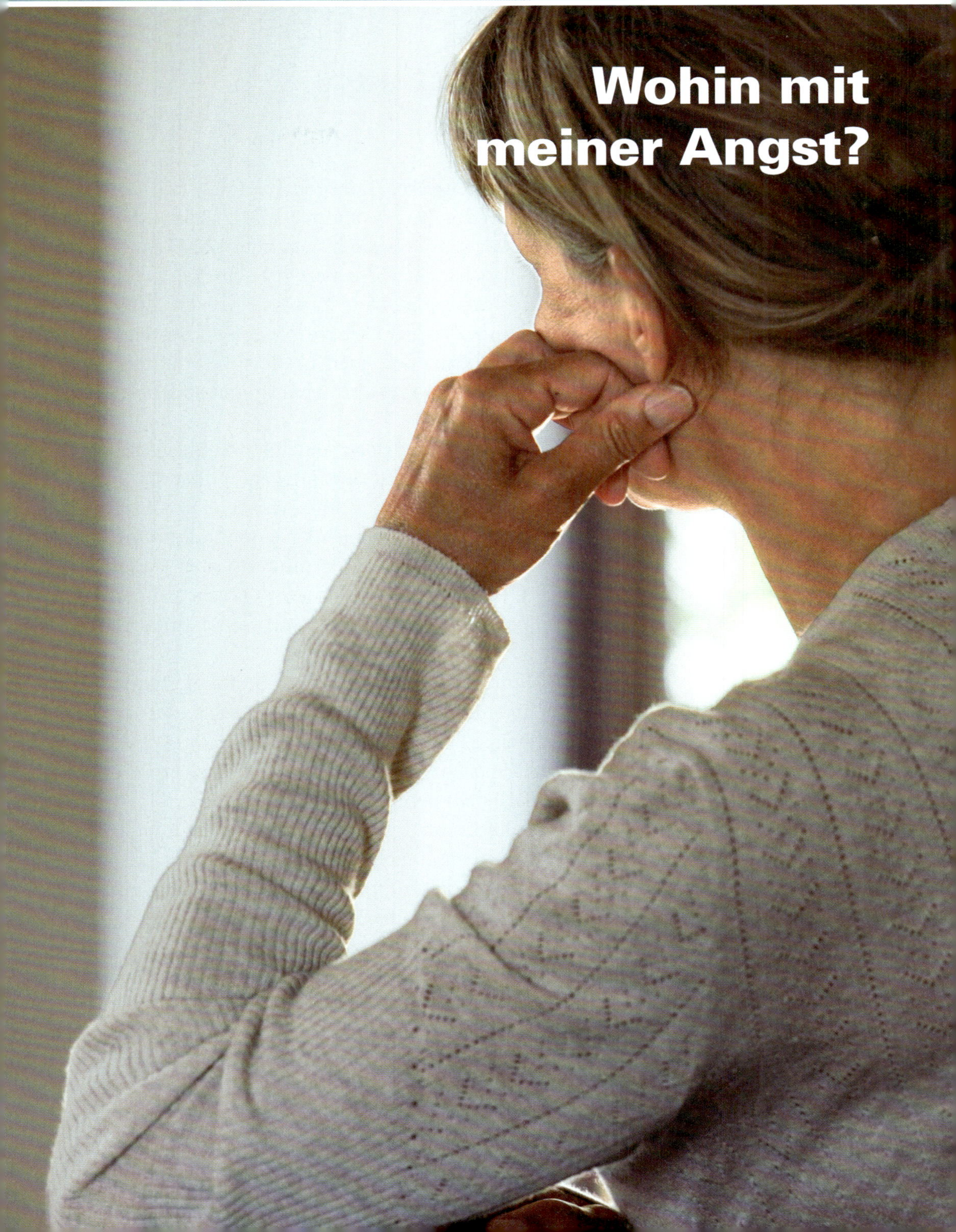

Erste Anlaufstelle: Der Hausarzt

Viele Menschen, die unter den Symptomen einer Angststörung leiden, finden zuerst den Weg zu ihrem Hausarzt. Die wenigsten jedoch kommen wegen Angst. Sie klagen über Kopfschmerzen, Herzschmerzen, Bauchschmerzen, häufigen Schwindel, Muskelverspannungen, Rückenschmerzen, starkes Schwitzen, Mundtrockenheit, Atemnot und immer wieder über Schlaflosigkeit. Vielleicht kommen sie dazu, auch über ihre leichte Ermüdbarkeit und ständige Gereiztheit, unter der sie selbst und andere leiden, zu berichten.

Schwieriger wird es, die Ruhelosigkeit, die Unfähigkeit, sich zu entspannen, die Konzentrationsschwierigkeiten oder die „Leere im Kopf" zu erwähnen. Und selten sprechen sie über Angst und Panik. Vielleicht erleben sie keine Angst oder interpretieren sie als Folge einzelner anderer Symptome. Oft aber wagen sie nicht darüber zu sprechen, weil es ihnen vielleicht peinlich ist oder weil „das ja nicht hierher gehört" und weil dafür auch die Zeit fehlt.

Oft ist es Patienten peinlich, über ihre Angst zu sprechen

Nicht selten werden sie in dieser Haltung bestätigt. Denn viele Fachärzte für Allgemeinmedizin sind nicht in der Lage, hinter all den vorgetragenen Beschwerden eine Angststörung zu erkennen. In solchen Fällen wird es bei einer Arzneimittelverordnung, also dem Griff nach dem Rezeptblock, bleiben.

Aber vielleicht haben Sie Glück! Inzwischen haben viele Allgemeinärzte Zusatzausbildungen absolviert, die ihnen das notwendige diagnostische und therapeutische psychiatrische, psychosomatische oder psychotherapeutische Grundwissen vermitteln konnten.

Dann kann Ihr Hausarzt wirklich der beste erste Ansprechpartner sein. Er kennt Sie, Ihre Lebensverhältnisse, vielleicht Ihre Angehörigen und vor allem Ihren körperlichen Zustand, die Erkrankungen, unter denen Sie bisher gelitten haben oder aktuell leiden. Und Sie haben ihn inzwischen als vertrauenswürdigen, engagierten und zuverlässigen Arzt kennengelernt.

Wenn das der Fall ist, „wagen" Sie es vielleicht, so nebenbei, wenn Sie das nächste Mal wegen Ihres chronischen Hustens oder einer Magen-Darm-Grippe in seinem Sprechzimmer sitzen, zu erzählen, dass Sie – lassen Sie uns ein paar Beispiele aufzählen – seit einiger Zeit richtig Angst haben, in die Kantine zu gehen und dort zu essen, wo alle Sie beobachten, dass schon der Gedanke daran zu Schweißausbrüchen führt oder dass Sie sich ständig Sorgen machen müssen und deshalb nachts kein Auge zutun können. Oder Sie können loswerden, dass Sie wegen der schrecklichen Angst vor Wespen auch diesen Sommer immer Ihren Mann mit den Kindern auf den Spielplatz schicken mussten ...

Ein guter Arzt wird dann hellhörig und spürt, dass Sie mehr auf dem Herzen haben. Und er wird weiterfragen, Sie ermuntern, mehr zu berichten, und endlich können Sie von Ihrer schrecklichen Schüchternheit, Ihrer „lächerlichen" Furcht erzählen!

Beispiel: Psychosomatische Grundversorgung

Eine dieser Zusatzausbildungen ist die Ausbildung zur sogenannten psychosomatischen Grundversorgung. Sie soll Ihren Hausarzt besser befähigen

- psychische Erkrankungen und den psychosozialen Anteil vieler körperlicher Symptome und Beschwerden zu erkennen (Basisdiagnostik)
- die grundlegende psychosomatische Behandlung vor allem durch das ärztliche Gespräch im Rahmen einer vertrauensvollen Arzt-Patient-Beziehung zu leisten (Basistherapie) und
- einen ersten Behandlungsplan, der – wenn erforderlich – die Überweisung an psychiatrische Fachärzte und Psychotherapeuten einschließt, zu erstellen.

Im „Sprechzimmer" – das Gespräch als Untersuchungsinstrument

Das Gespräch ist das wichtigste Diagnoseinstrument

Das sogenannte ärztliche Gespräch, also ein ausführliches Gespräch, in dem der Patient offen und vertrauensvoll über seine Beschwerden sprechen kann und sein Arzt aus diesem Gespräch die Informationen bekommt, die er braucht, ist das wichtigste diagnostische Instrument. Außerdem schafft es die Grundlage für eine gute (und damit erfolgreiche) Arzt-Patient-Beziehung.

Seine Merkmale auf Seiten des Arztes:

- Sie als Patient werden als Experte in eigener Sache anerkannt.
- Ihr Arzt zeigt seinen Respekt und sein Interesse für Sie und das, was Sie ihm zu sagen haben.
- Es ist ein **Gespräch**! Also: Ihr Arzt fragt Sie nicht ab, sondern spricht **mit** Ihnen.

Und auf Ihrer Seite:

- Sie fragen zurück, wann immer Sie etwas nicht verstehen, was Ihnen gesagt wird.
- Sie haben keine falschen Hemmungen. Denn Offenheit und Klarheit helfen Ihnen und dem Arzt am meisten.
- Sie vereinbaren wenn nötig einen zweiten Termin, um eine schwierige Situation oder etwas, das Sie belastet, nochmals zu besprechen.

Ist dies bei Ihrem Hausarzt zum Beispiel aus Zeitgründen nicht möglich, wechseln Sie den Arzt oder bitten Sie um eine Überweisung zu einem Psychiater oder Psychotherapeuten, die Sie im Übrigen auch von sich aus ohne diese Überweisung aufsuchen können.

Also: Fassen Sie zu Ihrem Arzt Vertrauen! Vertrauen ist das Wichtigste, wenn es darum geht, von sich und seinen Ängsten zu sprechen. Und genau das sollten und können Sie! Denn auch Ihr Arzt wird, wenn Sie ihm nicht auf die Sprünge helfen, sehr lange im Dunkeln tappen.

Die vielen Symptome, die zur Angst gehören, sind leider nur allzu häufig keine Hinweise, sondern führen in die Irre und machen es gerade bei Angststörungen so schwierig, die richtige Diagnose zu stellen.

Ihre Mitarbeit ist gefragt

Die Aufgabe des Arztes ist es, im Gespräch mit Ihnen herauszufinden, woran Sie leiden. Dafür braucht er Sie und Ihre Mitarbeit.

Ihre Aufgabe ist es,

- alle Ihre Beschwerden, ob sie nun Ihrer Ansicht nach mit Ihrer Krankheit in Verbindung stehen oder nicht, zu nennen und ausführlich zu beschreiben;
- offen über Ihre Gedanken, Gefühle und Befürchtungen zu sprechen;
- auch andere Krankheiten, unter denen Sie leiden und deretwegen Sie vielleicht schon bei einem anderen Arzt in Behandlung sind, aufzuzählen;
- ehrlich zu sein! Dieses Wort haben wir bewusst gewählt. Denn vielen Menschen fällt es schwer, ehrlich zu sein, wenn es darum geht, über ihren Umgang mit beruhigenden, entspannenden oder stimulierenden „Substanzen" zu sprechen. Im Klartext: Trinken Sie Alkohol und wenn ja, wie viel, um Ihre Ängste zu unterdrücken? Nehmen Sie Beruhigungsmittel – erlaubte und/oder unerlaubte? Sind Sie abhängig von diesen? Nehmen Sie andere Medikamente oder Drogen? Ihr Arzt braucht diese Informationen (warum, erfahren Sie auf Seite 160). Er wird Sie nicht verurteilen. Er weiß, dass Ängste manchmal ohne solche Hilfsmittel unerträglich erscheinen.

Ehrlichkeit erhöht Ihre Chancen, die Angst zu überwinden

Auch so kann es gehen

Sie betreten das Sprechzimmer Ihres Arztes und klagen über Einschlafstörungen, Schweißausbrüche, Herzklopfen und Schwindel. Sie finden keine Zeit, haben Hemmungen, werden nicht ermuntert, zum Beispiel darüber zu sprechen, dass Sie seit Monaten wie „unter Strom stehen", weil Sie sich ständig und unkontrolliert Sorgen um alles oder nichts machen müssen, dass Sie ständig das Schlimmste befürchten und diese Gedanken, was alles passieren könnte, einfach nicht abstellen können. Denn bevor Sie überhaupt beginnen könnten, auch diese Seite Ihrer Beschwerden zu schildern, hat Ihr Arzt den Rezeptblock gezückt und Ihnen ein Schlafmittel für besseren Schlaf, Betablocker „fürs Herz und den Blutdruck" und ein „Antivertiginosum" (was nichts anderes heißt als etwas gegen den Schwindel) zur besseren Durchblutung des Innenohrs verschrieben.

Was auch nicht sein sollte: Vielleicht spürt Ihr Arzt ja, dass Sie von Ängsten gequält werden, aber sein Zeitdruck ist zu groß, als dass er diesem Verdacht nachgehen könnte. Eine weitergehende Diagnostik unterbleibt. Auf dem Rezept hat noch eine Verschreibung Platz: für ein Beruhigungsmittel oder ein sogenanntes Anxiolytikum (ein angstlösendes Medikament), das Sie immer dann, wenn es mal wieder besonders schlimm ist mit der Angst, einnehmen sollen.

Leider entspricht diese Geschichte häufig der Realität in den Allgemeinarztpraxen. Vorsichtige Schätzungen gehen davon aus, dass mindestens ein Viertel der Patienten im Wartezimmer eines Hausarztes unter Symptomen einer der verschiedenen Angststörungen leidet. Leider kommt es bei vielen dieser Patienten lange nicht – oder nie! – zur richtigen Diagnose.

In vielen Hausarztpraxen fehlt die nötige Zeit

Laut einer Studie der Weltgesundheitsorganisation (WHO) werden rund 50 Prozent aller Angststörungen vom Hausarzt nicht erkannt oder als körperliche Krankheit oder Depression falsch diagnostiziert. Zu gut „versteckt“ ist die Angst! Zu wenig gut ausgebildet sind viele der Hausärzte, die sich vor allem auf die körperlichen Symptome konzentrieren. Sie sind leider auch aufgrund der Praxisorganisation, die ihnen durch die finanziellen Rahmenbedingungen aufgenötigt wird, kaum in der Lage, die Zeit dafür zu finden, Angststörungen zu erkennen, richtig zu diagnostizieren und dann entsprechend zu behandeln.

Eine Überweisung zum Facharzt ist dann zur genauen Abklärung oder zur weiterführenden Behandlung unerlässlich.

Hoffentlich erkennt Ihr Hausarzt diese Notwendigkeit einer eingehenden Diagnostik, die in seiner Praxis möglicherweise nicht vollständig und abschließend möglich ist, die jedoch die Grundlage der richtigen Therapie und die Voraussetzung für eine gute Wahl des Therapeuten ist.

Wenn ja, kann er Sie beraten und seiner Funktion als Berater, Begleiter und „Lotse“ nachkommen, sofern er – was leider auch nicht immer der Fall ist – den Überblick über die entsprechende fachärztliche und psychotherapeutische Versorgung hat.

Eine Odyssee von Facharzt zu Facharzt

Wenn nicht, liegt es auch in Ihrer eigenen Verantwortung, die richtige Anlaufstelle zu finden. Das ist in Deutschland aufgrund der immer noch bestehenden freien Arzt- und Psychotherapeutenwahl möglich.

Das heißt: Sie können – sofern Sie das Gefühl haben, Ihr Hausarzt sei gerade mit Ihren Ängsten überfordert oder ihm fehle die Zeit für die notwendige genauere Abklärung – direkt einen Experten für Ihr gesundheitliches Problem aufsuchen. Fachärzte, in diesem Fall sinnvollerweise Psychiater und Psychotherapeuten, haben das sogenannte Erstzugangsrecht. Dieses Erstzugangsrecht ist eine wichtige Voraussetzung für die frühzeitige und effektive Therapie, auch mit Ihrer Chipkarte, wenn Sie in einer gesetzlichen Krankenkasse versichert sind.

Oft leiten die körperlichen Symptome der Angst in die Irre

Leider bringen es manche Angststörungen mit sich, dass Betroffene nicht erkennen können, dass es eigentlich die Angst ist, die ihnen körperlich „zu schaffen" macht. Auch ihr selbst gewählter Weg führt sie oft lange in die Irre. Sie stellen fest, ihr Hausarzt kann ihnen nicht weiterhelfen, bringt nicht einmal eine „zufriedenstellende" Diagnose zu Stande. Sie entscheiden also, einen Internisten oder Kardiologen als geeigneten Facharzt für ihre Beschwerden aufzusuchen. Hier werden sie nun – noch einmal – auf Herz und Nieren durchgecheckt, und wieder heißt es: Sie sind kerngesund! Gratulation!

Sie ziehen also weiter zum nächsten Facharzt und zum übernächsten, da auch der nächste sie nach einer aufwendigen Diagnostik mit einem „negativen Befund" entlassen hat, was so viel heißt, dass auch er nichts Krankhaftes finden konnte. Negativ? Eigentlich positiv – für Angstpatienten jedoch nicht. Denn was für die meisten Menschen eine gute Nachricht ist, kann für Angstpatienten wie ein übler Scherz wirken. Sie wissen ja, dass ihre Symptome, die sie schon so oft erlebt haben und vor denen sie solche Angst haben, wiederkommen werden. Und sie haben recht: Sie werden wiederkommen, auch wenn ihnen der Hausarzt, der Kardiologe, der Neurologe und/oder der Internist immer wieder versichern: Es ist alles in Ordnung!

Gerade Menschen, die unter den angstbedingten körperlichen Symptomen leiden oder deren Angst sich vor allem um ihre Gesundheit dreht, neigen zum viel beschriebenen Arzt-Hopping, also dem Springen von einem zum nächsten und übernächsten Facharzt oder Spezialisten, weil sie entweder nicht das Glück haben, endlich richtig diagnostiziert zu werden, oder aber der richtigen Diagnose des Arztes, der zum Kern des Problems durchgedrungen ist, nicht trauen können. Kostbare Jahre – man spricht von durchschnittlich sieben – vergehen, bis endlich die richtige Diagnose zu einer richtigen Behandlung führt.

Häufig vergehen kostbare Jahre bis zur richtigen Diagnose

Wann zum Hausarzt?

Tatsächlich fühlen sich viele Angstpatienten bei ihrem Hausarzt trotz aller Unkenrufe am wohlsten und sichersten. Sie kennen ihn. Er kennt sie. Der Weg dorthin, die Räume dort, das Personal, das am Empfang sitzt und das erste Wort an einen richtet: Schwellenängste, die so manche notwendige Angsttherapie verhindert haben, sind hier – wenn überhaupt vorhanden – einfach zu überwinden. Alles ist vertraut, Unvorhergesehenes nicht zu erwarten. Deshalb sind Menschen, die an einer Angststörung leiden, erst einmal bei ihrem Hausarzt gut aufgehoben. Deshalb noch einmal: Der Hausarzt kann eine gute Anlaufstelle sein, wenn er

- vertraut ist mit der Diagnostik der Angststörungen
- genug fachliches Wissen hat, um aufzuklären, zu beraten und gegebenenfalls eine Behandlung mit Medikamenten einzuleiten
- seine Patienten in seine Überlegungen und Entscheidungsprozesse mit einbezieht
- weiterverweist oder überweist, sollte nicht innerhalb einiger Wochen eine Besserung der Hauptsymptome festzustellen sein, und
- Zeit hat, Zeit hat und noch einmal Zeit genug hat.

Eine Überweisung zum Facharzt ist immer notwendig

- bei diagnostischer Unsicherheit
- bei Komplizierung durch andere bestehende Krankheiten, wie zum Beispiel Sucht, Depression, Selbsttötungsgedanken

- bei ausbleibender oder ungenügender Besserung
- bei einer Praxisorganisation, in der der Griff zum Rezeptblock aus Zeitgründen die einzige Therapie bleiben muss.

Der Weg zum Spezialisten

Auch wenn als erste Anlaufstelle der Allgemeinarzt sicher eine nicht zu unterschätzende Rolle spielen kann, ist vor allem bei ausgeprägten oder schon lange bestehenden – also chronifizierten – Angststörungen ein Spezialist die sinnvollere (Zusatz-)Adresse.

Bei ausgeprägten Ängsten ist ein Spezialist die bessere Adresse

Spezialisten sind ärztliche und psychologische Psychotherapeuten beziehungsweise Kinder- und Jugendlichenpsychotherapeuten und Psychiater.

Leider herrscht nicht nur unter Laien und in den Medien, sondern auch unter Ärzten, die es besser wissen müssten, immer noch große Unkenntnis und Verwirrung über die einzelnen Berufsbezeichnungen, hinter denen sich ganz unterschiedliche Kompetenzen und Zuständigkeiten verbergen können.

Wer kann was?

„Fachkräfte für Psychisches" gibt es viele. Ihre Berufsbezeichnungen, ihre Ausbildung, die abschließenden Prüfungen und ihre daraus sich ergebenden Aufgabenbereiche im Gesundheitssektor sind in Deutschland gesetzlich geregelt. Das heißt: Wer in der Bundesrepublik Deutschland einen Heilberuf ausüben will, bedarf dazu einer staatlichen Erlaubnis. Je nach Beruf und Anwendungsbereich ist dies anders geregelt. Im Fall der sogenannten akademischen Heilberufe (also der Ärzte und Psychotherapeuten) handelt es sich um die Approbation.

Psychiater

Der Psychiater ist – einfach übersetzt – der Arzt für die Psyche. Innerhalb der unterschiedlichen medizinischen Fachrichtungen ist er der Arzt, welcher zuständig ist für die Diagnose, Behandlung und Erforschung von Erkrankungen oder Störungen des Geistes und der Seele des Menschen.

Der Psychiater hat nach seinem Medizinstudium eine mindestens fünfjährige Facharztausbildung an einer psychiatrischen und neurologischen Abteilung eines Krankenhauses absolviert.

Ein Psychiater darf auch Medikamente verordnen

Aufgrund seiner medizinischen Ausbildung ist ein Psychiater in der Lage, auch organmedizinische Ursachen seelischer Störungen zu erkennen beziehungsweise auszuschließen. Er darf Medikamente verordnen, Laboruntersuchungen und eventuell nötige organische Zusatzuntersuchungen veranlassen oder selbst durchführen.

Die meisten Psychiater verfügen über eine psychotherapeutische Qualifikation in einem der Richtlinienverfahren (→ Seiten 123, 169). Daneben gibt es den Facharzt für Psychotherapeutische Medizin. Er hat auch Erfahrungen im Bereich der Inneren Medizin, sein Schwerpunkt ist die Psychosomatik.

Psychologen

Psychologen haben ein Studium der Psychologie absolviert. Dieses Studium vermittelt Kenntnisse über die Psyche und darüber, wie etwa unsere Wahrnehmung, unser Denken, unser Willen, unsere Motivation und unsere Gefühle „funktionieren" und zusammenspielen. Schon während des Studiums kann sich der Psychologe auf die Schwerpunke „Klinische Psychologie" und psychologische Behandlungsmethoden spezialisieren. Dabei erarbeitet er sich umfassende Kenntnisse über die seelisch-körperliche Gesundheit und Krankheit sowie die Grundlagen der wissenschaftlichen Psychotherapie. An das Psychologiestudium kann eine mindestens dreijährige psychotherapeutische Ausbildung angeschlossen werden, die den Psychologen für die eigenverantwortliche Ausübung der Psychotherapie qualifiziert. Der so ausgebildete Psychologe wird „Psychologischer Psychotherapeut" genannt.

Bei der diagnostischen Eingrenzung und Abklärung einzelner seelischer Störungen ist der Psychologe oftmals auf die Mitarbeit eines Mediziners angewiesen. Umgekehrt braucht ihn der Arzt für die Durchführung bestimmter Untersuchungen wie etwa für

„Mein Psychologe"

Der Satz „Ich gehe zu meinem Psychologen" ist also im Grunde genommen nicht ganz richtig – weder der Psychiater noch der psychologische Psychotherapeut ist damit richtig bezeichnet. Üben sie Psychotherapie aus, sind sie (ärztliche oder psychologische) Psychotherapeuten. Sie haben zusätzlich zu ihrem Studium der Psychologie oder Medizin eine Weiterbildung zum Psychotherapeuten, zur Psychotherapeutin hinter sich.

psychologische Tests oder für die Durchführung spezieller psychotherapeutischer Behandlungsverfahren.

Psychotherapeuten

Ein Psychotherapeut behandelt mit psychologischen Mitteln. Genauer: Er bedient sich solcher Behandlungsverfahren, deren therapeutische Wirkung auf Gespräch, Handlung und Beziehung zwischen Patient und Psychotherapeut beruht. Sein Arbeitsgebiet unterscheidet sich von anderen medizinischen Behandlungsmethoden also weniger durch den Anwendungsbereich als durch sein Vorgehen und seine Methode.

Welche psychotherapeutische Methode er einsetzen darf, ist in Deutschland durch gesetzliche Richtlinien geregelt. Man spricht deshalb von Richtlinienpsychotherapie, zu der vor allem die psychoanalytischen, tiefenpsychologischen und verhaltenstherapeutischen Verfahren gehören.

Eine Kassenzulassung ist an strenge Vorgaben gebunden

Psychotherapeuten sind im Vorberuf Ärzte, Psychologen oder – als Kinder- und Jugendlichenpsychotherapeuten – Pädagogen oder Sozialpädagogen. Um die Approbation und Kassenzulassung zu bekommen, müssen Psychotherapeuten streng vorgegebene persönliche und berufliche Eingangsvoraussetzungen und Ausbildungsrichtlinien erfüllen. Ihre Weiterbildung umfasst mehrere Jahre an staatlich anerkannten Ausbildungsstätten und an Hochschulen.

Der Titel „Psychotherapeut“ ist gesetzlich geschützt

Der Titel „Psychotherapeut“ (ärztlich oder psychologisch) oder „Kinder- und Jugendlichenpsychotherapeut“ ist durch das sogenannte Psychotherapeutengesetz geschützt. Dieses Psychotherapeutengesetz regelt auch Ausbildung und Zulassung.

Ein ärztlicher Psychotherapeut darf Medikamente verordnen oder auch Arbeitsunfähigkeitsbescheinigungen ausstellen. Ein Psychologischer Psychotherapeut verschreibt keine Medikamente.

Falls eine organische Erkrankung mitbehandelt werden muss, oder wenn bei einer psychischen Erkrankung eine Kombination von psychologischer und medikamentöser Therapie notwendig ist, arbeitet der Psychologische Psychotherapeut mit Ärzten zusammen.

Nervenärzte und Neurologen

Außerdem gibt es noch Nervenärzte und Neurologen. Neurologen befassen sich in erster Linie mit den organischen Erkrankungen des Nervensystems. Sie müssen im Rahmen der Facharztausbildung ein Jahr in einer psychiatrischen Einrichtung absolvieren, sind also mit den Grundzügen psychiatrischer Diagnostik und Therapie vertraut.

Nervenarzt ist lediglich eine ältere Facharztbezeichnung für Fachärzte der Neurologie und Psychiatrie.

Heilpraktiker

Auf dem Psycho-Markt gibt es noch eine ganze Reihe weiterer „Heilkundler“, die in irgendeiner Form psychotherapeutisch tätig sind. Sie dürfen sich nicht „Psychotherapeut“ nennen. Oft findet man deshalb die Bezeichnung Heilpraktiker (Psychotherapie) oder Praxisschilder, die diese Praxis als „Heilpraxis für Psychotherapie“ oder „Psychotherapie/HPG“ (HPG = Heilpraktikergesetz) ausweisen.

Heilpraktiker müssen weder ein Studium noch eine zusätzliche anerkannte Ausbildung in Psychotherapie nachweisen. Psychotherapeutische Ausbildungen, die an Heilpraktikerschulen angeboten werden, unterliegen keiner staatlichen Kontrolle.

Doch auch die Berufsbezeichnung Heilpraktiker ist eine in Deutschland geschützte Berufsbezeichnung. Sie ist im deutschen

Heilpraktikergesetz von 1939 in der jeweils geltenden Fassung geregelt.

Die Kernaussage: Die Zulassung als Heilpraktiker wird erteilt, wenn eine „Überprüfung“ ergibt, dass der Antragsteller keine Gefahr für die Gesundheit der Patienten darstellt. Die Ausübung der Heilkunde ohne staatliche Zulassung ist strafbar.

Die Verwirrung für hilfesuchende Patienten ist damit jedoch noch nicht zu Ende. Denn neben diesen auf dem Gebiet der Psychotherapie „heilenden“ Heilpraktikern (Voraussetzung: Hauptschulabschluss) gibt es wohl zukünftig noch psychotherapeutisch Tätige, die zwar einen Bachelor- oder Masterabschluss in Psychologie vorweisen können, jedoch außer einer einfachen Heilpraktikererlaubnis keinen weiteren Nachweis einer psychotherapeutischen Ausbildung erbringen müssen.

Wer zahlt wen?

Nicht unerheblich für die Arzt- oder Psychotherapeutenwahl ist natürlich die Frage, ob er eine Kassenzulassung hat oder privat bezahlt werden muss.

Psychotherapie ist eine Leistung der Krankenkasse

Ganz allgemein gesprochen: Jeder, der eine Kassenzulassung hat (nachfragen oder Praxisschild genau lesen!), kann direkt mit den gesetzlichen Krankenkassen abrechnen. Das heißt, die Kosten für Diagnostik und Therapie werden von den Krankenkassen übernommen.

Im Fall einer Psychotherapie gilt dies nur für die Richtlinienverfahren (dazu mehr im Psychotherapie-Kapitel, Seite 169). Unter besonderen Voraussetzungen gibt es auch hier Ausnahmen (→ Kasten auf der nächsten Seite). Für Privatversicherte gelten manchmal andere Regeln. Wer privat versichert ist, sollte also immer seine Versicherung vorab fragen, welche und wie viele Leistungen sie übernimmt.

Heilpraktiker können nicht mit den gesetzlichen Krankenkassen abrechnen. Ob Privatversicherte die Kosten erstattet bekommen, muss im Einzelfall erfragt werden.

Die Kostenerstattung

In Einzelfällen übernehmen die Krankenkassen auch die Kosten für eine Behandlung bei einem psychologischen Psychotherapeuten (→ Seite 123), der keine Kassenzulassung, aber die Erlaubnis zur Ausübung der Heilkunde (Berufszulassung) hat. Die Voraussetzung: Patienten müssen nachweisen, dass sie keinen Richtlinienpsychotherapieplatz in ihrer Nähe gefunden haben. Dazu heißt es im § 13 (3) des Sozialgesetzbuchs: „Konnte die Krankenkasse eine unaufschiebbare Leistung nicht rechtzeitig erbringen oder hat sie eine Leistung zu Unrecht abgelehnt und sind dadurch Versicherten für die selbst beschaffte Leistung Kosten entstanden, sind diese von der Krankenkasse in der entstandenen Höhe zu erstatten, soweit die Leistung notwendig war."

Worauf Sie achten müssen:

- Da Sie nachweisen müssen, dass Sie keinen Psychotherapieplatz mit zumutbarer Wartezeit gefunden haben, sollten Sie sich Notizen machen über Ihre Anrufe bei den verschiedenen Behandlern (Datum, Uhrzeit, Ergebnis). Fügen Sie diese Angaben Ihrem Antrag auf Kostenerstattung bei.
- Der Antrag auf Kostenübernahme Ihrer Behandlung muss vor Therapiebeginn bei Ihrer Krankenkasse gestellt werden, und
- Sie dürfen die Therapie erst aufnehmen, wenn die Kasse Ihrem Antrag stattgegeben hat.

Wird die Therapie dann auf dieser Abrechnungsgrundlage durchgeführt, erhalten Sie als Patient die Rechnung. Diese reichen Sie bei Ihrer Krankenkasse zur Erstattung ein. Die Krankenkasse erstattet den Rechnungsbetrag ganz oder teilweise in Abhängigkeit von ihren Gebührensätzen und dem tatsächlichen Honorar, das Sie mit dem Therapeuten vereinbart haben.

Der Weg zum Psychiater

Ein Psychiater ist ein Facharzt für alle psychischen Störungen, zumeist mit Schwerpunkt der medikamentösen Behandlung. Die jüngeren Psychiater haben den Titel Facharzt für Psychiatrie und Psychotherapie. Anders ist dies bei älteren Psychiatern. Der Erwerb einer Qualifikation als Psychotherapeut gehörte damals

Facharzt für Psychiatrie und Psychotherapie

Obwohl der Titel den Begriff Psychotherapie beinhaltet, werden Sie in einer psychiatrischen Praxis aus organisatorischen Gründen nicht immer die Möglichkeit einer psychotherapeutischen Behandlung haben, die längerfristig regelmäßige Stunden voraussetzt. Die meisten Psychiater arbeiten mit (ärztlichen und psychologischen) Psychotherapeuten zusammen, zu denen sie weiterverweisen.

noch nicht zur Facharztausbildung. Viele haben sie jedoch als Zusatzqualifikation neben ihrer Facharztausbildung erworben.

Sie können direkt zum Psychiater gehen

In vielen Fällen führt der Weg zum Psychiater über den Hausarzt oder einen Psychotherapeuten. Aber natürlich können Sie, wenn Sie erkannt haben, dass Sie mit Ihren Ängsten nicht mehr leben können und wollen, direkt zum Facharzt für Psychiatrie und Psychotherapie gehen. Die einzige Ausnahme ist: Sie haben sich zur Teilnahme am Hausarztmodell verpflichtet. Dann muss Ihr Hausarzt Sie überweisen.

Der Weg zum Psychiater ist dann sinnvoll oder auch notwendig,

- wenn es um die genauere Abklärung der Diagnose geht,
- wenn eine Behandlung mit Medikamenten angesagt ist,
- wenn die Wartezeit auf einen Psychotherapieplatz durch regelmäßige unterstützende Gespräche und Kontrolle der Medikamente überbrückt werden muss oder
- wenn eine stationäre Behandlung ins Auge gefasst wird.

Adressen von Psychiatern erfahren Sie von Ihrer Krankenkasse oder Ihrem Hausarzt.

Gegen Stigmatisierung!

Leider wagen immer noch viele Menschen diesen Weg nicht, weil sie sowohl die Psychiatrie, so wie sie vielerorts noch in den Köpfen (und Medien) herumgeistert, als auch die Diagnose einer psychischen Störung fürchten. Selbst im 3. Jahrtausend führen Vorurteile und Angst zur Stigmatisierung, die die Psychiatrie, aber besonders auch psychische Krankheiten allgemein betreffen. Vor allem vier Vorurteile müssen hier erwähnt und ausgeräumt werden:

1. Wer zum Psychiater geht, ist verrückt, gehört in die „Klapse“ und wird damit aus der Gemeinschaft der Normalen ausgeschlossen.
2. Der Psychiater, der für diese „Verrückten“ zuständig ist, „stellt ruhig“ und „sperrt weg“.
3. Menschen mit Angststörungen und Depressionen sind nicht krank. Allenfalls leiden sie unter einer sogenannten Befindlichkeitsstörung, das heißt: Eigentlich müssten sie sich nur zusammenreißen oder „erholen“ oder einfach nur „positiv denken“.
4. Eine psychiatrische Behandlung ist zu vermeiden, denn wer sie in Anspruch nimmt – und hier zeigt sich der Teufelskreis –, gehört zu den Ausgegrenzten.

Das alles ist Unsinn! Leider ist es so, dass auch ein großer Teil von Menschen mit Angst aus Scham keine ärztliche Hilfe in Anspruch nimmt, um nicht durch eine psychiatrische Behandlung stigmatisiert zu werden. Um diesem Schicksal zu entgehen, meiden sie den Gang zum Psychiater – leider oft mit der Folge, dass ihre Angst chronisch wird.

Schauen Sie sich um!

Besonders erstaunlich ist die weite Verbreitung der Vorurteile über psychische Erkrankungen, wenn man bedenkt, wie viele Menschen irgendwann in ihrem Leben an einer psychischen Störung leiden. Man weiß inzwischen, dass fast ein Drittel der Gesamtbevölkerung im Verlauf eines Jahres von einer psychischen Erkrankung betroffen ist und dass die Hälfte aller Menschen irgendwann in ihrem Leben psychisch krank werden. Depressionen und Angststörungen gehören zu den häufigsten Formen aller – psychischen und körperlichen – Erkrankungen überhaupt. Das heißt: Wer ernsthaft nachdenkt, kennt nicht nur einen oder eine, die schon einmal psychiatrische oder psychotherapeutische Hilfe in Anspruch genommen hat – oder hätte nehmen sollen! Weshalb dann immer noch Vorurteile und Stigmatisierung?!

Der Weg zum Psychotherapeuten

Psychotherapeuten sind wie Psychiater Teil der ambulanten Gesundheitsversorgung für psychische Störungen. Sie arbeiten wie diese in einer Praxis, entweder allein oder in einer Gemeinschaftspraxis. Auch sie können ohne Umweg über den Hausarzt direkt aufgesucht werden.

Es gibt mehrere Möglichkeiten, einen Psychotherapeuten zu finden. Manchmal sind Tipps von Freunden hilfreich. Manchmal kann auch der Hausarzt oder Psychiater mit Empfehlungen oder Vermittlung weiterhelfen.

Die Krankenkasse oder Versicherung verfügt über eine Liste der von ihr anerkannten Psychotherapeuten in ihrem Zuständigkeitsbereich. Koordinationsstellen für Psychotherapie in den kassenärztlichen Vereinigungen versuchen, über freie Plätze auf dem Laufenden zu sein, und vermitteln. Auch Fachgesellschaften der einzelnen Psychotherapieverfahren helfen weiter.

Aber: Auch eine ganze Liste von Adressen und Namen ist noch keine Garantie für den Erfolg der Suche. Denn einen geeigneten Psychotherapeuten zu finden ist nicht immer einfach.

Häufig bestehen lange Wartelisten

Erstens besteht vor allem im ländlichen Raum immer noch eine große Lücke in der psychotherapeutischen Versorgung, was für Therapiesuchende oft lange Wartezeiten mit sich bringt.

Zweitens ist es manchmal auch nicht leicht zu erkennen, ob der Psychotherapeut, den man endlich gefunden hat, wirklich der richtige ist.

Tipps für Ihre Suche

Die Wahl des Psychotherapeuten setzt einige Vorüberlegungen voraus, die Sie so wahrscheinlich nicht anstellen, wenn Sie beispielsweise wegen einer Erkältungskrankheit einen Arzt aufsuchen. Deshalb einige Tipps und Hinweise:

- Machen Sie sich kundig über die Ausbildung und Vorerfahrungen des Psychotherapeuten, um nicht Magiern, Heilern und Kurpfuschern, die es leider auf dem Psycho-Markt zuhauf gibt, auf den Leim zu gehen. Klären Sie im Vorfeld, ob er über eine Kassenzulassung verfügt.

- Erkundigen Sie sich im Vorfeld über das Psychotherapieverfahren, mit dem der Psychotherapeut arbeitet. Lesen Sie das Kapitel zur psychotherapeutischen Behandlung, Seite 165, und überlegen Sie: Welches Verfahren spricht mich an? Mit welchem kann ich im Augenblick wenig anfangen?
- Holen Sie Empfehlungen ein. Fragen Sie zum Beispiel Ihren Hausarzt oder behandelnden Psychiater. Vielleicht kennen Sie auch jemanden, der selbst dort in Psychotherapie ist.
- Aber: Vertrauen Sie mehr auf Ihr Urteil und Ihr Gefühl. Der beste Therapeut Ihrer Freundin muss nicht auch für Sie passen!

Und ganz praktisch:

- Bedenken Sie bei der Wahl des Praxisstandortes: Sollten Sie eine psychotherapeutische Behandlung in Anspruch nehmen, werden Sie nicht nur einmal den Weg dorthin vor sich haben. Weite

Nur private Bezahlung?

Fragen Sie genauer nach, wenn Ihnen psychotherapeutische Dienste nur gegen private Bezahlung angeboten werden, wenn ein Therapeut weder von den Kassen zugelassen noch von den Privatversicherungen anerkannt ist, seine Rechnungen also nicht ganz oder zumindest teilweise von der Krankenkasse beziehungsweise Versicherung übernommen werden.
Skepsis ist angebracht bei Heilpraktikern, deren Ausbildung entweder undurchschaubar ist oder vom Niveau her niemals den Ansprüchen des Psychotherapeutengesetzes genügt (→ Seite 124).
Anders zu bewerten ist die Situation bei Psychotherapeuten, die ein wissenschaftlich anerkanntes Psychotherapieverfahren praktizieren, das jedoch (noch) nicht in die Richtlinienverfahren aufgenommen wurde (→ Seite 168). Auch für sie gilt: Ein Hochschulstudium plus eine psychotherapeutische oder fachärztliche Weiterbildung machen zwar nicht zwangsläufig einen guten Psychotherapeuten. Die Wahrscheinlichkeit, dass die fachliche Kompetenz fehlt, ist jedoch wesentlich geringer.
Am sichersten in Bezug auf die fachliche Kompetenz gehen Sie bei zugelassenen Psychotherapeuten.

Entfernungen sind nicht selten auch ein Grund für den Abbruch einer Psychotherapie.

- Wahrscheinlich werden Sie nicht beim ersten Anruf Glück haben, denn die meisten Psychotherapeuten führen Wartelisten oder müssen auf einen späteren Zeitpunkt vertrösten. Geben Sie nicht auf!

Der „Erstkontakt"

Unabhängig davon, wo Sie auf Ihrer Suche nach Hilfe gelandet sind, auf welchem Weg Sie dorthin gekommen sind und wohin Sie von dort aus eventuell weiterverwiesen wurden: Sie haben es geschafft! Sie haben den ersten Schritt nach vorne gegen die Angst getan und den ersten Termin vereinbart. Der erste Termin – man spricht häufig vom Erstkontakt – hat für den Fortgang der Behandlung eine ganz wichtige Bedeutung. Er dient dazu, herauszufinden, worunter Sie leiden.

Der erste Termin dient dazu, herauszufinden, worunter Sie leiden

Was erwartet mich beim Psychiater?

Die psychiatrische Untersuchung unterscheidet sich von den internistischen, kardiologischen oder neurologischen Untersuchungen, die Sie möglicherweise schon hinter sich haben, dadurch, dass sie in Form eines Gesprächs geschieht. Was für ihn wichtig ist, erfährt der Psychiater im Gespräch, in diagnostischen Interviews und durch Tests, in denen Sie sich und Ihre Symptome selbst einschätzen können.

Das Gespräch führt der Psychiater meist nach einem strukturierten Aufbau, ohne dass dieser unmittelbar erkennbar sein muss. In dieser „Exploration" werden bestimmte Fähigkeiten erfragt und beobachtet. Beispielsweise ist es wichtig, zu erkennen, wie Ihre zeitliche Orientierung funktioniert, ob Sie unter Wahrnehmungs- oder Denkstörungen leiden, wie Sie emotional reagieren können, ob Sie depressiv wirken oder eher ängstlich. Ein Hauptanliegen des Psychiaters ist die Erhebung der Anamnese, das heißt das Gespräch über die Vorgeschichte Ihrer Erkrankung im Zusammenhang mit Ihrer Lebensgeschichte und der Lebenssituation, in der Sie sich gerade befinden.

Diagnostische Interviews – mehr oder weniger strukturiert

Auch das „diagnostische Interview" dient der Anamnese- und Befunderhebung. Anders als in einem Gespräch geht der Arzt hier gezielter vor – oft auf der Grundlage eines strukturierten Interviewschemas.

Viele Ärzte bedienen sich auch bestimmter ausgefeilter „Checklisten", die spezifisch für psychische Störungen im Allgemeinen oder auch für Angststörungen im Besonderen entworfen wurden. Außer den eher umfassenden diagnostischen Interviews gibt es auch spezifische für die unterschiedlichen Angststörungen. Durch sie erhält der Arzt detaillierte Informationen zu dem Bereich, den er zuvor schon als Ihr ganz spezielles Problem erkannt hat.

Was erwartet mich beim Psychotherapeuten?

Auch der erste Termin beim Psychotherapeuten dient zunächst einmal der Information. Denn auch der Psychotherapeut muss sich ein klares Bild von den Beschwerden machen können, die Sie zu ihm geführt haben – dies auch dann, wenn er schon auf den Bericht des überweisenden Arztes zurückgreifen kann. Auch er muss sich bestimmte Fragen beantworten können, die mit der Abklärung der Diagnose Ihrer Angst zu tun haben. Auch er kann auf Tests und standardisierte Interviews zurückgreifen.

Der Psychotherapeut muss Ihre Angst verstehen

Eine Diagnose, die die Grundlage einer zukünftigen psychotherapeutischen Behandlung sein soll, stellt jedoch noch weitere Anforderungen an den Psychotherapeuten: Er muss Ihre Angst „verstehen", und zwar im Zusammenhang mit der auslösenden Situation, der Bedeutung für Sie (oft auch für Ihre Familie) und im Zusammenhang mit Ihrer vergangenen und auch zukünftigen Lebensgeschichte. Auch hier ist also die biografische Anamnese sehr wichtig, und zwar nicht nur als Ansammlung von Fakten, sondern als Rekonstruktion Ihrer Lebensgeschichte, wie Sie sie erlebt haben und wie Sie sie heute noch „in sich tragen".

Das Erstgespräch beim Psychotherapeuten verläuft deshalb oft – besonders bei einem Psychotherapeuten, der analytisch oder tiefenpsychologisch fundiert arbeitet – ganz anders als das psychiatrische Gespräch. Eine Störung zu verstehen setzt eine andere Gesprächsführung voraus. Das heißt konkret: Ihr Psychotherapeut wird Ihnen über lange Strecken die Führung des Gesprächs überlassen, ohne bestimmte Themen vorzugeben, oder sogar vielleicht, ohne zu fragen oder nachzufragen. Missverstehen Sie diese „Offenheit“ des Gesprächs nicht als Desinteresse des Psychotherapeuten. Er gibt Ihnen vielmehr die Chance, aber auch die Aufgabe, von sich aus zu berichten, was Ihnen wichtig erscheint, was Ihnen auf dem Herzen liegt.

Gleichzeitig will aber auch die Funktion Ihrer Angst verstanden sein. Deshalb wird es immer wieder um dieses Symptom gehen: was genau abläuft, was Sie dann denken, fühlen, empfinden, machen und was mit Ihnen passiert.

Die biografische Anamnese – die Rekonstruktion Ihrer Lebensgeschichte in Ihrer Erinnerung

Einen großen Teil der ersten Gespräche, sei es beim Psychiater, beim Verhaltenstherapeuten oder beim Psychoanalytiker, nimmt die Vorgeschichte Ihrer Krankheit im Zusammenhang mit Ihrer Lebensgeschichte ein. Denn es geht ja nicht nur um die Symptome, unter denen Sie leiden, und den bisherigen Verlauf Ihrer Krankheit.

Ihre Angst in den Augen anderer

Für viele psychische Störungen ist es unerlässlich, auch die nächsten Angehörigen der Betroffenen direkt zu befragen. Der Psychiater muss manchmal wissen, wie Ihre Angst für andere aussieht, wie sie sich verändert hat, wie Sie sich durch sie verändert haben. Auch Ihre aktuelle Lebenssituation sieht in den Augen anderer manchmal anders aus, als Sie sie erleben. Ein Gesamtbild umfasst alle Facetten, ohne über Richtig oder Falsch entscheiden zu müssen. Die biografische Anamnese wird deshalb oft um die sogenannte Fremdanamnese erweitert. Gespräche mit den Angehörigen können übrigens auch im weiteren Verlauf der Behandlung wichtig und sinnvoll sein.

Psychische Störungen, also auch Angststörungen, entwickeln sich in bestimmten Lebensphasen und/oder brechen auch im Zusammenhang mit belastenden Lebensereignissen aus. Für viele Störungen des Erwachsenenalters ist schon in der Kindheit der Grundstein gelegt worden. Frühere Erfahrungen und Lernprozesse bestimmen maßgeblich auch die Erfahrungen und Lernprozesse, die wir heute machen.

Wichtig ist es auch, frühere körperliche und seelische Erkrankungen genau zu erfassen, weil sich aus diesen Hinweise auf die aktuelle Problematik ergeben können.

Ihre Angst ist nicht zu trennen von Ihrem Leben

Die biografische Anamnese umfasst natürlich auch die Gegenwart, das heißt: Psychiater und Psychotherapeut werden Sie eingehend nach Ihrer gegenwärtigen familiären und sozialen Situation befragen. Ihre Angststörung ist nicht zu trennen von Ihrem Leben.

Dabei geht es jedoch nicht nur um die reinen „Fakten". Ihre Angst wird erst im Zusammenhang Ihres Lebens, so wie Sie es erlebt haben, erinnern und berichten können, verständlich. Das

Was der Psychiater, der Psychotherapeut wissen will

Psychiater und Psychotherapeut müssen viele Fragen stellen – wahrscheinlich mehr als Ihr Hausarzt oder ein anderer Facharzt. Die wichtigsten:

1. Die Fragen nach Ihren Beschwerden, deren Beginn und Entwicklung. Die Frage nach der auslösenden Situation, wie Sie sie in Erinnerung haben.
2. Fragen nach Ihrer Herkunftsfamilie: Vater, Mutter, Geschwister, andere Familienangehörige (Angaben über Name, Alter, Beruf, schulische Ausbildung der Eltern, Familienstand, Todesjahr, Todesursache), Fragen nach psychischen und schwerwiegenden körperlichen Erkrankungen und Auffälligkeiten in Ihrer Herkunftsfamilie und bei anderen Verwandten.
3. Fragen nach Daten zu Kindheit, Pubertät, Adoleszenz: Geburt, frühe Kindheit, Verhalten als Säugling und Stillverhalten der Mutter, motorische, sprachliche, soziale und sexuelle Entwicklung, Reinlichkeitserziehung, Erziehungsstil der Eltern, soziales

heißt: Es ist zwischen „äußerer Lebensgeschichte", also den objektiven Daten zum Lebenslauf, und der „inneren Lebensgeschichte", also wie Sie diesen Lebenslauf erleben, zu unterscheiden. Beide Lebensgeschichten sind gleich wichtig und wahr.

Selbstbeschreibungsverfahren: Angsttests

Viele Psychiater und Psychotherapeuten bedienen sich heute auch der unterschiedlichsten psychologischen Tests, in denen Sie sich durch die Beantwortung der „Testfragen" selbst beschreiben und selbst eine Einschätzung Ihrer Symptome vornehmen. Deshalb nennt man solche Tests auch Selbstbeschreibungsverfahren.

Es gibt Tests, die störungsübergreifend „abfragen", und solche, die speziell für einzelne Störungsbilder entwickelt sind. Sie gleichen im Grunde genommen den Tests, die Sie manchmal in Zeitschriften, Büchern oder auch im Internet finden. Auch sie gibt es in den verschiedensten Varianten, die sich stark in Ausführlichkeit, Länge, Frage- und Antwortstil und der Spezifizierung, die sie ermöglichen, unterscheiden.

Milieu während des Heranwachsens, Familienatmosphäre, Kindheitserinnerungen, Schullaufbahn und beruflicher Werdegang, bisherige Lebensbewältigung und Bewältigung von Schwellensituationen, Religion, Hobbys, individuelle Interessen.

4. Krankheitsanamnese: körperliche und psychische Krankheiten, Probleme und Schwierigkeiten in Kindheit und Jugend (biografische Anamnese).
5. Fragen zu Ihrem aktuellen Gesundheitszustand.
6. Fragen zu Ihrem jetzigen sozialen Status: berufliche Stellung, Beschäftigungsdauer, finanzielle Situation, Wohnverhältnisse, Ehe, Kinderanzahl, Freunde, Religion, Freizeitgestaltung und individuelle Interessen.
7. Fragen zu Ihrer Selbsteinschätzung, Selbstcharakterisierung und zur Charakterisierung weiterer Bezugspersonen: Ehefrau, Ehemann, Kinder, Freund/in, Art der Beziehungen.

... und wahrscheinlich noch viel mehr!

Angsttests können erste Anhaltspunkte liefern. Angsttests werden eingesetzt,

- um das Ausmaß – den Schweregrad – Ihrer Angststörung näher bestimmen zu können und
- um ein genaueres Bild Ihrer Angststörung und des Inhalts Ihrer Angst zu erhalten.

Übrigens: Angsttests können niemals das Gespräch ersetzen. Dieses ist und bleibt das wichtigste und aussagekräftigste diagnostische Instrument.

Vor jeder guten Therapie steht die richtige Diagnose

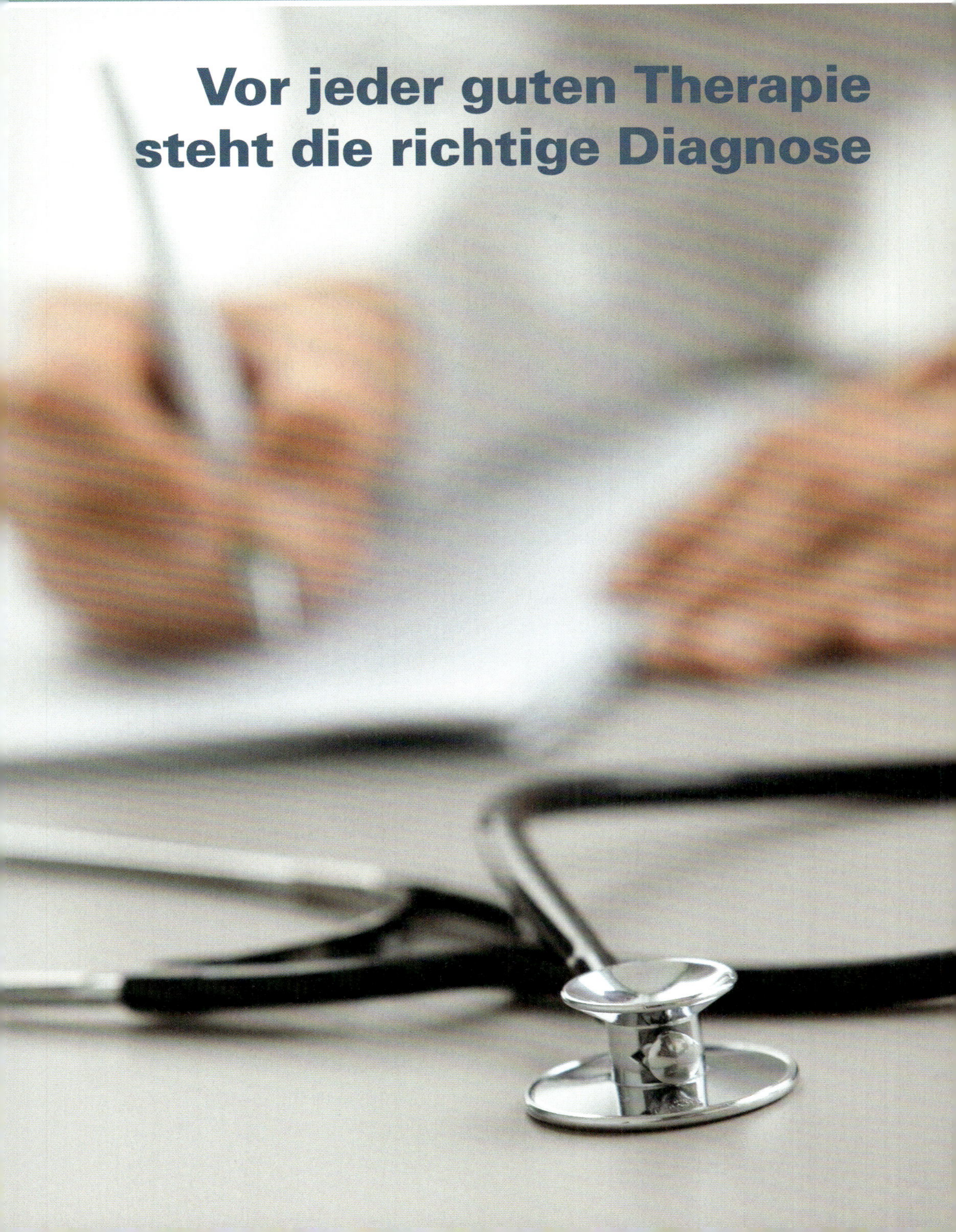

Die drei wichtigen Diagnoseschritte

Ihr Arzt oder Psychotherapeut hat auf der Grundlage des ausführlichen ersten Gesprächs, möglicherweise einer Testauswertung und einer veranlassten organmedizinischen Abklärung einen ersten Befund erhoben und diesen in Beziehung setzen können zur Anamnese. Aber eine genaue Abklärung muss noch erfolgen.

Das heißt: Jetzt geht es darum, herauszufinden, was sich hinter Ihren Beschwerden verbirgt, ob Sie krank sind, und wenn ja, unter welcher Krankheit Sie leiden. Denn die richtige Diagnose ist – wie bei allen körperlichen und seelischen Krankheiten – die Voraussetzung für die Behandlungsplanung.

Ausschließen – abgrenzen – bestimmen

Eine richtige Diagnose setzt eine ausführliche Erfragung/Exploration der Beschwerden des Patienten und damit eine gute Befunderhebung voraus. Oft erkennt der Arzt eine Krankheit an einem bestimmten Leitsymptom. Das heißt: Aufgrund bestimmter Leitsymptome ergibt sich bald eine Verdachtsdiagnose, die im weiteren Verlauf erhärtet – oder wieder verworfen – werden muss.

Sehen wir uns dies bei einer Angststörung anhand eines möglichen Befundes an. „Pat. klagt über Engegefühle, Atemnot, Zittern und starkes Schwitzen. Seit einiger Zeit sei ihm auch häufig schwindlig. Er fühle sich dann wie auf einem schwankendem Schiff."

Die hier genannten Symptome lassen erst einmal kein Leitsymptom erkennen. Deshalb ist jetzt noch keine sichere Diagnose möglich. Die Symptome, die der Patient berichtet hat, können zu verschiedenen Krankheitsbildern gehören. Differenzialdiagnostische Überlegungen sind deshalb notwendig.

Das heißt, Ihr Arzt wird in einem ausführlichen Gespräch nach weiteren typischen Zeichen einer Angststörung suchen oder versuchen, durch verschiedene Untersuchungen eine mögliche andere Krankheit auszuschließen. Hat sich die Anfangs- oder Verdachtsdiagnose Angststörung erhärtet, wird er nach einem weiteren eingehenden Gespräch, in dem er noch einmal unter der neuen Fragestellung eine ausführliche Anamnese, nun speziell zur Lebens- und Familiengeschichte, erhebt, klären, um welche Angststörung es sich handelt.

Um die Diagnose einer „Angststörung" stellen zu können, muss Ihr Arzt drei Fragen klären:

1. Ist Ihre Angst eine ganz nachvollziehbare Alltagsangst, oder ist sie behandlungsbedürftig?
2. Sind Ihre Beschwerden Symptome einer Angststörung oder die (Begleit-)Symptome einer anderen Krankheit?
3. Wie sieht Ihre Angst aus? Um welche Angststörung handelt es sich?

Die einzelnen Fragen lassen sich nur in einer bestimmten Reihenfolge beantworten. Sie hängt ab vom Befund, den der Arzt erheben konnte, und damit von den Beschwerden, die Sie in seine Praxis geführt haben. Diese Reihenfolge wird oft als Entscheidungsbaum strukturiert (→ Seite 141). Dieser hilft, das Geflecht von Fragen, Entscheidungen und diagnostischen Konsequenzen zu entwirren.

Für die Diagnose muss Ihr Arzt nacheinander drei Fragen klären

Diagnoseschritt 1:
Ist Ihre Angst eine normale Alltagsangst oder behandlungsbedürftig?

Manchmal ist die Entscheidung, ob es sich um eine ganz normale Angst oder schon um eine Angststörung handelt, nicht einfach. Die Grenze zwischen normaler und behandlungsbedürftiger Angst ist fließend. Dazu kommt: Manche Menschen neigen eher zu Angst (→ Seite 87). Für sie ist ein gewisser „Angstpegel" typisch und normal, während bei anderen, die auf einmal – ganz anders als in anderen Lebensphasen – von Ängsten gequält werden, diese durchaus als Angststörung diagnostiziert und auch behandelt werden müssen. Im Kapitel „Angst und Angststörung" (→ Seite 37) haben wir die Schwierigkeit einer Grenzziehung ausführlicher dargestellt.

Diagnoseschritt 2: Sind Ihre Beschwerden Symptome einer Angststörung oder einer anderen Krankheit?

Dieser Diagnoseschritt ist besonders schwierig. Denn die Emotion Angst besteht aus vielen Komponenten (→ Seite 29). Sie zeigt sich als Gefühl Angst, aber auch durch ganz bestimmte körperliche – neurobiologische, biochemische und motorische – Vorgänge. Damit hängen zwei ganz unterschiedliche Fragestellungen zusammen.

Sind die körperlichen Beschwerden Symptome der Angst?

Bei manchen Angststörungen stehen die körperlichen Symptome wie Herzbeschwerden oder Schwindel ganz im Vordergrund. Dies macht die Diagnose schwierig. Denn der Arzt muss sich fragen: Sind die berichteten körperlichen Symptome Ausdruck einer körperlichen Krankheit oder die körperliche Seite der Angst?

Um diese Fragen zu beantworten, sind oft weitere Untersuchungen zur Abklärung anderer Krankheitsfaktoren notwendig, vor allem dann, wenn sich aus dem bisherigen Gespräch und aus der sonstigen Anamnese keine Hinweise auf eine (primäre) Angststörung ergeben.

Dazu können gehören:

- eine ärztliche internistische Basisuntersuchung, wie Sie sie schon lange von Ihrem Hausarzt kennen,
- eine neurologische Basisuntersuchung mit einer Untersuchung Ihrer Bewusstseinslage, Ihrer Motorik, Ihrer Reflexe, Ihrer Koordinationsfähigkeit und Sensibilität, um nur einige Beispiele zu nennen,
- entsprechende Laboruntersuchungen,
- ein EKG (Elektrokardiogramm), das den Herzrhythmus misst,
- ein EEG (Elektroenzephalogramm), das die Hirnströme misst und
- ein Drogenscreening, bei dem erfragt und untersucht wird, ob Ihre Ängste möglicherweise im Zusammenhang mit bestimmten Drogen, wozu auch Alkohol und Nikotin zählen, stehen.

Der Entscheidungsbaum

Der Entscheidungsbaum zeigt die drei Diagnoseschritte des Arztes.

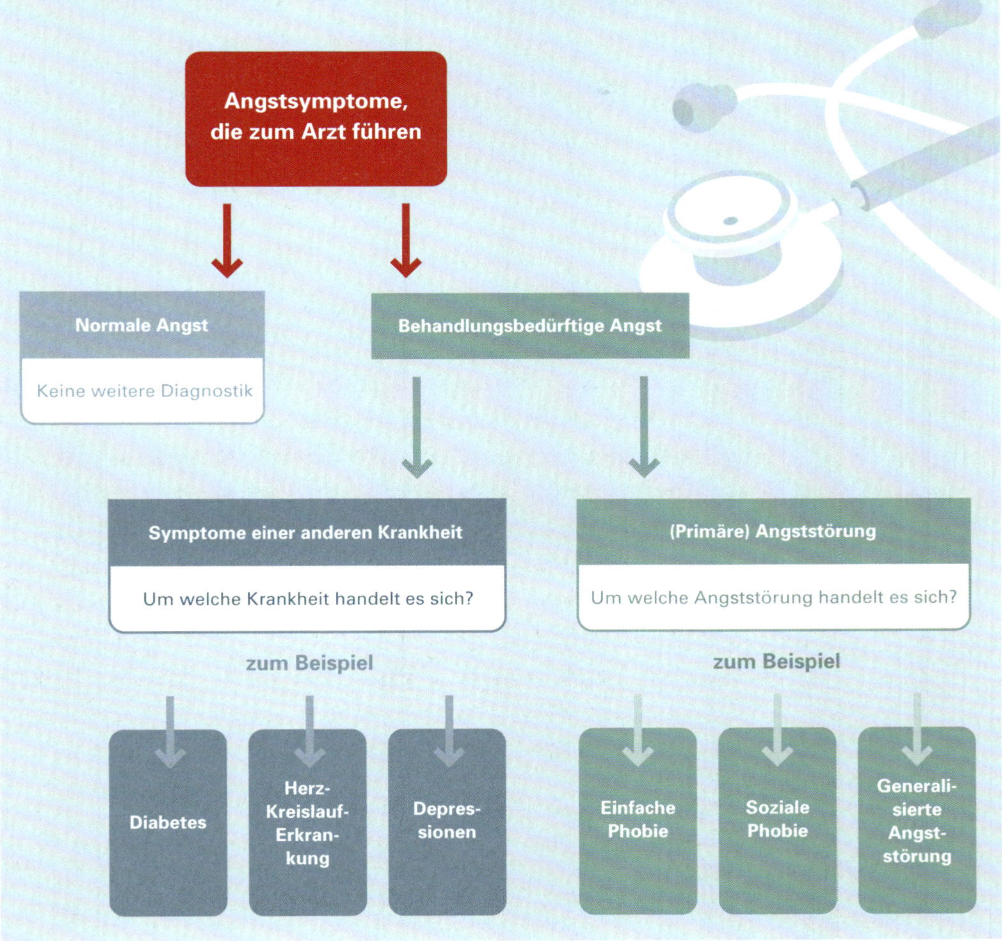

Bei diesem Diagnoseschritt gibt es zwei Stolpersteine auf dem Weg zur richtigen Diagnose:

- Stolperstein 1: Der Arzt versteht die Diagnose einer Angststörung nur als Ausschlussdiagnose. Der Begriff bedeutet, dass eine bestimmte Diagnose – in unserem Fall die Angststörung – erst dann gestellt wird, wenn alle anderen Ursachen einer Symptomatik ausgeschlossen worden sind.

Beispiel: Schwindel

Ein häufiges Symptom innerhalb einer Angststörung ist der Schwindel. Solche Schwindelzustände können Ausdruck einer ernst zu nehmenden neurologischen Erkrankung sein oder als Nebenwirkung mancher Medikamente – etwa von Blutdruckmedikamenten – auftreten. Die häufigste Schwindelform ist jedoch der sogenannte phobische Schwankschwindel, also ein akut auftretender Schwindelzustand im Zusammenhang mit einer Angststörung. Angenommen wird, dass sich hinter 30 bis 50 Prozent der beklagten Schwindelbeschwerden psychische Ursachen wie Angststörungen oder Depressionen verbergen.

Zu den Schwindelsymptomen kommen dann nicht selten andere Begleitsymptome wie Schweißausbrüche, Engegefühle, Atemnot, Hyperventilation und/oder Schlafstörungen dazu. Auch für den erfahrenen Arzt kann hier die Unterscheidung im Einzelfall schwierig sein. Er wird deshalb im Rahmen eines gestuften ausführlichen Untersuchungsschemas versuchen, eine organische Grunderkrankung als Ursache Ihrer Beschwerden auszuschließen; er ist also auf Ergebnisse von zusätzlichen Untersuchungen angewiesen.

Die zusätzlichen Untersuchungen stellen nun für die Patienten oft eine schwere Belastung dar. Denn gerade Angstpatienten befürchten ja meist das Schlimmste. Sie werden im Verlauf der differenzialdiagnostischen Abklärung immer ängstlicher. Gleichzeitig verstärken die – meist apparativen – Zusatzuntersuchungen ihr persönliches Krankheitsmodell, also die persönlichen Vermutungen über die Ursache der Beschwerden. Es wird immer „körperlicher“, was die Überzeugungsarbeit des Arztes in Richtung Angsterkrankung immer schwieriger macht.

Was erst wie der Königsweg zu einer richtigen Diagnose aussieht, ist gerade bei Angststörungen oft nichts anderes als der wenig spezifische Schluss: „Wir haben nichts anderes gefunden. Also kann es nur etwas Psychisches – hier eine Angststörung – sein."

Das bedeutet aber: Der Arzt ordnet eine Vielzahl aufwendiger Untersuchungen an, anstatt einen genauen und ausführlichen psychischen Befund zu erheben und die körperlichen Symptome, die ihm der Patient schildert, im Zusammenhang mit dessen Persönlichkeit und Lebensgeschichte zu sehen. Dabei hätte der Arzt vielleicht nur registrieren müssen, dass der Patient – ganz am Rande nur – erwähnte, dass seine Anfälle von Atemnot und Schwindel besonders häufig dann auftreten, wenn seine Frau abends mit ihren Freundinnen unterwegs ist und dass er – ein erwachsener Mann – mit seiner Frau ins Sprechzimmer kam und diese auch die ganze Zeit bei ihm blieb. Eine richtige Einordnung dieser Beobachtungen hätte dem Patienten viele Untersuchungen erspart.

Viele glauben dem Arzt nicht, wenn er keine organischen Ursachen findet

- Stolperstein 2: Patienten bleiben beim Verdacht einer körperlichen Erkrankung stehen, vertrauen dann auch den negativen Befunden der organischen Abklärung nicht, die Odyssee von einer zur nächsten organischen Untersuchung beginnt, ohne dass an die Möglichkeit einer Angststörung gedacht wird. Dieses Risiko besteht besonders dann, wenn die körperlichen Symptome der Angst ganz im Vordergrund stehen, ohne dass die zugrunde liegende Angst empfunden wird.

Liegt dem Gefühl der Angst eine Angststörung zugrunde?

Auch wenn das Gefühl der Angst im Zentrum der Beschwerden steht, der Patient also wenig oder vielleicht sogar überhaupt nicht über körperliche Angstsymptome klagt, muss geklärt werden: Ist dieses Angstgefühl Symptom einer (primären) Angststörung – also einer Angststörung, die nicht auf eine andere Krankheit zurückgeführt werden kann – oder möglicherweise das Symptom einer anderen Krankheit? Denn Angst, ängstliche Erregungszustände und ganz besonders häufig Panikattacken können auch Begleitsymptome anderer Krankheiten sein oder sogar als erstes Symptom einer eigenständigen körperlichen Erkrankung auftreten. In

Angst kann auch Begleitsymptom einer anderen Krankheit sein

diesem Fall sprechen Fachleute von sekundärer Angst im Gegensatz zur primären Angst. Deshalb muss also auch gefragt werden: Ist die Angst die psychische Seite einer primären Angststörung oder als sekundäre Angst Teil oder „Begleitung“ einer anderen – psychischen oder körperlichen – Krankheit?

Diese Frage muss vor jeder Angsttherapie geklärt werden. Ausführlich gehen wir darauf im Abschnitt „Angst als Begleitsymptom einer anderen Krankheit“ ab Seite 154 ein.

Diagnoseschritt 3: Um welche Angststörung handelt es sich?

Auch wenn Ihre Angst als eigenständige psychische Krankheit oder – wie man heute sagt – Störung erkannt ist, ist die Diagnostik nicht abgeschlossen. Denn Angst kann ganz unterschiedlich auftreten.

Das könnte im Befundbericht stehen

Beginnen wir noch einmal mit dem Befundbericht des Arztes. In einem Arztbrief könnte zum Beispiel stehen: Patient klagt über Herzklopfen und Schwächegefühl, Angst vor Kontrollverlust und dem Gefühl, wahnsinnig zu werden.

Oder: Er berichtet, nicht mehr aus dem Haus gehen zu können, da er befürchtet, wegen eines Schwächeanfalls unterwegs umzukippen.

Oder: Die Patientin (Lehrerin) beschreibt Erröten, Händezittern, Übelkeit und einen starken Drang zum Wasserlassen, der sie daran hindere, ihren Unterricht wie gewohnt zu halten.

Oder: Die junge Frau, die nur in Begleitung ihrer Mutter das Sprechzimmer betreten konnte, konnte nicht gegen Tetanus geimpft werden, da sie panische Angst zeigte.

Vielleicht auch: Pat. stellt sich vor wegen ständiger Nervosität, Zittern, Muskelspannung, Schwitzen, Benommenheit, Herzklopfen, Schwindelgefühlen und unklaren Oberbauchbeschwerden.

Oder: Der Medizinstudent im Praktischen Jahr kam wegen eines Attests aufgrund starker Magenschmerzen, Übelkeit und Schwindelgefühlen. Dabei berichtete er von seiner Angst vor der morgigen Chefarztvisite, bei der ihn der Chefarzt sicher wieder vor den anderen zu einem Patienten und dessen Krankheitsbild befragen werde. Es sei ihm nicht möglich, vor den anderen zu antworten. Er werde rot, beginne zu stottern, und er befürchte nun, deswegen sein Medizinstudium nicht abschließen zu können.

Immer geht es hier um Angst im Sinne einer Angststörung. Und dennoch handelt es sich um ganz unterschiedliche Befunde und dahinterliegende Probleme und Schicksale.

Fragen, die der Arzt klären muss

In dieser diagnostischen Phase ist das ärztliche Gespräch das entscheidende Untersuchungsinstrument.

Im diagnostischen Gespräch sucht der Arzt nach Hinweisen

Im Grunde geht es dabei um folgende Fragen:

- Gibt es Situationen oder Orte, wie Fahrstühle, Flugzeuge, Kaufhäuser, Tunnel oder auch Autofahrten, Menschenmengen, Kinobesuche, die Ihnen Angst machen und die Sie vermeiden müssen?
- Oder: Haben Sie Angst vor Situationen, in denen Sie von anderen Menschen beobachtet und bewertet werden könnten, wie zum Beispiel im Restaurant essen gehen, Partys, Prüfungen – und müssen Sie solche Situationen meiden?
- Oder: Haben Sie Angst vor bestimmten Dingen oder Aktivitäten, wie zum Beispiel vor bestimmten Tieren, vor dem Aufenthalt in großer Höhe, vor dem Anblick von Blut oder spitzen Gegenständen – und müssen Sie diese Dinge oder Aktivitäten meiden?
- Oder: Leiden Sie manchmal unter plötzlichen Angstanfällen, ohne dass eine tatsächliche Bedrohung vorliegt?
- Oder: Leiden Sie manchmal aufgrund bestimmter körperlicher Symptome unter der Angst, beispielsweise einen Herzinfarkt erlitten zu haben und sterben zu müssen?
- Oder: Müssen Sie sich ständig Sorgen machen über familiäre, berufliche oder finanzielle Probleme? Sind Sie deswegen fast immer so angespannt, dass Sie sogar unter Kopfschmerzen, Verspannungen, Schwindelgefühlen und Ähnlichem leiden?

Welche dieser Fragen Sie mit einem „Ja" beantworten müssen, gibt den entscheidenden Hinweis dafür, unter welcher Angststörung Sie leiden, führt also zur richtigen Diagnose.

Einordnen und Zuordnen – die Klassifikation der Angststörungen

Die medizinische Wissenschaft hat schon immer versucht, in diese Vielfalt von Erscheinungsformen Ordnung zu bringen. Im Lauf der Zeit entstand so eine Vielzahl von Begriffen für Ängste und die damit zusammenhängenden seelischen und körperlichen Symptome, die gleichzeitig ein ganz bestimmtes theoretisches Ordnungs- und/oder Erklärungssystem, aus dem sie stammen, mit transportieren.

Um eine einheitliche Sprachregelung zu finden, bemühen sich seit Jahrzehnten Experten nun um Verbesserungen in der Diagnostik und Einteilung (Klassifikation) psychischer Störungen im Allgemeinen, aber auch der Angststörungen im Besonderen.

Eine Einteilung nach den Ursachen ist nicht möglich

Schlüssig wäre eine solche Einteilung/Ordnung nach inneren Gesetzmäßigkeiten, zum Beispiel nach den Verursachern – im Fall der Kinderkrankheiten sind dies Viren und Bakterien, die diese oder jene Krankheit verursachen – oder den Organen – eine Blinddarmentzündung ist eine Entzündung des Blinddarms, eine Mandelentzündung eine der Mandeln. Leider ist eine solche Einteilung bei Angststörungen nicht möglich. Zu groß sind ja auch die Unterschiede der „Modelle", die Ursachen und Entstehung von Angststörungen darstellen. Und selbst Versuche, auf das Gehirn als Ort des Geschehens zurückzugreifen, um dort die Ursachen unterschiedlicher Erscheinungsformen von Angst als Grundlage einer Einteilung zu finden, sind (bisher?) zum Scheitern verurteilt.

Um dennoch Ärzten, Psychotherapeuten, aber auch Statistikern und Epidemiologen, die sich mit der Ausbreitung von Krankheiten beschäftigen, eine Sprache zur Verfügung zu stellen, hat eine internationale Arbeitsgruppe für medizinische Diagnostik und Statistik der WHO (Weltgesundheitsorganisation) ein Einteilungssystem entworfen, das die verschiedenen Formen von Angststörungen allein nach ihrer Erscheinung unterscheidet und klassifiziert. Sie hat damit ausdrücklich auf eine Diskussion um die Ursachen oder die Entstehung von Angststörungen verzichtet mit dem ganz praktischen Ziel, eine einfache Diagnosestellung zu ermöglichen. Das Einteilungssystem des ICD (International

Classification of Diseases) gilt heute in seiner 10. Fassung (1992), Version 2007 weltweit, also auch in Deutschland, als verbindlich. Jeder Arzt, jeder Psychotherapeut muss zum Beispiel gegenüber den Versicherungen oder Krankenkassen seine Diagnosen nach diesen Vorlagen der WHO formulieren.

„Angstneurose" und „Herzphobie"

Veraltete Begriffe, die für Verwirrung sorgen

Viele Begriffe, die Sie im Zusammenhang mit Angststörungen und wohl auch mit der Angst, mit der gerade Sie sich herumquälen, hören oder lesen werden, sind inzwischen unter Medizinern und Psychotherapeuten nicht mehr üblich. Sie werden sie aber immer wieder antreffen im Freundes- und Bekanntenkreis, in Zeitschriftenartikeln und Internetforen, vielleicht auch in der Praxis des Arztes, der mit Ihnen über Ihr Leiden spricht.

Im Folgenden seien nur einige der noch gebräuchlichen Begriffe und Diagnosen genannt, auf die Sie möglicherweise stoßen werden.

- Diagnosen für Angststörungen mit dem Schwerpunkt Angst: Angstneurose, Angsthysterie, Angstreaktion, Herzphobie, Herzneurose, kardiovaskuläre Neurose, endogene oder somatische Angst
- Diagnosen für Angststörungen, bei denen (phobisches) Vermeidungsverhalten im Vordergrund steht: Platzangst, Klaustrophobie, Multiple Situationsphobie, Straßenfurcht
- Diagnosen für Angststörungen mit vorherrschend körperlichen Symptomen: Neurasthenie, nervöses Erschöpfungssyndrom, funktionelles kardiovaskuläres Syndrom, chronisches Hyperventilationssyndrom, neurovegetative Störung, psychovegetative Labilität, Schwankschwindel, Dystonie, Dysregulation.

Dass es Sinn macht, ein allgemein akzeptiertes „Glossar" zu entwickeln, ist sicher deutlich geworden. Besonders einleuchtend wird eine Neuformulierung oder Umbenennung, wenn die Diagnose dazu verleitet, die Angststörung als Ursache der einzelnen Symptome auszublenden, wie dies leider immer wieder bei den Diagnosen für Angststörungen mit vorherrschend körperlichen Symptomen geschieht. Über die Folgen haben wir schon gesprochen.

Babylonische Sprachverwirrung

Die folgenden Ausführungen sind für alle, die es genauer wissen möchten: Leider ist der Versuch, Klarheit zu schaffen, bei manchen Themen ziemlich gescheitert.

Nehmen wir nur einmal den Begriff „Agoraphobie“, der eine wesentliche Stelle im Kapitel der Angststörungen einnimmt. Übersetzt heißt er: die Angst vor Plätzen (agora = griechisch: Marktplatz), was umgangssprachlich „Platzangst“ wurde.

Unter Platzangst verstehen die meisten die Angst vor engen Räumen, zum Beispiel vor der Enge in einem Lift. Das aber hieß bisher medizinisch Klaustrophobie, also die Angst vor geschlossenen Räumen, vor der Situation, eingeschlossen zu sein.

Die Diagnose Agoraphobie (auf Deutsch also Platzangst) hat nun im ICD 10 eine Bedeutungserweiterung erfahren. Sie umfasst alle Phobien, bei der solche Situationen oder „Plätze“ Angst machen, die mit Einschränkung der Bewegungsfähigkeit verbunden sind, weil man von dort nicht jederzeit wegkann und nicht jederzeit Hilfe möglich ist.

Die Klaustrophobie – die Angst, eingeschlossen zu sein – gehört also ebenso dazu wie die Angst vor großen, weiten Plätzen, vor öffentlichen Verkehrsmitteln, engen Räumen, Menschenmengen, in einer Schlange anzustehen, das Haus allein zu verlassen und so weiter.

Die Agoraphobie im Sinne des ICD 10 umfasst im Grunde alle Ängste, deren Gemeinsamkeit die Angst vor einer Situation ohne Fluchtmöglichkeit, ohne eventuelle Hilfe, ohne Kontrollmöglichkeit ist. So weit, so gut. Leider taucht dann weiter unten unter den sogenannten spezifischen Phobien die alte Klaustrophobie doch noch einmal auf als die Angst vor geschlossenen Räumen.

Außerdem beziehen sich vor allem amerikanische Ärzte und Wissenschaftler und der psychiatrische Forschungs- und Wissenschaftsbetrieb insgesamt doch lieber auf ein anderes Klassifikationssystem, das sogenannte DSM IV. (Diagnostic and Statistical Manual of Mental Disorders), das die einzelnen Angststörungen anders gruppiert. Die Panikstörung ist dort unter den Phobien zu finden, während sie im ICD 10 eine „sonstige Angststörung ist, die sich nicht auf ein bestimmtes Objekt oder eine bestimmte Situation bezieht.“

Sie finden zum Beispiel auch in vielen Ratgebern und auf den meisten Internetseiten nicht die Agoraphobie mit oder ohne Panikstörung des ICD 10, sondern die Panikstörung mit oder ohne Agoraphobie, was der Einteilung des DSM IV entspricht.

In einem Fall wird die Angst vor dem „gefährlichen" Platz – wie etwa in unserem Beispiel von Petra F. (→ Seite 51) – betont, im anderen die als bedrohlich erlebten körperlichen Reaktionen, nämlich die Panikattacke. Mehr dazu finden Sie im letzten Kapitel.

Aber wir wollen Sie mit der Diskussion der Vor- und Nachteile der einzelnen Systeme nicht langweilen. Wir möchten nur verhindern, dass Sie sich allzu sehr wundern, wenn Sie trotz aller Versuche einer Vereinheitlichung doch wieder verschiedene Begriffe, Diagnosen und Einteilungen finden.

Was Sie aber im Kopf behalten sollten: Jede Diagnose und alle diagnostischen Einteilungsversuche beruhen immer auf Vorannahmen, die auch nichts Dauerhaftes sind, sondern sich abhängig von der Forschungslage und wohl auch vom Zeitgeist ändern.

Das bedeutet: Beide Klassifikationssysteme müssen ständig überarbeitet werden. Meist werden Kleinigkeiten verändert.

Manchmal entscheiden sich die Wissenschaftler jedoch auch für grundlegende Neuordnungen, neue Definitionen und Umgruppierungen. Dies war in den letzten Jahrzehnten so und wird in nächster Zukunft auch zu einem DSM V (!) und einem ICD 11 (!) führen.

Aber trotz aller Kritiken und Einwände: Mit der Einführung der modernen Klassifikationssysteme konnten endlich die verschiedenen Formen von Angsterkrankungen unterschieden und voneinander abgegrenzt werden, während früher nur die allgemeine Diagnose „Angstneurose" oder „Angsthysterie" zur Verfügung stand.

Die unterschiedlichen Angststörungen

Das Einteilungssystem der WHO, das ICD 10, unterscheidet zwei große Gruppen: die „phobischen Störungen“ und die „anderen“ oder „sonstigen“ Angststörungen. Der Unterschied: Die Angst oder besser Furcht der ersten Gruppe richtet sich auf Situationen oder Objekte in der Umgebung, die als ihre Ursache ausgemacht werden können, während die Angst der zweiten Gruppe auf keine Umgebungssituation zurückzuführen ist. Beide Gruppen wollen wir hier nur kurz vorstellen. Genauer werden wir auf die einzelnen Störungen im letzten Kapitel eingehen.

Phobische Störungen

Phobien sind auf bestimmte Objekte oder Situationen begrenzt

Eine Phobie (= griechisch: Furcht) ist eine krankhafte, also unangemessene, starke und lebenseinschränkende Furcht vor etwas. Meist denkt man an bestimmte Objekte, Tiere zum Beispiel: Hunde, Katzen, Mäuse, Spinnen, Schlangen, Fische ... Aber nicht nur spezifische Objekte können zum Auslöser einer solchen „Furcht“ werden.

Angst auslösen können Höhen und Tiefen, Donner und Blitz, Dunkelheit, geschlossene Räume (Lift, Flugzeug, Sonnenbank im Solarium) oder auch hier im wahrsten Sinn des Wortes ausweglose Situationen wie Menschenmengen oder verstopfte Straßen. Ein „drohender“ Arzt- oder Zahnarztbesuch, der Anblick von Blut oder Verletzungen, die Erwartung, eine Spritze zu bekommen, oder die Möglichkeit, sich irgendwo anzustecken, können zu solchen ängstigenden Situationen gehören ebenso wie die Tatsache, allein aus dem Haus oder unter Leute zu gehen.

Auch der Gedanke, möglicherweise einen Smalltalk in der Mittagspause im Büro führen zu müssen, weil man dann sicher rot wird und zu stottern beginnt, kann Menschen so sehr ängstigen, dass sie sich außerstande sehen, sich dieser Situation zu stellen. Diese unterschiedlichen Phobien werden im ICD 10 noch einmal voneinander unterschieden: Es gibt die Agoraphobie, die soziale Phobie und die spezifische (isolierte) Phobie.

Agoraphobie in der Sprache des ICD 10

Bei dem Krankheitsbild der Agoraphobie handelt es sich um eine relativ gut definierte Gruppe von Phobien, mit Befürchtungen, das Haus zu verlassen, Geschäfte zu betreten, in Menschenmengen und auf öffentlichen Plätzen zu sein, alleine mit Bahn, Bus oder Flugzeug zu reisen. Eine Panikstörung kommt als häufiges Merkmal bei gegenwärtigen oder zurückliegenden Episoden vor.

Soziale Phobien in der Sprache des ICD 10

Als soziale Phobie bezeichnet man Furcht vor prüfender Betrachtung durch andere Menschen, die zu Vermeidung sozialer Situationen führt. Umfassendere soziale Phobien sind in der Regel mit niedrigem Selbstwertgefühl und Furcht vor Kritik verbunden. Sie können sich in Beschwerden wie Erröten, Händezittern, Übelkeit oder Drang zum Wasserlassen äußern. Dabei meint die betreffende Person manchmal, dass eine dieser sekundären Manifestationen der Angst das primäre Problem darstellt. Die Symptome können sich bis zu Panikattacken steigern.

Spezifische (isolierte) Phobien in der Sprache des ICD 10

Phobien, die auf eng umschriebene Situationen wie Nähe von bestimmten Tieren, Höhen, Donner, Dunkelheit, Fliegen, geschlossene Räume, Urinieren oder Defäkieren auf öffentlichen Toiletten, Genuss bestimmter Speisen, Zahnarztbesuch oder auf den Anblick von Blut oder Verletzungen beschränkt sind. Obwohl die auslösende Situation streng begrenzt ist, kann sie Panikzustände wie bei Agoraphobie oder sozialer Phobie hervorrufen.

Kurz und knapp

Phobische Störungen – die entscheidenden Fragen

- Gibt es Situationen oder Orte, die Ihnen Angst machen und die Sie vermeiden müssen?
- Oder: Haben Sie Angst vor Situationen, in denen Sie von anderen Menschen beobachtet und bewertet werden könnten – und müssen Sie solche Situationen meiden?
- Oder: Haben Sie Angst vor bestimmten Dingen oder Aktivitäten – und müssen Sie diese Dinge oder Aktivitäten meiden?

In der Sprache des ICD 10 heißt dies: Phobische Störungen sind „eine Gruppe von Störungen, bei der Angst ausschließlich oder überwiegend durch eindeutig definierte, eigentlich ungefährliche Situationen hervorgerufen wird. In der Folge werden diese Situationen typischerweise vermieden oder mit Furcht ertragen. Die Befürchtungen des Patienten können sich auf Einzelsymptome wie Herzklopfen oder Schwächegefühl beziehen, häufig gemeinsam mit sekundären Ängsten vor dem Sterben, Kontrollverlust oder dem Gefühl, wahnsinnig zu werden. Allein die Vorstellung, dass die phobische Situation eintreten könnte, erzeugt meist schon Erwartungsangst."

Sonstige Angststörungen

Bei den sonstigen Angststörungen gibt es keine bestimmten Auslöser

Bei den „sonstigen Angststörungen" ist die Angst nicht auf bestimmte Objekte beziehungsweise Situationen begrenzt. Sie tritt entweder für die Betroffenen scheinbar spontan in verschiedenen Situationen als Panikstörung auf, oder sie ist allgemein, generell und betrifft als eine solche generalisierte Angststörung viele Lebensbereiche.

Panikstörung

Wie der Begriff schon sagt, steht bei der Panikstörung (episodisch paroxysmale Angst) Panik mit all ihren körperlichen Symptomen im Vordergrund. Diese Panik tritt – das heißt der Zusatz paroxysmal – anfallsartig auf. Nicht jeder Panikanfall ist jedoch gleich eine Panikstörung.

Eine Panikstörung diagnostiziert der Arzt oder Psychotherapeut, wenn solche Panikattacken immer wieder auftreten und wenn mindestens einer dieser Attacken eine anhaltende Besorgnis über das Auftreten weiterer Panikattacken, Sorgen über die Bedeutung der Attacke oder ihre Konsequenzen und/oder eine deutliche Verhaltensänderung infolge der Attacken folgten.

In der Sprache des ICD 10 heißt dies:

„Das wesentliche Kennzeichen sind wiederkehrende schwere Angstattacken (Panik), die sich nicht auf eine spezifische Situation oder besondere Umstände beschränken und deshalb auch nicht vorhersehbar sind. Wie bei anderen Angsterkrankungen zählen zu den wesentlichen Symptomen plötzlich auftretendes Herzklopfen, Brustschmerz, Erstickungsgefühle, Schwindel und Entfremdungsgefühle. Oft entsteht sekundär auch die Furcht zu sterben, die Kontrolle zu verlieren oder die Angst, wahnsinnig zu werden."

Kurz und knapp

Panikstörung – die entscheidenden Fragen

- Leiden Sie manchmal unter plötzlichen Angstanfällen, ohne dass eine tatsächliche Bedrohung vorliegt?
- Leiden Sie manchmal aufgrund bestimmter körperlicher Symptome unter der Angst, beispielsweise einen Herzinfarkt erlitten zu haben und sterben zu müssen?

Generalisierte Angststörung

Die generalisierte oder allgemeine unbestimmte Angststörung hat keine konkrete auslösende Situation mehr. Sie wird definiert als ein diffuser, nicht näher bestimmbarer Zustand starker Angst oder ständiger Sorgen über einen langen Zeitraum.

Eine generalisierte Angststörung muss dann diagnostiziert werden, wenn Menschen sich mit unkontrollierbarer Angst und ständigen Befürchtungen quälen und aus diesem Grund unter ständiger Anspannung mit Kopf- und Nackenschmerzen, Zittern und verschiedenen anderen körperlichen Symptomen wie Benommenheit, Schwitzen, Herzrasen, Oberbauchbeschwerden, Schwindelgefühlen und Mundtrockenheit über einen langen Zeitraum leiden.

Kurz und knapp

Generalisierte Angststörung – die entscheidenden Fragen

- Müssen Sie sich ständig Sorgen machen?
- Sind sie deswegen fast immer so angespannt?

In der Sprache des ICD 10 heißt dies:

„Die Angst ist generalisiert und anhaltend. Sie ist nicht auf bestimmte Umgebungsbedingungen beschränkt oder auch nur besonders betont in solchen Situationen, sie ist vielmehr ‚frei flottierend'. Die wesentlichen Symptome sind variabel, Beschwerden wie ständige Nervosität, Zittern, Muskelspannung, Schwitzen, Benommenheit, Herzklopfen, Schwindelgefühle oder Oberbauchbeschwerden gehören zu diesem Bild. Häufig wird die Befürchtung geäußert, der Patient selbst oder ein Angehöriger könnten demnächst erkranken oder einen Unfall haben."

Angst als Begleitsymptom bei anderen Erkrankungen

Was auch passieren kann: Sie leiden unter Angst und suchen deswegen ärztliche oder psychotherapeutische Hilfe. Ihr Arzt oder Psychotherapeut bleibt jedoch nicht bei Ihrer Angst stehen, sondern stellt ganz andere Fragen und leitet daraufhin eine Reihe von Untersuchungen ein beziehungsweise überweist sie dafür zu einem Facharzt. Warum?

Das Symptom Angst kann tatsächlich auch zu einer anderen eigenständigen körperlichen Erkrankung gehören oder im Rahmen einer körperlichen Erkrankung als Begleitstörung auftreten. Im amerikanischen Diagnosesystem, dem DSM IV (→ Seite 148), gibt es dafür sogar eine Diagnose, die „Angststörung aufgrund eines medizinischen Krankheitsfaktors".

Eine weitere Möglichkeit ist in Betracht zu ziehen: Ihre Angst begleitet eine weitere Krankheit, besteht zusammen mit einer anderen Krankheit. Oft bedeutet die Gleichzeitigkeit dann kein einfaches Nebeneinander, sondern ein Miteinander. Das heißt:

Die gleichzeitig bestehenden Krankheiten haben zwar nicht dieselbe Ursache, aber sie beeinflussen sich gegenseitig. Man spricht in diesem Fall von Komorbidität (lateinisch: Mitkrankheit).

Eine solche Komorbidität mit bestimmten körperlichen und anderen seelischen Erkrankungen ist gerade bei Angststörungen sehr häufig. In manchen Fällen kann diesem „Zusammengehen" eine gemeinsame Ursache zugrunde liegen, oft aber ist es eine Vielzahl von Gründen, warum gerade bei dieser oder jener Krankheit das Risiko für eine hohe Komorbidität mit Angst oder eben auch einer Angststörung besteht.

Häufig gibt es einen Zusammenhang mit einer anderen Krankheit

Sehr häufig kommt Angst als Begleitsymptom bei Erkrankungen des Hormonsystems, bei neurologischen Erkrankungen, bei manchen Erkrankungen des Herz-Kreislauf-Systems, bei Krebs und bei Lungenerkrankungen vor. Angst tritt auch auf als unerwünschte Arzneimittelwirkung oder als Begleitwirkung von Suchtstoffen aller Art, oder sie kann als erstes Symptom einer anderen psychischen Krankheit im Vordergrund stehen.

Eine ausführliche Darstellung würde den Rahmen dieses Ratgebers sprengen. Lassen Sie uns im Folgenden aber kurz die wichtigsten der Krankheiten vorstellen, die entweder Angst verursachen oder von Angst „begleitet" werden. Sie werden sehen, der jeweilige Zusammenhang mit Angst kann ganz unterschiedlich aussehen. In der Behandlung müssen aber immer alle vorliegenden Krankheiten berücksichtigt werden.

Angst bei hormonellen Störungen

Diabetes

Menschen mit Diabetes leiden sehr viel häufiger unter Angst als der Durchschnitt der Bevölkerung. Untersuchungen ergaben, dass fast die Hälfte von ihnen davon betroffen ist, ganz unabhängig davon, ob es sich um eine schon in der Jugend oder im jüngeren Erwachsenenalter auftretende Form oder um einen Diabetes Typ 2 handelt. Angst kann – so weiß man – der erste Hinweis auf eine Unterzuckerung (Hypoglykämie) sein. Diese (sekundäre) Hypoglykämieangst kann sich dann im weiteren Verlauf der Erkrankung verselbstständigen, das heißt zu einer eigenstän-

Angst kann der erste Hinweis auf eine Unterzuckerung sein

digen Angststörung werden. Die wiederum kann negative Folgen für die Grunderkrankung, den Diabetes, haben.

Warum? Betroffene Patienten nehmen bei dem leisesten Angstgefühl, sei es nun aufgrund einer Unterzuckerung oder einer anderen Ursache, kohlenhydratreiche Nahrungsmittel zu sich und gefährden damit ihre Blutzuckereinstellung, weil sie den Blutzuckerspiegel zu stark anheben. Es ist also hier letztlich die falsche Bewertung – ich habe Angst, weil ich unterzuckert bin –, die die Angst zur Angststörung mit negativen Folgen macht und einen Teufelskreis in Gang setzt. Denn die Schwankungen des Blutzuckerspiegels bergen wiederum die Gefahr einer sekundären – das heißt: durch Unterzuckerung ausgelösten – Angst.

Umgekehrt gibt es übrigens aber auch Hinweise, dass Diabetiker von einer (medikamentösen) Behandlung ihrer Angststörung hinsichtlich der Stabilität ihres Insulin-Zuckerstoffwechsels sehr gut profitieren. Das heißt: Die Blutzuckerwerte schwanken nach einer erfolgreichen Behandlung der Angststörung sehr viel weniger stark als zuvor.

Störungen der Schilddrüsenfunktion

Schilddrüsenpatienten leiden häufig unter Ängsten

Auch bei Störungen der Schilddrüsenfunktion sind Angststörungen außerordentlich häufig. Rund zwei Drittel aller Patienten, die an einer Überfunktion der Schilddrüse leiden, leiden unter Angst. Neben der Neigung zu Panikattacken sind die Symptome einer allgemeinen Angst drei- bis viermal so häufig wie in der sonstigen Bevölkerung.

Eine Untersuchung der Schilddrüsenfunktion (durch eine Blutuntersuchung und gegebenenfalls eine Ultraschalluntersuchung der Schilddrüse) bringen Klarheit. Eine erste Abgrenzung ist jedoch auch ohne aufwendige Apparatur möglich: Patienten mit einer Schilddrüsenüberfunktion haben oft einen erhöhten Ruhepuls (deutlich über 80 Schläge pro Minute). Diese Frequenz bleibt auch im Schlaf erhalten. Weitere Indizien sind das typische allgemeine Erschöpfungsgefühl, das jede Aktivität bremst, und die Hände, die in der Regel warm und trocken sind. Stellen Sie bei sich diese Symptome fest, sollten Sie tatsächlich auf eine Überprüfung Ihrer Schilddrüsenfunktion drängen. Denn Ihre Angst-

Tumor der Nebennierenrinde

Auch bei einer anderen Hormonstörung, dem sogenannten Phäochromozytom, kann Angst im Vordergrund stehen. Bei dieser Erkrankung handelt es sich um einen Tumor der Nebennierenrinde, der hormonell aktiv ist, das heißt, dass dieser Tumor selbstständig Hormone ausschüttet, die den Blutdruck stark steigen lassen. Diese Blutdrucksteigerung ist sehr häufig mit Angstanfällen bis hin zu Todesfurcht verbunden.

störung muss durch Medikamente, die Ihre Überfunktion drosseln, behandelt werden.

Aber nicht nur die Überfunktion der Schilddrüse kann zu Angst führen. Auch bei 30 bis 40 Prozent der Patienten mit einer Schilddrüsenunterfunktion werden Angstzustände beobachtet. Sie verschwinden, wenn der Hormonmangel durch Medikamente ausgeglichen wird. Dies kann jedoch mehrere Monate dauern.

Angst bei neurologischen Erkrankungen

Angst ist bei allen Erkrankungen des Nervensystems ein häufiges (Begleit-)Symptom. Dies gilt nicht nur für relativ seltene Erkrankungen wie Infektionen des Gehirns, seltene Stoffwechselerkrankungen oder die Reaktion des Hirngewebes auf eine HIV-Infektion. Auch bei der multiplen Sklerose und der Parkinson-Krankheit ist Angst außerordentlich oft eine schwere zusätzliche Belastung für die Betroffenen.

Einerseits sind dies sicher Ängste, die als Reaktion auf die Erkrankung unmittelbar verständlich sind, andererseits können sie aber auch entgleisen und zur eigenständigen Angststörung werden. Oft spielen leider verschiedene Ursachen zusammen. Unterschiedliche Formen von Angst gehören dann zu den Symptomen der neurologischen Erkrankung selbst, die wiederum zu verständlichen Ängsten oder da entgleisend zu einer Angststörung führen.

Beispiel: Parkinson-Krankheit

Rund 40 Prozent aller Parkinson-Patienten entwickeln im Verlauf der Erkrankung eine generalisierte Angststörung, eine soziale Phobie oder eine Panikstörung.

Neben diesen Angststörungen, die möglicherweise von den Begleitumständen der Grunderkrankung ausgelöst wurden, tritt die Angst häufig als Sekundärangst auf, und zwar hier als Nebenwirkung der Parkinson-Therapie, insbesondere der L-Dopa-Medikation. Dies wiederum führt oft zu Komplikationen bei der Behandlung der Angststörung. Denn bei der medikamentösen Angsttherapie sind die gelegentlichen komplexen Wechselwirkungen zwischen den Parkinson-Medikamenten und den Medikamenten gegen die Angststörungen zu beachten.

Bei Anfallsleiden zum Beispiel entwickeln viele Patienten über die Jahre eine ausgeprägte Angststörung, die sich als Anfallsangst zeigt und damit ähnlich „funktioniert" wie die (Erwartungs-)Angst vor der nächsten Panikattacke innerhalb einer Angststörung. Aber auch der Anfall selbst kann von einer massiven Angstattacke eingeleitet werden, sie ist also schon Teil des Anfalls.

Bei Parkinson-Patienten verursachen oft die Medikamente Angst

Als dritte Komponente kann dann Angst als unerwünschte Wirkung der gegen die Grunderkrankung eingenommenen Medikamente hinzukommen. Letzteres spielt vor allem bei der Parkinson-Krankheit eine Rolle.

Angst bei Herz-Kreislauf-Erkrankungen

Angstsymptome wie Engegefühle im Brustbereich, ein starker und schneller – oft auch vermeintlich unregelmäßiger – Herzschlag und auch Schmerzen im Bereich des Herzens gehören zu den häufigsten körperlichen Symptomen der Angst. Wer diese bei sich wahrnimmt, gerät in Gefahr, sie als Vorboten eines Herzinfarkts oder einer anderen schweren Herzkrankheit falsch zu bewerten, was sich möglicherweise zu einer Angststörung auswachsen kann. Diese früher als neurotische Herzangst bezeichnete Angst führt häufig zu vielen (letztlich unsinnigen) diagnostischen Maßnahmen.

Diagnostisch abzugrenzen ist diese „neurotische Herzangst" von der Angst, die als Begleitsymptom von Erkrankungen des Herzens sehr häufig auftritt. Tatsächlich sind viele Herzkrankheiten mit ausgeprägten Angststörungen verbunden. Zu nennen sind vor allem bei Belastung auftretende Herzschmerzen (Angina Pectoris), die durch eine Verengung der Herzkranzgefäße entstehen. Auch Menschen, die unter anfallsartig auftretenden Herzrhythmusstörungen leiden, haben ein großes Risiko, eine Angststörung zu bekommen.

Ähnlich wie bei der Angst, die Menschen mit einem Anfallsleiden erleben, entsteht bald zusätzliche Angst vor der Wiederholung des ängstigenden Zustands. Man spricht hier von „Erwartungsangst", die zu einer ausgeprägten Vermeidungshaltung, nämlich Schonung, führt. Auch hier ist wieder die Angst, die aus der Grunderkrankung stammt, eng verknüpft mit einer Angststörung, die als Reaktion auf die Krankheit entsteht. Diese überdauert dann auch bei gelungener Behandlung der Grunderkrankung die Krankheit, die sie ausgelöst hat, und macht möglicherweise eine eigenständige Angsttherapie (siehe die folgenden Kapitel) notwendig.

Angst bei Lungenerkrankungen

Patienten mit einer chronisch obstruktiven Lungenerkrankung (wie einer Bronchitis oder einem Lungenemphysem), bei der es aufgrund einer chronischen Entzündung der Bronchien zu einer vermehrten Schleimbildung und deshalb immer häufiger zu Atemnot kommt, haben ein außerordentlich hohes Risiko, zusätzlich eine Angststörung zu entwickeln. Studien konnten zeigen, dass weit mehr als die Hälfte der Patienten mit einer obstruktiven Lungenerkrankung davon betroffen sind. Manche Untersuchungen kommen sogar auf Raten von 90 Prozent.

Panikattacken können die Atemnot von Asthmapatienten verstärken

Hauptsächlich handelt es sich dabei um Panikattacken, die ihrerseits die Atemnot verstärken können.

Ähnliches erleben Asthmapatienten. Auch hier ist die Atemnot das vorherrschende Symptom, und auch hier entwickelt rund die Hälfte aller Patienten im Verlauf eine Panikstörung, die wiederum die Zahl der Asthmaanfälle erhöht.

Angst durch den Konsum bestimmter Substanzen

Ängste treten besonders häufig bei bestimmten Medikamenten, bei Drogen und beim übermäßigen Konsum von Alkohol, Nikotin oder Kaffee auf. So können alle anregenden und aufputschenden (also stimulierenden) Arzneimittel Ängste und vor allem Panikattacken auslösen. Insbesondere alle Amphetamine und Medikamente, die solche Wirkstoffe ebenfalls enthalten, sind hier zu nennen. Dazu gehören zum Beispiel manche „Diätpillen", also Appetitzügler, oder Medikamente, die zur Behandlung der ADHS (Aufmerksamkeitsdefizitstörung mit Hypermotorik) eingesetzt werden. Auch einige stimulierende Antidepressiva können als unerwünschte Arzneimittelwirkung Angst auslösen.

Ein sehr hohes Risiko besteht bei stimulierenden illegalen Drogen wie zum Beispiel Kokain oder Ecstasy. Was leider in Vergessenheit geraten ist: Auch Koffein kann bei hoher Dosierung Angst und Panikzustände auslösen. Denn Koffein ist eine stark stimulierende chemische Verbindung, an die wir uns schon gewöhnt haben.

Aber nicht nur die Einnahme, auch das Absetzen von manchen Arzneimitteln oder Suchtstoffen kann angstauslösend wirken. Zu nennen sind manche Antidepressiva. Ihre Dosierung muss deshalb ausgeschlichen, also nach und nach verringert werden. Dies gilt auch für einige opiathaltige Schmerzmittel, beispielsweise im Rahmen der Beendigung einer Schmerztherapie.

Für Menschen, die gegen ihre Angst Beruhigungsmittel, vor allem Benzodiazepine oder andere angstlösende Medikamente einnehmen, muss besonders betont werden: Diese können, wenn sie über einen langen Zeitraum eingenommen werden, paradox

Ein Teufelskreis!

Alkohol und Angst begleiten einander oft in fataler Weise. Zuerst spielt Alkohol sehr häufig eine große Rolle in der Selbstbehandlung.

Das heißt: Wer Angst hat, trinkt sich Mut an. Leider sind die Folgen für manche Menschen mit Angst zerstörerisch. Das Risiko: Wer ein oder auch ein paar mehr Gläser Bier oder Wein getrunken hat, erfährt die beruhigende, angstlösende Wirkung des Alkohols, greift deshalb immer häufiger auf sie zurück – und wird aufgrund des durchschlagenden Lernerfolgs psychisch abhängig. Dabei bleibt es aber leider nicht. Denn Alkohol macht nun einmal auch körperlich abhängig. Eine Alkoholabhängigkeit entsteht. Nicht umsonst besteht eine große Komorbidität zwischen Angststörung und Alkoholabhängigkeit.

Beim Versuch, diese Alkoholsucht zu überwinden, entsteht häufig zusätzliche oder neue Angst als Entzugssymptom. Auch schon eine geringe Reduktion des gewohnten Blutalkoholspiegels kann dazu führen. Schon wieder Angst und – dies ein häufiges Symptom – Panik, gegen die vielleicht wieder Alkohol als „Heilmittel" eingesetzt wird. Ein Teufelskreis!

Übrigens: Auch Beruhigungsmittel und deren Missbrauch führen in einen solchen Teufelskreis von Angst, Missbrauch, Abhängigkeit, Angst, Entzug und Angst, Missbrauch …

wirken. Das heißt, ihre ursprüngliche – beruhigende oder angstlösende – Wirkung kann umschlagen und nun zu massiven Angstzuständen führen. Auch ihr Absetzen nach langem Gebrauch kann als Entzugserscheinung zu Angststörungen führen.

Ebenso kann es im Alkoholentzug zu sehr starken Angstsymptomen kommen.

Angst bei Krebserkrankungen

Auch im Verlauf einer Krebserkrankung kommt es fast zwangsläufig zu Angst. Patienten empfinden ihre Diagnose als existenzielle Bedrohung. Sie ängstigen sich vor den Folgen der Therapie, vor Verstümmelung, wenn etwa bei Brustkrebs eine Frau ihre Brust verliert. Sie haben Angst vor dem Kontrollverlust, der bei

Therapieabbruch als „Vermeidung"

Chemotherapie wird häufig in mehreren Zyklen verabreicht, das heißt: Ein Zyklus ist eine Folge von Behandlungen, gefolgt von einer Behandlungspause, der ein neuer Behandlungszyklus folgt. Eine Kombination von hoch dosierten Medikamenten wird also über die Dauer von mehreren Monaten in ganz bestimmten Abständen wiederholt gegeben. Viele Patienten haben aufgrund der heftigen Nebenwirkungen wie Übelkeit, Erbrechen, Fieber, Abgeschlagenheit, Verlust der Behaarung starke Angst vor dem nächsten Chemotherapiezyklus, der ja auf sie zukommen wird. Leider kann diese nachvollziehbare Furcht, die sich auf die nächste Therapiefolge bezieht, zu einem Vermeidungsverhalten führen. Dieses kann so aussehen, dass Patienten Termine verschieben oder gar nicht wahrnehmen, oder dass sie die Therapie abbrechen. Das heißt: Dieses Vermeidungsverhalten kann den Heilungsprozess insgesamt infrage stellen. Deshalb ist die Behandlung der Angst vor der Behandlung so wichtig.

Dazu gehören

- eine Minimierung der genannten Nebenwirkungen durch Medikamente, die glücklicherweise immer besser gelingt,
- eine hoch dosierte Behandlung mit Benzodiazepinen (→ Seite 215) möglicherweise schon vor dem ersten Chemotherapiezyklus, um deren Effekt zur Verringerung der möglichen Erwartungsangst vor dem nächsten Zyklus zu nutzen.
- Gespräche gegen die „Vermeidung"
- Benzodiazepine gegen die Angst jeweils kurz vor dem nächsten Zyklus
- eine konstante psychoonkologische Mitbetreuung während des gesamten Krankheitsverlaufs, in der die normale Angst nicht bagatellisiert wird.

den Behandlungen eintritt, durch die sie langsam zum Objekt einer Medizinmaschinerie gemacht werden, und empfinden starke Angst vor dem Verlust ihrer Würde.

Die Angst bei Krebs verschlechtert die Heilungschancen

Krebspatienten haben Angst zum Zeitpunkt der Mitteilung der Diagnose, wenn die Behandlungen, Operationen oder Chemotherapien eingeleitet werden, aber auch nach Ablauf der Behandlungen als Angst vor Wiedererkrankung. Auch eine mögliche Wiedererkrankung löst immer starke Angst aus. Das heißt: Angst begleitet von Anfang an den Verlauf der Krankheit und der Behandlung und reicht häufig darüber hinaus.

Leider weiß man, dass solche Ängste – so normal und verständlich sie sind – den Fortgang einer Behandlung infrage stellen können und damit die Heilungschancen insgesamt verschlechtern. Das heißt: Dass diese Ängste sicher normal sind, bedeutet nicht, dass sie nicht der Behandlung bedürfen. Dieser Notwendigkeit wird die Psychoonkologie gerecht. Psychoonkologen können und müssen zwischen dem einfühlbaren Anteil der Angst und einer krankhaften unangemessenen und den Behandlungsverlauf störenden Angst unterscheiden.

Angst und andere psychische Krankheiten

Angst und Depression überschneiden sich häufig. Darüber haben Sie schon im Ursachen-Kapitel gelesen. Im ICD 10 findet sich als mögliche Diagnose: Angst und Depression gemischt. Gemeint ist damit eine Krankheit, in der depressive und ängstliche Symptome zusammen auftreten. Daneben gibt es aber noch recht häufig eine Komorbidität (also ein Nebeneinander) von Depression und Angststörung, das heißt: Manche Menschen leiden an beiden Störungen. Sie sind schwer depressiv und haben Ängste, die sich nicht aus ihrer Depression heraus ergeben.

Dabei kann zuerst die Depression auftreten, zu der dann Angst hinzukommt, oder aber auch umgekehrt: Menschen mit einer Angststörung werden – vielleicht auch wegen ihrer Ängste – depressiv. In beiden Fällen führt die Komorbidität zu einer Verstärkung der jeweiligen Symptome und – wenn die Behandlung nicht beiden Krankheiten gerecht wird – zu einem schwierigeren Krankheitsverlauf und einer schlechteren Heilungserwartung (Prognose). Die richtige Diagnose ist bei Angststörungen, die mit Depressionen einhergehen, auch deshalb so wichtig, weil sie unbehandelt leider ein erhöhtes Selbsttötungsrisiko mit sich bringen.

Starke Angst kann auch auf eine Psychose hinweisen. Eine Psychose ist eine schwere psychische Störung, die mit einem zeitweiligen weitgehenden Verlust des Realitätsbezugs einhergeht. Die Angst innerhalb einer psychotischen Erkrankung ist meist tiefgreifender und länger anhaltend. Zu Anfang der Erkrankung ist die psychotische Angst eher diffus und unspezifisch. In dieser Phase ist die notwendige Abgrenzung zu einer primären Angststörung noch recht schwierig, da sich erst später im weiteren Verlauf auch die Inhalte der Angst von denen im Rahmen einer Angststörung unterscheiden. Sie ist aber notwendig, da sie eine ganz andere medikamentöse Behandlung erfordert.

Psychotherapie der Angststörungen

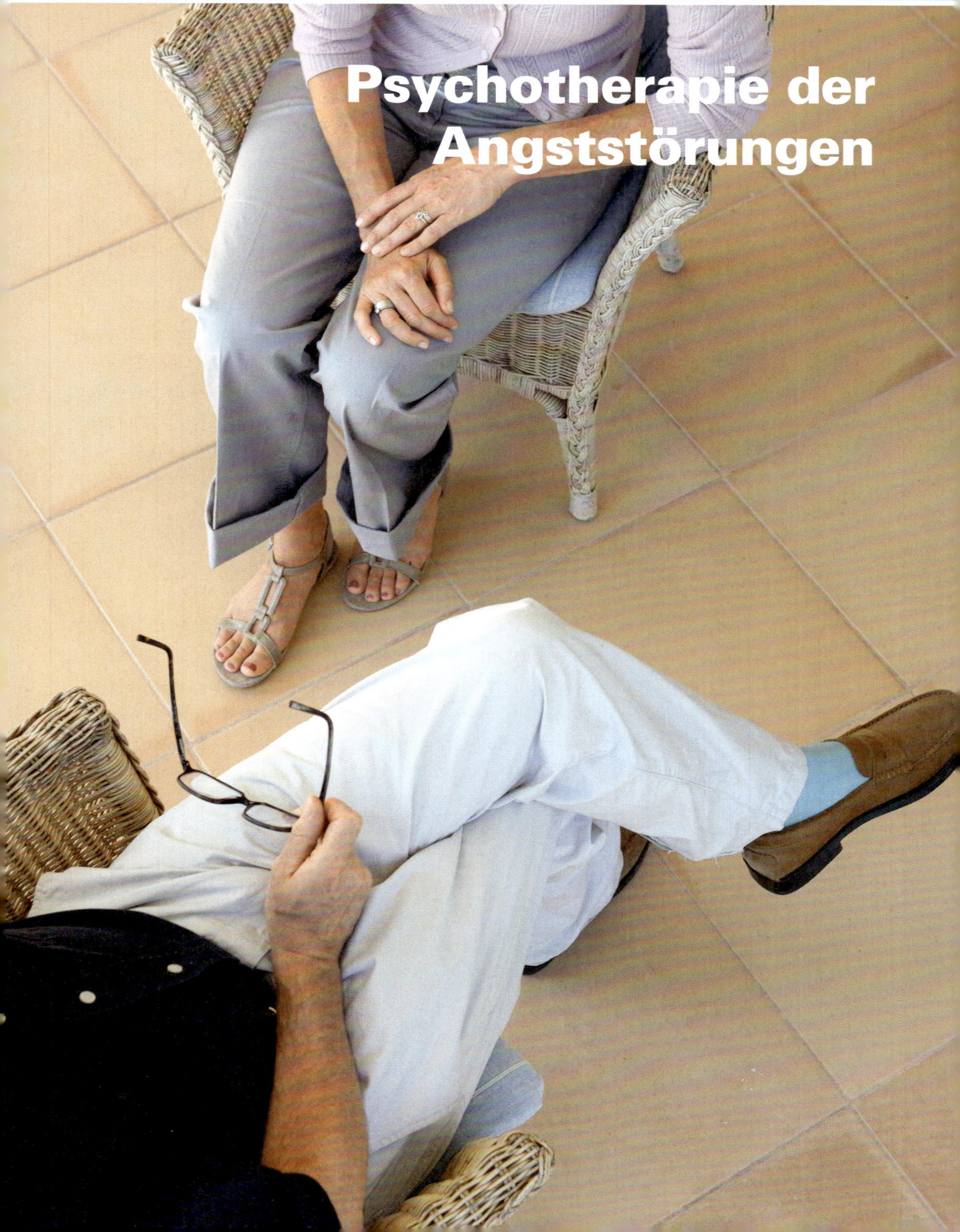

Die tragende Säule der Behandlung

Psychotherapie ist die Hauptsäule der Behandlung – oder sollte es zumindest sein. Denn leider verstreicht oft sehr viel Zeit, bis Menschen, die unter einer Angststörung leiden, wirklich die richtige Diagnose erhalten und damit endlich eine wirksame Behandlung finden können. Und auch dann, wenn einmal klar wurde, dass hinter der „Herzattacke", dem Schwindel, der Schlafstörung kein körperliches, sondern ein seelisches Leiden steckt, sind viel zu viele Ärzte – und mit ihnen die Patienten – zu schnell dabei, einfach und ausschließlich „etwas zur Beruhigung" zu verordnen beziehungsweise einzunehmen. Sie verkennen dabei, dass gerade Menschen mit Angst mehr als den Griff zum Rezeptblock brauchen!

Der Griff zum Rezeptblock reicht nicht

Was ist Psychotherapie und wie wirkt sie?

Psychotherapie unterscheidet sich von anderen medizinischen Behandlungsmethoden weniger im Anwendungsbereich als durch das Vorgehen: Sie ist die Behandlung von psychischen und körperlichen Störungen mit psychologischen Mitteln. Zu diesen Mitteln gehören Ratschläge, Überzeugung, Beeinflussung und Training von bestimmten Verhaltens-, Denk- und Erlebensweisen. Dazu gehört auch, Einsicht in die eigene Lebensgeschichte zu ermöglichen beziehungsweise zu vermitteln, und das Aufarbeiten alter Konflikte im Hier und Jetzt der therapeutischen Situation.

Was dabei immer im Vordergrund steht: Der Patient darf sich mit seinen Gefühlen, Gedanken, seinem Erleben und Verhalten angenommen, verstanden und respektiert wissen. Der Psychotherapeut gestaltet durch sein Vorgehen, seine Technik und seine Haltung eine vertrauensvolle zwischenmenschliche Beziehung, die die Grundlage jeder psychotherapeutischen Behandlung ist. Auf der Grundlage dieser Beziehung macht der Patient neue Erfahrungen, gewinnt neue Einsichten und lernt.

Wie Psychotherapie wirkt und welche Methode die effektivste ist, darüber streiten sich die Experten jedoch. Aber dass sie wirkt, steht heute außer Frage – nachgewiesen auch durch eine Vielzahl von Einzelstudien und durch sogenannte Meta-Analysen, die die Ergebnisse vieler Einzelstudien zusammenfassen. Inzwischen gibt es erste Untersuchungen, die sich der neuen bildgebenden Verfahren bedienen, mit denen sich Vorgänge im Gehirn sichtbar machen lassen. Mit ihrer Hilfe können Wissenschaftler „nachschauen", ob sich dort durch Psychotherapie irgendetwas verändert. Und tatsächlich konnten sie neurobiologische Veränderungen im Gehirn nachweisen, die auf eine vorangegangene Psychotherapie zurückzuführen waren.

Das Gespräch – die „Basispsychotherapie" der Angststörung

Gerade bei Angststörungen steht das Gespräch im Zentrum aller empfohlenen diagnostischen und therapeutischen Maßnahmen. Das heißt auch: Das Gespräch sollte das am häufigsten praktizierte Psychotherapieverfahren im Versorgungsalltag aller Angststörungen sein.

Ziel des Gesprächs ist Einsicht, Vertrauen und Motivation

Das Gespräch dient nicht nur diagnostischen Zwecken. Sein (psychotherapeutisches) Ziel ist Vertrauen, Einsicht und Motivation. Oft ist das Vertrauen zum Arzt die Voraussetzung dafür, von seinen Ängsten sprechen zu können oder auch die Diagnose einer Angststörung „anzunehmen", dies vor allem, wenn Patienten eine lange Odyssee körperlicher Untersuchungen hinter sich haben.

Der Hausarzt kann und muss informieren und aufklären: Was passiert eigentlich bei Angst? Warum geraten mein Herz und mein Kreislauf scheinbar so außer Kontrolle? Woher kommen die Schmerzen in der Brust? Kurz: Was ist eine Stressreaktion? Das Ziel dieser Aufklärung: Der Patient kann zum ersten Mal seine ängstigenden körperlichen Symptome, die ihn zum Arzt geführt haben, als Teil der Angst begreifen.

Auch das sogenannte supportive Gespräch gehört zur ersten allgemeinen Psychotherapie. Es bietet gerade Menschen mit Angst erste Entlastung und führt vielleicht auch zur Reduzierung der

Symptome. Außerdem hilft es, durchzuhalten, wenn Angst schon lange das Leben begleitet und nun eine längere Behandlungsphase zu erwarten ist. Es stärkt die Compliance, wie Mediziner die Bereitschaft des Patienten, den Empfehlungen des Behandlers zu folgen, nennen. Das Erzielen einer guten Compliance bei Patienten, die möglicherweise nicht mehr mitarbeiten wollen, die genug haben von Medikamenten und neuen Therapieversuchen, ist eine der Kernaufgaben des ärztlichen Gesprächs und wesentlich für den Therapieerfolg. Denn in vielen Studien hat sich mittlerweile die Non-Compliance (also die Nicht-Mitarbeit) als ein großes Problem jeder medizinischen Behandlung erwiesen.

Auf dem Psycho-Markt

Der Psycho-Markt ist unübersichtlich geworden

Inzwischen ist der Markt der psychotherapeutischen Möglichkeiten unübersichtlich geworden. Ein Klick ins Internet zeigt dies, aber auch ein Blick in die einschlägigen Regale einer gut sortierten Buchhandlung. Einerseits hat die Entwicklung der Psychotherapie in den letzten Jahrzehnten dazu geführt, dass immer mehr Methoden, Techniken und Therapieprogramme erkannt, ausgearbeitet und geprüft wurden. Andererseits hat die Öffnung gegenüber asiatischer Lebensführung und Weltanschauung und damit auch für eine Vielzahl von möglicherweise falsch verstandenen und kaum übertragbaren fernöstlichen Heilsversprechen zu einem Boom auf dem Esoterikmarkt geführt, der leider einigen Menschen die Chance einer effektiven Behandlung vorenthält.

Um uns in diesem Dschungel der Methoden- und Verfahrensvielfalt zurechtzufinden, wählen wir die Methoden der Bundesrepublik Deutschland. Sie hat in den Psychotherapierichtlinien ganz bestimmte Bedingungen formuliert, denen ein psychotherapeutisches Verfahren genügen muss, um in den Leistungskatalog der gesetzlichen Krankenkassen aufgenommen zu werden.

Diese sind kurz gefasst: Dem Verfahren muss ein umfassendes Theoriesystem der Krankheitsentstehung zugrunde liegen, und seine Behandlungsmethoden müssen in ihrer therapeutischen Wirksamkeit belegt sein. Derzeit sind drei Verfahren (psychoanalytische Psychotherapie, tiefenpsychologisch fundierte Psycho-

Die Richtlinien-Psychotherapien

Dass psychoanalytische und verhaltenstherapeutische Verfahren von Anfang an in den Kanon der Richtlinien-Therapien gehören, hat zum großen Teil historische Gründe: Sie sind in Deutschland schon lange die Hauptvertreter der Psychotherapie. Alle anderen Verfahren sind bisher am Zulassungsverfahren gescheitert. So ist es etwa bis heute den Vertretern der Gesprächspsychotherapie nicht gelungen, trotz des wissenschaftlichen Nachweises der Wirksamkeit ihrer Arbeit und ihrer weiten Verbreitung in der stationären Behandlung und Rehabilitation, als Richtlinienverfahren anerkannt zu werden, da sie nicht alle geforderten Kriterien erfüllen. Ähnliches gilt für die Familientherapie. Sie wird in großem Umfang stationär angewandt. Die Kosten dafür übernehmen die Krankenkassen. Im ambulanten Bereich erstatten sie sie hingegen nicht.

therapie und Verhaltenstherapie) als Richtlinienverfahren anerkannt. Das heißt: Bisher sind es allein die beiden großen Bereiche der verschiedenen psychoanalytisch und verhaltenstherapeutisch begründeten Verfahren, die den Ansprüchen einer „Richtlinien-Psychotherapie“ genügen.

Die Verhaltenstherapie

Genau genommen gibt es **die** Verhaltenstherapie nicht. Unter diesem Begriff werden ganz unterschiedliche Behandlungsmethoden zusammengefasst, deren Gemeinsamkeiten nach heutigem Verständnis nicht in einer bestimmten Methodik, sondern in ihrer therapeutischen Grundorientierung zu finden sind. Sehr verkürzt dargestellt sind dies

- die Annahme, dass psychische Störungen, also in unserem Fall eine Angststörung, nicht ausschließlich angeboren sind, sondern auch gelernt wurden, und
- die Annahme, dass alles Gelernte auch wieder verlernt werden kann.

Auch dazu gibt es eine Vielzahl von Überlegungen, Methoden und Verfahren. Allen gemeinsam ist – darauf legen Verhaltenstherapeuten jeder Richtung Wert – die systematische wissenschaftliche Überprüfung und Auswertung ihrer Ergebnisse.

Um einen Einblick in die verschiedenen Richtungen und Methoden zu ermöglichen, sollen hier wieder die wesentlichen Begriffe vorgestellt werden.

Verlernen

Angst wird gelernt und kann auch wieder verlernt werden. Dieses Verlernen geschieht zum Beispiel mithilfe der Psychotherapie.

Angst wird gelernt und kann auch wieder verlernt werden

Wie das Lernen einer Angststörung vor sich gehen kann, haben wir im Ursachen-Kapitel ausführlicher dargestellt. Wie aber kann man eine Angststörung verlernen?

Wenn man sich noch einmal die Erklärungen zur Angstentstehung ab der Seite 57 durchliest, wird deutlich, was damit gemeint ist.

Hier ein Beispiel:

Karin S. hat eine Hundephobie, weil sie als Kind von einem Hund gebissen wurde und in den vielen Jahre danach immer wieder die Erfahrung gemacht hat, dass sie ihre Angst durch Vermeidung (Straßenseite wechseln, Freunde mit Hund nicht besuchen, Hundebilder in Zeitschriften schnell überblättern) vermeintlich in den Griff bekommen konnte.

Das heißt, sie hat gelernt, Hunde zu vermeiden. In der Therapie nun soll sie sich dem Hund stellen, um die Erfahrung machen zu können, nicht gebissen zu werden, und so die Reaktion Angst, die sich bei ihr unweigerlich beim Anblick eines Hundes einstellt, zu löschen. Dass eine solche „Exposition“ nicht so einfach ist, weiß jeder, der unkontrollierbare Angst hat.

Deswegen wurden verschiedene Techniken entwickelt, um diese Erfahrung überhaupt erst aushalten zu können. Allen gemeinsam ist das Ziel: Der Patient macht die „korrektive Erfahrung“ einer Angstbewältigung statt der die Angststörung verstärkenden Erfahrung der Angstvermeidung.

Konfrontation und Exposition – Vermeiden verboten!

Grundsätzlich lassen sich zwei Extremvarianten unterscheiden:

Die eine gleicht dem Sprung ins kalte Wasser, ist also eine rasche, intensive Konfrontation ohne Wenn und Aber.

Die andere folgt eher einem Prinzip der kleinen Schritte, wobei noch einmal unterschieden wird, ob diese Exposition **in vivo** (also im realen Leben) oder **in sensu** (in der Vorstellung) stattfindet. In unserem Beispiel wäre dies vielleicht folgende Alternative:

Entweder Karin S. springt ins kalte Wasser und durchquert mit ihrem Psychotherapeuten die Hundewiese, auf der sich heute vor allem unerzogene Doggen aufhalten, die nichts lieber tun, als Fremde freudig anzuspringen, oder sie nähert sich dem Problem Schritt für Schritt anhand ihrer Angsthierarchie (→ Kasten, Seite 172), mit deren Hilfe sie nach und nach das Angstlevel, das sie aushalten kann, steigert.

Überfluten (Flooding)

Die erste Methode, bekannt auch unter dem Begriff „Flooding" (sich von der Angst überschwemmen lassen), lebt davon, dass die Angst wirklich stark wird, ohne dass der Patient sie durch seine bisher vermeintlich effektiven Vermeidungsstrategien abschwächen oder verhindern kann. Aber was der Patient, der dieses Flooding aushalten muss, nicht erwartet, geschieht: Die Angstflut ebbt wieder ab. Und dies ist naturgemäß so, denn – das weiß sein Psychotherapeut – Angst dauert nie ewig. Deutlich wird also:

- Angst lässt sich aushalten, und:
- die erwartete Katastrophe tritt nicht ein.

Diese Erfahrung speichert das Gehirn, und durch mehrmaliges Wiederholen lässt sich die so fatale Angstkonditionierung löschen.

Wer sich der Angst aussetzt, merkt, wie sie zwar zuerst ansteigt, dann aber abebbt

Schritt für Schritt

Die Techniken der zweiten Variante, also einer dosierten Exposition, ermöglichen ein schrittweises Annähern an die Angstsituation. Hier wird der Patient nicht „überschwemmt", sondern er gestaltet aktiv, was und wie viel er zulässt. Also: Während beim Flooding ein Patient mit Höhenangst mit seinem Psychotherapeuten auf einen hohen Turm steigen muss, darf er sich bei dem

Die Angsthierarchie

Jeder hat seine ganz persönlichen Ängste, und die wiederum haben für ihn eine ganz bestimmte quantitative Wertigkeit.

Während Thomas R. zum Beispiel schon bei der Vorstellung, einen Anruf bei seinem Stromversorger erledigen zu müssen, feuchte Hände bekommt und nach einer Ausrede sucht, kann seine Frau Sabine mühelos alle anfallenden Telefonate erledigen. Sie aber wird unruhig, wenn ihr Mann vergisst, Bescheid zu sagen, wenn er sich verspätet – was er nicht verstehen kann. Sie beginnt auf die Uhr zu schauen, sobald es 30 Minuten sind, wird unruhig bei 45 Minuten und gerät in Panik, wenn er unabgemeldet mit seinem Kollegen noch kurz auf ein Bier unterwegs ist. Er dagegen könnte nach langem Überlegen angeben, dass ihm ein Anruf bei seiner Frau keine Probleme macht, dass er aber schon eine telefonische Verabredung mit Freunden eher seiner Frau überlässt, weil er „ja so ungern telefoniert". Die Anforderung, bei seinem Hausarzt einen Termin telefonisch zu vereinbaren, ist noch schwieriger. Er schiebt den Anruf Wochen vor sich her oder fährt lieber schnell in der Praxis vorbei, um das so zu regeln. Fast unmöglich sind Telefonate mit gänzlich Unbekannten, also zum Beispiel mit irgendwelchen Sachbearbeitern in Ämtern. Wie schon gesagt, bereits die Vorstellung macht ihm feuchte Hände, Magenschmerzen und Beklemmungsgefühle.

Kurz: Die Ängste von Thomas R. und seiner Frau unterscheiden sich qualitativ. Für beide aber gilt: Jeder kann seine Angst quantitativ ordnen. Jeder kann also für sich eine individuelle Angsthierarchie erstellen, beginnend mit einer Situation, in der zum Beispiel ein erstes flaues Gefühl in der Magengegend zu spüren ist, bis zu dem Punkt, der absolut unerträglich erscheint.

Therapeuten, der sich einer stufenweisen Gewöhnung verschrieben hat, langsam annähern, indem er vielleicht zuerst im ersten Stock von einem Balkon hinuntersehen muss, dann vielleicht im dritten, um sich so nach und nach hochzuarbeiten.

Die bekannteste Technik einer langsamen – dosierten – Annäherung ist die systematische Desensibilisierung. Hier erlernt der

Patient zuerst einmal ein Entspannungsverfahren, da sich aller Erfahrung nach Angst und Entspannung gegenseitig ausschließen. Dann wird er aufgefordert, seine ganz persönliche Angsthierarchie (→ Kasten links) zu erstellen, wobei die problematischste Situation, also die, die schon in der Vorstellung die stärkste Angst auslöst, mit der Zahl 100 versehen wird, während die, bei der er gerade noch keine Angst empfindet, die Zahl 0 bekommt.

Die eigentliche systematische Desensibilisierung geschieht dann folgendermaßen: Der Patient wird – nach vorheriger Entspannung – aufgefordert, sich „in sensu" (also in Gedanken, in der Fantasie) in die ihm gerade noch erträgliche Situation hineinzubegeben. Tritt trotz Entspannung Angst auf, wird die Fantasie abgebrochen. Der Patient muss sich erst wieder entspannen, bevor er sich noch einmal der ängstigenden Vorstellung aussetzt, was erfahrungsgemäß bei der Wiederholung schon besser klappt. Das bedeutet: Ein Aufsteigen zum nächsten Level wird – wieder nach vorheriger Entspannung – möglich. Die einzelnen Szenen der Angsthierarchie werden so lange durchgearbeitet, bis die Vorstellung der Angstszene ohne aufkeimende Angst gelingt. Erst dann muss ein Weitergehen gewagt werden.

Innerhalb des Prozesses bis hin zum letzten Level 100 kann dann von der In-sensu-Exposition zu einer In-vivo-Exposition gewechselt werden. Auch hier wird wieder bei der untersten Hierarchiestufe begonnen, bis dann endlich die Angst, deretwegen der Patient den Psychotherapeuten aufgesucht hat, „gelöscht" wurde.

Die sanfte stufenweise Annäherung ist nicht so erfolgreich

Leider kann diese sanfte Annäherung nicht auf die Erfolge des Floodings verweisen, da der Patient im Grunde genommen bei jedem Schritt, den er nicht weitergeht, weil die Angst ansteigt, sein Angstobjekt wieder „vermeidet". Die Erfahrung, dass die Angst kurvenartig anschwillt und von selbst wieder abnimmt, bleibt aus. In der psychotherapeutischen Realität wird heute meist eine Kombination beider „Annäherungen" praktiziert.

Die Angstkurve

Die meisten Verhaltenstherapeuten praktizieren deshalb heutzutage eine (abgeschwächte) Form des Floodings. Sie nutzen damit die einfache Erkenntnis: Jede Angst, jede Panik, die aufgrund einer Konfrontation mit dem ängstigenden Objekt, der ängstigenden Situation entsteht, dauert nicht ewig, sondern verläuft in Form einer Kurve, der sogenannten Angstkurve: Zunächst steigt die Angst unweigerlich an. Sie steigt aber nicht – wie befürchtet – ins Unermessliche. Sie erreicht nur ein erträgliches Ausmaß, bevor sie von selbst an Intensität zu verlieren beginnt. Deutlich wird das in den Schaubildern rechts.

Das erste Schaubild zeigt zwei verschiedene Angstkurven:

Die rote Kurve haben Sie bisher erlebt: Sie hatten Angst vor etwas. Wenn Sie mit Ihrem Angstreiz konfrontiert wurden, stieg diese Angst an. Aus Angst vor einem weiteren Anstieg sind Sie wörtlich oder im übertragenen Sinn davongerannt – und? Die Angstkurve sank! Erleichterung! Aber inzwischen wissen Sie: Durch eine solche Vermeidung werden Sie Ihre Angst nie in den Griff bekommen. Ihre Befürchtung, von dieser Angst überwältigt zu werden – diese Befürchtung stellt die graue Linie dar – besteht weiter. Sie müssen Ihr Leben weiter einschränken, um nicht mit dem, wovor Sie Angst haben, konfrontiert zu werden. Denn Sie haben die Kurve vor dem Abklingen abgebrochen mit der Folge, dass Sie bis heute befürchten, von ihrer Angst überwältigt zu werden. Wer seine Angst überwinden will, muss das Ansteigen der Angst aushalten, um das Abklingen mitzuerleben.

Der Mensch gewöhnt sich an alles!

Diese Entwicklung zeigt die wichtigste Kurve, die zweite Abbildung. Diese Angstkurve stellt dar, was passiert, wenn Sie es wagen, sich Ihrem Angstreiz und damit Ihrer Angst auszusetzen: Ihre Angst wächst, die Angstkurve steigt etwas höher, als wenn Sie vorzeitig vermeiden. Aber: Sie steigt nicht ins Unendliche! Irgendwann – und zwar in einem Zeitraum, den Sie gut mit Angst aushalten können – wird sie sinken, und dann können Sie aufatmen: Sie haben zum ersten Mal Ihre Angst überwunden.

Sicher: Sie werden es noch einmal ausprobieren müssen und noch einmal. Aber Sie werden merken, beim zweiten und dritten Mal ist die Angst schon geringer, die Kurve flacher und der Zeitraum, in dem Sie Angst verspüren, kürzer. Diese Entwicklung stellt das dritte Schaubild dar.

Warum das so ist? Der Mensch gewöhnt sich an alles! Auf diese Erfahrung können Sie vertrauen.

Angstkurven

1. Angstkurve bei Vermeidung

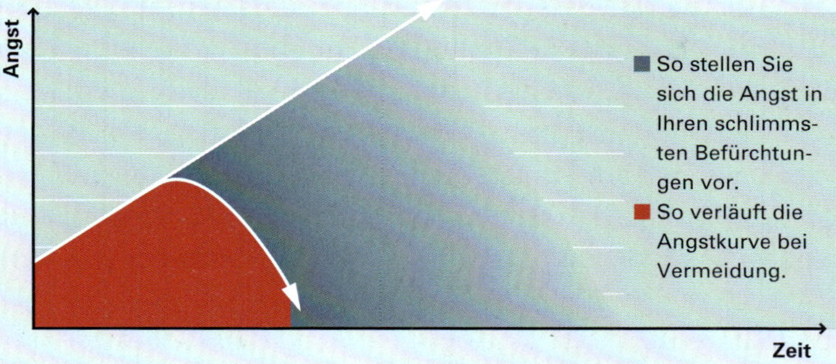

■ So stellen Sie sich die Angst in Ihren schlimmsten Befürchtungen vor.
■ So verläuft die Angstkurve bei Vermeidung.

2. Kurve eines typischen Angstverlaufs

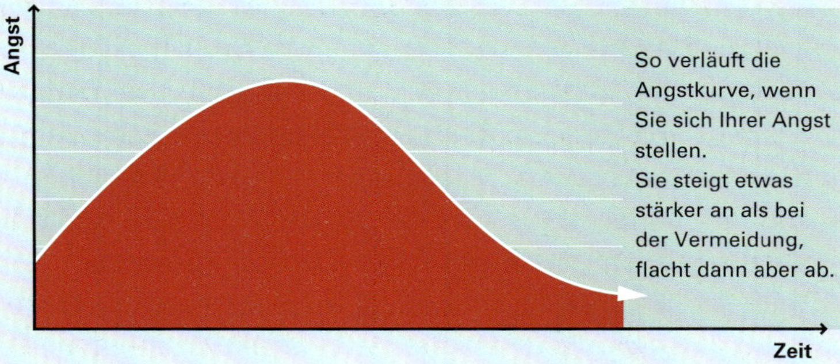

So verläuft die Angstkurve, wenn Sie sich Ihrer Angst stellen.
Sie steigt etwas stärker an als bei der Vermeidung, flacht dann aber ab.

3. Gewöhnung (Habituation)

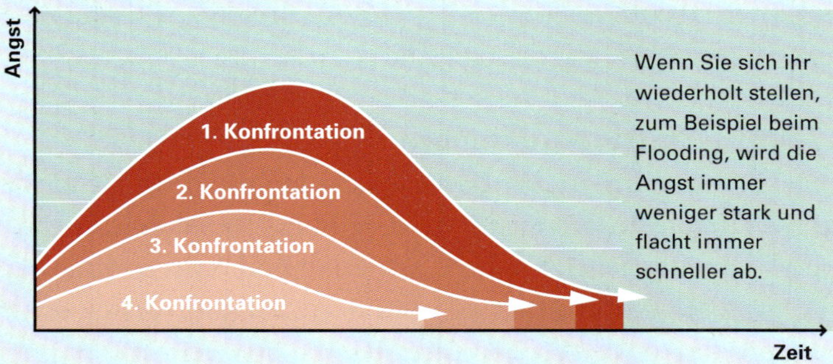

Wenn Sie sich ihr wiederholt stellen, zum Beispiel beim Flooding, wird die Angst immer weniger stark und flacht immer schneller ab.

Lernen

Bisher haben wir vom Verlernen gesprochen. Natürlich lernen Patienten auch in einer Psychotherapie. Im Fall der Exposition zum Beispiel lernen sie, dass der ängstigende Reiz gar nicht so schlimm ist, besser: Dass das Befürchtete nicht eintritt. Sie lernen aber auch, dass sie ihre Angst aushalten können, dass Angst, wenn man sie denn aushält, so, wie sie gekommen ist, wieder geht. Und: Sie lernen am Modell, oder sie lernen, neu zu denken. Letzteres steht unter dem Schlagwort der kognitiven Umstrukturierung im Mittelpunkt der kognitiven Verhaltenstherapie (KVT).

Modelllernen

An einem Modell kann man natürlich nicht nur die Angst lernen, sondern auch die Sicherheit in ängstigenden Situationen. Auch dies geschieht in einer Psychotherapie. Der Psychotherapeut wird zum Modell, der ein adäquates Annäherungsverhalten an furchtauslösende Objekte demonstriert und vormacht, wie man mit Angst und Furcht angesichts einer bedrohlichen Situation umgehen kann. Damit „beweist" er auch, dass durch diese Annäherung an das Angstobjekt keine Katastrophe ausgelöst wird, und führt damit die Befürchtungen seines Patienten ad absurdum.

Am Modell des Therapeuten lernt der Patient, Sicherheit zu gewinnen

Wenn Karin S. zum Beispiel sieht, dass ihr Psychotherapeut ganz furchtlos durch die tobende Hundemeute geht und einen Hund, der ihn schwanzwedelnd anspringt, durch einfaches Nichtbeachten und Weitergehen „zur Vernunft bringt", lernt sie auch, welche Verhaltensweisen in der spezifischen angstbesetzten Situation passend, angemessen sind.

Kognitive Umstrukturierung

Eine kognitive Umstrukturierung zielt darauf ab, die Gedanken, Einstellungen, Erwartungen, Zuschreibungen und Bewertungen, die als verantwortlich für die Entstehung und Aufrechterhaltung der Angst erkannt wurden, zu verändern. In einem ersten Schritt müssen die automatischen Gedanken, die sich im Zusammenhang mit dem gefürchteten Objekt, der gefürchteten Situation aufdrängen, erkannt werden.

Auch hier ein Beispiel: Mithilfe des Psychotherapeuten und dessen Art zu fragen entdeckt Thomas R.:

„Jedes Mal, wenn ich mit der Notwendigkeit konfrontiert bin, einen Anruf erledigen zu müssen, schießt mir durch den Kopf: Ich beginne sicherlich zu stottern, ich vergesse, was ich habe sagen wollen, der andere kapiert nicht, worum es mir geht, und lacht mich aus! Jedes Mal geht es mir so. Also: Beim Telefonieren mache ich mich lächerlich. Immer mache ich mich lächerlich!"

Situationen, in denen man sich lächerlich macht, sind sicher alles andere als angenehm. Kein Wunder, dass Thomas R. Angst davor hat! Was er erkennen muss, sind die Denkfehler, durch die Telefonate für ihn zu einer solchen Angstsituation wurden. Jetzt heißt es sich fragen lassen, nachdenken, imaginieren, sich korrigieren lassen, vielleicht diskutieren, dann aber doch verstandesmäßig einsehen: „Ich weiß im Allgemeinen, was ich sagen will – ich beginne nicht zu stottern, und wenn: Der andere lacht mich nicht aus (auch andere stottern mal) – ich mache mich nicht lächerlich, also muss ich diese Situation nicht fürchten!“

Mit dieser kognitiven Einsicht können nun viele Situationen durchgespielt werden in Gedanken, im Rollenspiel oder auch in

Umdenken lernen – die Phasen kognitiver Umstrukturierung

Jede kognitive Umstrukturierung erfolgt in ganz typischen Schritten von der alten zu einer neuen Einstellung:

1. Ich erfahre: Ich selbst „mache“ meine Angst durch meine „dysfunktionalen“ Gedanken/Bewertungen. Diese laufen automatisch ab.
2. Ich lerne diese automatischen Gedanken kennen und entdecke: Ich mache Denkfehler.
3. Ich überprüfe diese Denkfehler und korrigiere sie.
4. Ich überprüfe meine neuen Gedanken/Bewertungen an der Wirklichkeit, die ich jetzt neu bewerte.
5. Ich habe eine neue Einstellung erwerben können. Angst ist nicht mehr nötig.

der Realität, und nach und nach folgt auch die „gefühlsmäßige Einsicht". Die alten automatischen Gedanken verlieren ihre Gültigkeit, neue realistischere treten an ihre Stelle.

Ein Werkzeugkasten …

Verhaltenstherapie bei Angststörungen integriert so eine Vielzahl von verschiedenen Verfahren. Der Verhaltenstherapeut bedient sich der einzelnen Techniken wie aus einem Werkzeugkasten. Die Wahl des Werkzeugs hängt von ihm ab – und von dem „Kasten", den er in seiner Ausbildung erworben hat –, aber natürlich vor allem davon, welche Grundannahmen und Hypothesen er über die Entstehung und Aufrechterhaltung der Störung seines Patienten bilden konnte. Diese sind die Grundlage, auf der er die passende Auswahl wirksamer Methoden treffen kann.

Dabei schließen sich die einzelnen Werkzeuge in ihrer Anwendung gar nicht aus. Kognitive Methoden lassen sich sehr gut mit Expositionsverfahren kombinieren. Im Grunde bedeutet die Erar-

Was zahlt die Kasse?

Eine Verhaltenstherapie übernehmen die Krankenkassen für höchstens 80 Stunden – eine psychotherapeutische Stunde dauert in allen Verfahren jeweils 50 Minuten. Da die Therapie in der Regel einmal wöchentlich stattfindet, kann sie ein bis zwei Jahre dauern. Manchmal wählen Psychotherapeuten auch eine kürzere Sitzungsdauer, also statt 50 nur 25 Minuten – was die Anzahl der von den Krankenkassen bezahlten Sitzungen verdoppelt. Für die verhaltenstherapeutische Kinder- und Jugendlichenpsychotherapie gelten dieselben Bedingungen. Wer privat versichert ist, sollte sich bei seiner Versicherung nach deren Bedingungen erkundigen.

Die Stundensätze, die die Privatversicherungen bezahlen, sind gesetzlich in der Gebührenordnung für Psychotherapeuten festgelegt. Eine verhaltenstherapeutische Sitzung von 50 Minuten Dauer kostet 43,72 Euro bei einfachem Satz, bei 2,3-fachem Satz, der meist abgerechnet wird, 100,55 Euro.

beitung der automatischen Gedanken auch eine Konfrontation in sensu, denn ohne sich gedanklich den angsterregenden Situationen auszusetzen, also sich zu exponieren, kommt man sich und seinen Denkfehlern kaum auf die Schliche. Information über die Krankheit hat in den verhaltenstherapeutischen Verfahren einen zentralen Platz. Das gilt nicht nur für die kognitive Verhaltenstherapie. Gerade die „harten" Techniken der Konfrontation setzen voraus, dass der Patient weiß, worauf er sich einlässt – und was das für ihn und seine Angst bedeutet. Er wird also über die körperlichen Abläufe der Angst aufgeklärt, über deren mögliche Ursachen sowie über den Teufelskreis, der Angst und Vermeidung aufrechterhält. In diesem Zusammenhang spielt auch die Bibliotherapie (→ Seite 96) eine wichtige Rolle.

Die verschiedenen verhaltenstherapeutischen Methoden lassen sich kombinieren

Entspannungstechniken sind fester Bestandteil der systematischen Desensibilisierung, werden aber auch in anderen Therapieansätzen empfohlen und sind aus der Selbsthilfe nicht wegzudenken.

Die psychodynamischen Psychotherapien

Die klassische Psychoanalyse ist das älteste und das – wenn auch manchmal nur aus Karikaturen – bekannteste Behandlungsverfahren. Der Patient liegt auf der Couch. Der Psychoanalytiker schweigt, so die Karikatur.

Der Psychoanalytiker verhält sich tatsächlich im Gegensatz zum Verhaltenstherapeuten eher passiv, um dem Patienten seine eigene Entwicklung zu ermöglichen. Diese Entwicklung soll ihn – dies ist eine Grundlage der psychoanalytischen Langzeittherapie – über einen Rückschritt (die Regression) zurück zu alten, in der Tiefe des Seelenlebens verborgenen Gefühlen und Erinnerungen und über diesen Umweg zu einer Veränderung und Gesundung führen – daher der Begriff Tiefenpsychologie. Da dieser Weg ein Höchstmaß an Zeit- (und Kosten-)Investition erfordert, das sowohl individuell als auch versorgungspolitisch nur noch selten erbracht werden kann, spielt die reine „klassische" Psychoanalyse in der heutigen gesundheitspolitischen Landschaft der Angstbehandlung kaum eine Rolle mehr. Ihre Kosten werden auch nicht von der gesetzlichen Krankenkasse übernommen. Am ehesten entspricht die analytische Psychotherapie der klassischen Psychoanalyse. Auch sie ist eine (zeit)intensive Langzeittherapie, die mit der Regression arbeitet. Die Therapeut-Patient-Interaktion (Übertragung, → Seite 182) spielt eine wesentliche Rolle.

Bei tiefenpsychologischen Therapien ist die Couch abgeschafft

Davon unterschieden wird die tiefenpsychologische Psychotherapie. Hier sucht der Patient seinen Psychotherapeuten nicht drei- oder gar viermal, sondern nur ein- oder zweimal wöchentlich auf. Und: Die Couch ist „abgeschafft", der Patient sitzt.

Warum? Im Gegensatz zur analytischen Psychotherapie konzentriert sich die tiefenpsychologische Psychotherapie auf das „Gegenwarts-Unbewusste", Regression wird nicht gefördert oder sogar aktiv vermieden. Deshalb wurde das Liegen durch das Sitzen ersetzt. Diese Änderung des Settings verändert auch die Beziehung zum Psychotherapeuten. Die „Übertragung" alter Beziehungsmuster wird durch das Gegenübersitzen weniger gefördert und ist kontrollierbarer.

Auf dem Boden der Psychoanalyse

Trotz dieser Veränderungen bleibt die psychoanalytische Theorie über das Funktionieren der Psyche und die Entstehung von (krankheitswertigen) Symptomen die Grundlage. Das heißt: Jede psychodynamische Psychotherapie

- geht aus von einer (Psycho-)Dynamik – einem Kräftespiel (dynamis = griechisch: Kraft) – zwischen den einzelnen Instanzen der Psyche, also zwischen Es, Ich und Über-Ich (→ Seite 48), aber auch zwischen Bewusstem und Unbewusstem sowie zwischen verschiedenen Strebungen und Bedürfnissen im Menschen und den Forderungen der Realität und Gesellschaft,
- schreibt dem Symptom einen unbewussten psychodynamischen Sinn zu,
- baut auf die Beziehung zwischen dem Patienten und seinem Psychotherapeuten

- hat zum Ziel die Einsicht in die zugrunde liegenden Konflikte und ihre Dynamik, um sie dann anders als bisher, nämlich „bewusst und erwachsen", „lösen" zu können und neurotische Angst unnötig zu machen.

Psychodynamik und Konflikt

Psychodynamische Modelle gehen von einem unbewussten Konflikt aus

Alle psychodynamischen Verfahren gehen davon aus, dass die Symptome, deretwegen der Patient eine Psychotherapie braucht, auf einen unbewussten Konflikt hinweisen. Dieser (Gegenwarts-) Konflikt kann innerpsychisch, also zum Beispiel zwischen Ich und Es, oder auch interpersonell, also ein Konflikt zwischen zwei Personen, sein. In beiden Fällen wird dieser aktuelle Konflikt aber verkompliziert durch unbewusste – verdrängte – Komponenten, die ihre Wurzeln in der Kindheit haben. Der Gegenwartskonflikt oder auch die Gegenwartskonflikte erhalten ihre (Psycho-)Dynamik aus alten (kindlichen) Konflikten zwischen Abhängigkeit und Autonomie, Geborgenheit und Selbstbestimmung, zwischen Angst/Ich-Einschränkung und Lust/Aggression/Neugier, die damals zugunsten der Sicherheit entschieden wurden.

Es ist nun eine ganz bestimmte Situation oder Konfliktkonstellation, die gerade jetzt diese „alten Geschichten" mit allen dazugehörigen Gefühlen „aktualisiert", möglicherweise auch im Sinne einer VVS, also einer Versuchungs- und Versagungssituation (→ Seite 53). Das Verdrängte droht in seiner damaligen Intensität bewusst zu werden. Angst entsteht.

Das Symptom hat einen (unbewussten) Sinn

Auch Verhaltenstherapeuten betonen, dass jedes noch so störende Verhalten zunächst eine günstige Funktion gehabt haben muss, denn sonst wäre es nie gelernt worden. Das psychoanalytische Verständnis einer „Funktion des Symptoms" meint jedoch etwas anderes. Die Angst wird gewissermaßen ernst genommen als Gefahrensignal angesichts eines bedrohlichen inneren Konflikts. Dieser muss „entdeckt", bewusst gemacht werden. Die Antwort auf die Frage nach dem Sinn der Angst setzt also ein hartes Stück Arbeit voraus. Denn er ist ja nicht umsonst unbewusst. Das „Ich" war (bisher) zu schwach, ihn auszuhalten oder zu lösen.

Lassen Sie uns in diesem Zusammenhang noch einmal auf Petra F. zurückkommen, die nach einer Begegnung mit einem alten Bekannten Angst bekam, allein U-Bahn zu fahren (→ Seite 51).

Wir konnten im Ursachen-Kapitel nur vermuten: Petra F. hat auch heute wie schon immer Angst, sich mit den zugrunde liegenden Konflikten auseinanderzusetzen, weil sie – oder besser: das kleine Mädchen in ihr – befürchten muss, bei einer „falschen" Lösung ihre Sicherheitsbasis (wer oder was das in den jeweiligen Phasen auch ist und war) zu verlieren. Diese Angst ist zu groß, ihr Ich zu schwach. Denn ein starkes Ich kann sich nur in Sicherheit entwickeln. Diese fehlte ihr damals, als sie sie dringend brauchte. Der Sinn ihrer Angst war also möglicherweise, Petra F. die Auseinandersetzung mit ihren unbewussten Wünschen, die im Konflikt mit anderen Wünschen und Bedürfnissen, aber auch mit der Realität und deren Anforderungen standen, zu ersparen. Denn diese Auseinandersetzung hätte ihr Ich überfordert.

Die Übertragung

Die Beziehung zwischen Patient und Therapeut spielt eine besondere Rolle

In allen Psychotherapieverfahren, die aus der klassischen Psychoanalyse hervorgegangen sind, spielt die Beziehung zwischen dem Patienten und seinem Therapeuten eine besondere Rolle. Psychoanalytisch denkende Therapeuten betonen, dass es Menschen eigentlich immer, ganz besonders aber in der Situation einer Psychotherapie schwerfällt, ihr Gegenüber wahrzunehmen, ohne es durch ihre persönliche Brille zu sehen. Diese Brille ist eingefärbt durch die eigene Geschichte mit anderen Personen, vor allem natürlich mit den ersten und wichtigsten Personen, den Eltern. Mit dieser Wahrnehmung hängen dann auch oft Gefühle und Haltungen zusammen, die nichts mit der gegenwärtigen Situation und dem aktuellen Gegenüber zu tun haben, sondern ein Wiedererleben der Vergangenheit sind. Auch die Beziehungsgestaltung funktioniert dann nach „Beziehungsmustern", die ihren Ursprung in der Kindheit haben. In der speziellen Beziehung zwischen Patient und Therapeut spielt nun dieses „Missverständnis der Gegenwart in den Begriffen der Vergangenheit", wie es einmal formuliert wurde, eine ganz besondere Rolle. Man spricht hier von Übertragung. Diese wird in der klassischen Psychoanalyse als Voraussetzung der therapeutischen Arbeit geradezu gefördert, indem der Psychoanalytiker, der hinter dem liegenden Patienten sitzt, selbst nichts von sich preisgibt, um die Übertragung nicht zu stören. Aber auch in den von ihr abgeleiteten tiefenpsychologisch fundierten Psychotherapien wird mit ihr gerechnet und, wenn es sinnvoll erscheint, gearbeitet. Denn natürlich gestalten Patienten auch hier ihre Beziehung zu ihrem Psychotherapeuten unbewusst so, wie sie es schon immer gemacht haben.

Die Therapie bietet die Chance, Beziehungsmuster zu erkennen

Die therapeutische Situation bietet die Chance, diese Muster zu erkennen und vielleicht neue Möglichkeiten auszuprobieren. Auch hier ist die Therapie von Petra F. ein gutes Beispiel.

Ein Blick durchs Schlüsselloch

Viele Stunden „übertrug" Petra F. die Geschichte, die sie mit ihrer Mutter erlebt hatte, auf ihren Psychotherapeuten. Das sah zum Beispiel so aus, dass sie es nicht wagte, eigene Ansichten zu haben oder gar zu äußern. Ihre Angst: Der Psychotherapeut würde sich beleidigt zurückziehen und die Therapie beenden. Aber ihre Erfahrung aus den vielen Stunden, die sie mit ihm verbrachte, belehrte sie eines Besseren. Sie erlebte ihn niemals vorwurfsvoll, beleidigt. Sie konnte auch keine Anzeichen dafür finden, dass er – wenn sie sich auf sich selbst zurückzog – seinerseits die Beziehung zu ihr aufkündigte.

Aufgrund dieser korrigierenden Erfahrung konnte sie gegen Ende der Therapie tatsächlich auch einmal richtig sauer auf ihn werden und dies auch aussprechen: Er hatte „stur" auf der Einhaltung eines vereinbarten Termins bestanden, obwohl sie gerade viel mehr Lust und auch die seltene Gelegenheit hatte, stattdessen mit einer alten Freundin einen Kaffee trinken zu gehen. Richtig gefeilscht hatte sie mit ihm. Und was war der Erfolg? Nun, der Termin wurde nicht verschoben. Aber Petra F. lernte, dass sie ärgerlich sein durfte, ohne mit Beziehungsabbruch rechnen zu müssen, und dass sie – ihr Ich – diesen Ärger auch regulieren und Probleme durch „Ausdiskutieren" und gedankliches Durchspielen lösen konnte: Petra F. hatte ihren Wunsch vernünftig formulieren können, ihrem Ärger adäquat Ausdruck verleihen können und hatte dann „erwachsen und bewusst“ den Kompromiss gefunden, die Verabredung mit der Freundin einfach um eine Stunde zu verschieben.

Halt bieten

Lassen Sie uns bei Petra F. bleiben. Eine Antwort auf die Frage nach dem Sinn der Angst war: Sie stand im Dienst ihres Ichs, das zu schwach war, sich realitätsgerecht und „erwachsen“ mit ihren Wünschen und Impulsen auseinanderzusetzen und sie zu regulieren. Wie Petra F. leiden viele Patienten, die wegen Angst eine Psychotherapie beginnen, unter einem solchen sogenannten strukturellen Defizit – auch dies ein Fachausdruck aus der Welt der Psychoanalytiker. Das heißt: Ihr Ich ist in seinen Ich-Funktionen (→ Seite 53) in bestimmten Situationen eingeschränkt oder zu schwach. Man spricht hier von Ich-Schwäche oder von einer Schwächung der Ich-Funktionen. Andere Menschen werden gebraucht als Hilfs-Ich oder steuerndes Objekt (→ Seite 55). Da ein solches strukturelles Defizit meist die Folge frühkindlicher Beziehungsstörungen ist, die verhindert haben, dass das Ich sich gesund entwickeln und stark werden konnte, geht es für diese Patienten in der Psychotherapie quasi um eine „Nachreifung des Ichs“, und zwar innerhalb einer längeren Halt gewährenden therapeutischen Beziehung.

In der psychodynamischen Therapie geht es um eine Nachreifung des Ichs

Der Psychotherapeut bietet sich also als sicherheitspendendes, haltgewährendes Objekt an. Er bestärkt, stützt und eröffnet neue Sichtweisen, er macht vor beziehungsweise „denkt“ und „fühlt vor“. Hier gleicht die psychodynamische Technik oft über lange Strecken der Arbeit an den Denkfehlern in der kognitiven Verhaltenstherapie. Der Psychotherapeut fordert den Patienten zum Beispiel auf, seine Katastrophengedanken zu Ende zu denken. Was passiert denn dann? Und dann? Aufgefordert, diese Fantasien über all das Furchtbare, was passieren wird, an der Wahrscheinlichkeit oder auch an der Realität zu prüfen, wird der Patient Schritt für Schritt ein Gefühl für die Unangemessenheit seiner Befürchtungen und Ängste entwickeln. Beim gedanklichen Durchspielen mithilfe des Psychotherapeuten erhält er auch die Möglichkeit, neue Problemlösungsvarianten und Konfliktlösungsstrategien kennenzulernen, um dann – und das ist ganz wichtig! – seinen eigenen persönlichen Weg zu finden. Der Psychotherapeut wird vorübergehend zum Hilfs-Ich. Vorübergehend! Denn nach und nach kann der Patient sich mit ihm, der seine Angst nicht teilt, identifizieren. Er kann die „Stärke" und „Sicherheit" seines Psychotherapeuten verinnerlichen – internalisieren, wie es in der psychoanalytischen Fachsprache heißt.

Aufdecken und Einsicht fördern

Alle im weitesten Sinn psychoanalytischen Therapien gehören im Gegensatz zu den verhaltenstherapeutischen Verfahren zu aufdeckenden, einsichtfördernden Verfahren. Einsicht kann gefördert werden durch Techniken, die so oder so ähnlich auch in der kognitiven Verhaltenstherapie vorkommen können. Psychoanalytiker sprechen dann zum Beispiel von Konfrontation. Anders als in der Verhaltenstherapie heißt das hier ungefähr: „den Spiegel vorhalten" („Mir fällt auf, dass Sie gerade, als ich gefragt habe, worüber Sie sich mit Ihrem alten Bekannten unterhalten haben, ganz schnell das Thema gewechselt haben."). Und sie sprechen von Klärung („Wollen wir uns noch einmal genauer ansehen, was in Ihnen vorgegangen ist, als ihr Mann so gar nicht auf die Griechenlandreise Ihrer Freundin, von der sie erzählt haben, eingegangen ist.").

Der Therapeut hält dem Patienten den Spiegel vor

Psychoanalytiker sprechen auch von Aufdeckung. Aufgedeckt wird „Verschüttetes" und „Abgewehrtes". Dies geschieht durch Deutung. Dem Patienten wird der Zusammenhang zwischen seinem Verhalten oder seinem Erleben in dieser oder jener Situation und bis dahin Unbewusstem vor Augen geführt. In einer tiefenpsychologischen Therapie geht es jedoch – anders als in einer langen Psychoanalyse – mehr um Klärung und Konfrontation. Die Frage nach dem Warum („Können Sie sich vorstellen, warum Sie gerade so schnell das Thema gewechselt haben?") ist jedoch schon ein erster Schritt in Richtung „Aufdeckung". Denn mit ihr soll die Einsicht in die unbewusste Dynamik gefördert werden („Was wollten Sie denn durch den Themenwechsel vermeiden? Gibt es etwas, worüber Sie ungern sprechen?").

Ein wichtiges Hilfsmittel, um Einsicht zu vermitteln, ist die Übertragung. Gerade in einer Therapie der Angststörungen kann sie Wunder wirken, denn sie macht nun wirklich ganz deutlich, welche unbewussten Kräfte im Hier und Jetzt eine ängstigende Rolle spielen.

Was zahlt die Kasse?

Die analytische Psychotherapie kann bei einer Wochenfrequenz von zwei bis drei Stunden bis zu maximal 240 Stunden auf Kassenkosten (im Liegen oder Sitzen) durchgeführt werden.

Die tiefenpsychologisch fundierte Psychotherapie wird mit einer Frequenz von ein bis zwei Wochenstunden im Sitzen durchgeführt. Die Höchstgrenze liegt bei 100 Stunden. In der Dauer unterscheiden sich ihre Untergruppen: Die sogenannten Kurz-, Kurzzeit- und Fokaltherapien (letztere konzentriert sich auf einen bestimmten Konflikt, den Fokus) umfassen nur 25 bis 40 Stunden, dauern also zwischen einem halben und einem Jahr. Die „niederfrequente Therapie in einer längerfristigen, haltgewährenden therapeutischen Beziehung kann hingegen bei 100 Stunden bis zu drei Jahre dauern.

Sowohl die analytische als auch die tiefenpsychologische Psychotherapie gibt es auch speziell für Kinder und Jugendliche. Eine Kinder- und Jugendlichenpsychotherapie kann bei einer Frequenz von ein bis zwei Wochenstunden bis zu 150 Stunden auf Kassenkosten durchgeführt werden. Immer ist eine begleitende Psychotherapie der Bezugspersonen – dafür werden zusätzliche Termine bewilligt – vorgesehen.

Für Privatversicherte gilt auch hier: Erkundigen Sie sich nach den speziellen Bedingungen Ihrer Versicherung! Die Kosten einer Therapiestunde werden nach der Gebührenordnung für Psychotherapeuten (GOP) berechnet: Der 1-fache Satz einer tiefenpsychologischen oder analytischen Psychotherapiesitzung à 50 Minuten beträgt 40,22 Euro, der 2,3-fache Satz, der meistens erhoben wird, ist dann 92,51 Euro.

Weitere Verfahren

Obwohl bisher weiteren „großen" psychotherapeutischen Verfahren die Weihen als Richtlinien-Psychotherapie verweigert wurden, sollen drei von ihnen ausführlicher dargestellt werden: Sie sind in Deutschland sehr verbreitet, werden auch ambulant angeboten und sind vor allem im stationären Bereich – also in psychiatrischen und psychosomatischen Kliniken – aus dem psychotherapeutischen Alltag nicht wegzudenken: Es handelt sich um die personzentrierte Gesprächspsychotherapie, die Familientherapie (heute als systemische Therapie bezeichnet) und die Gestalttherapie. Für die Wirksamkeit dieser Verfahren gibt es nennenswerte Belege. Sie sind teilweise inzwischen offiziell wissenschaftlich anerkannt. Dennoch werden ihre Kosten im ambulanten Bereich (sehr wohl aber im stationären) nicht von den Krankenkassen übernommen. (→ aber „Die Möglichkeit der Kostenerstattung", Seite 126)

Die Kassen übernehmen diese Verfahren stationär, nicht aber ambulant

Wegen ihrer Bedeutung auch oder sogar gerade in der Psychotherapie der Angststörungen sollen sie hier kurz vorgestellt werden.

Personzentrierte Gesprächspsychotherapie

Die personzentrierte Gesprächstherapie nach C. R. Rogers (oder, wie sie lange hieß: klientenzentrierte Gesprächspsychotherapie) ist in Deutschland wohl nach den tiefenpsychologischen und verhaltenstherapeutischen Verfahren die Psychotherapieform mit der weitesten Verbreitung. Der Zusatz „personzentriert" betont, dass der Patient („Patient" kommt aus dem Lateinischen und heißt so viel wie „leidend") nicht passiv (auch dieses Wort betont sprachlich das Erleiden), sondern aktiv und von sich aus Hilfe bei der Lösung seines Problems sucht. Er gibt auch nie die Eigenverantwortung aus der Hand. Er als Person steht im Zentrum der Psychotherapie.

Die Grundannahmen sind: Jeder Mensch hat eine eigene Selbstverwirklichungstendenz, die ihm aufgrund negativer Reaktionen auf bestimmte Gefühle, Verhaltensweisen durch andere (zum Beispiel seine Eltern in der Kindheit) geschmälert wurde oder sogar ganz abhandengekommen ist. In der Therapie wird ihm die Entfaltung dieser Tendenzen wieder ermöglicht, weil sein Psychotherapeut sich in ihn einfühlt, nie wertet, jedes Gefühl, jede Regung akzeptiert. In einem solchen annehmenden und einfühlsamen Klima kann sich der Patient von sich aus entwickeln, verändern und wachsen.

Der empathische, bedingungsfreie Umgang auch mit der Angst und Panik des Patienten ist ein wesentlicher Teil der Behandlung. Erst wenn der Patient von sich aus nicht mehr bei diesen Themen stehen bleibt, beginnt die „Beziehungs- und Konfliktphase", deren Ziel es ist, den Patienten in seinen Autonomiewünschen zu unterstützen, um ihm nach und nach auch die Möglichkeit zu eröffnen, sich gegen andere abzugrenzen und eigene Bedürfnisse wahrzunehmen.

Familientherapie

Wie auch die Verhaltenstherapie hat die Familientherapie (heute eher: systemische Therapie) viele Begründer und Richtungen. Allen gemeinsam ist – wie der Name schon sagt – die Erkenntnis, dass jeder Mensch in einem Geflecht von Beziehungen lebt und ohne dieses Beziehungsgeflecht nicht vorstellbar ist. Auch das Symptom, dessentwegen ein Patient psychotherapeutische Hilfe sucht, wird als ein Symptom eines ganzen Systems, hier meist der Familie, begriffen. Der Patient – oft als Indexpatient bezeichnet, der das Problem der Familie anzeigt – ist lediglich der „Symptomträger". Psychotherapeuten sehen das Symptom oft als „Eintrittskarte", ein ganzes System zu verstehen und möglicherweise zu verändern.

Die Angst wird als Symptom des ganzen „Systems" gesehen

Das gilt auch und besonders für Angststörungen. Auch sie sind nicht das Problem eines Einzelnen. Sie entstehen im System, werden in diesem aufrechterhalten und haben für dieses System eine ganz wichtige beziehungsregulierende Funktion. Eine Frau, die Angst hat, verlässt man nicht. Der Jugendliche, der fürchten muss, in der U-Bahn zu kollabieren, wird kaum in Versuchung geraten, davonzulaufen. Und die Angst vor dem Autofahren ersetzt die längst fällige Auseinandersetzung darüber, wer denn nun die entfernt lebende Großmutter häufiger besucht, da das Seniorenheim nun wirklich mit öffentlichen Verkehrsmitteln nicht zu erreichen ist.

Angst wird sehr häufig – das haben wir schon oft betont – als Lösungsversuch in einem Konflikt zwischen dem Bedürfnis nach Autonomie und dem nach Bezogensein gegenüber dem Partner oder anderen wichtigen Bezugspersonen verstanden, der das Auseinanderbrechen der Familie verhindert. Die Behandlung muss also am und im System Familie ansetzen, um so die Angst schlicht unnötig zu machen.

Gestalttherapie

Begründer der Gestalttherapie ist der deutsche Arzt und Psychoanalytiker Fritz Perls (1893 bis 1970). Ihre Wurzeln liegen in der Psychoanalyse wie im Behaviorismus, in der Gestaltpsychologie, der Phänomenologie, der Philosophie des Existenzialismus wie auch im Zen-Buddhismus.

In der Gestalttherapie der Angststörungen wird der Blick vor allem auf die Funktion der Angst gelenkt. Man spricht von ihrer Deckfunktion. Zum Beispiel kann sie als Deck-Emotion fungieren, die andere Gefühle verhindern soll. Wer Angst hat, ist nicht wütend, nicht traurig, nicht fröhlich. Angst kontrolliert so den Kontakt zu mir selbst. Sie reguliert aber auch meine Beziehung zu anderen und hilft die Auseinandersetzung mit Beziehungsproblemen zu vermeiden.

Die Gestalttherapie arbeitet vor allem an der Vermeidung

In der Gestalttherapie wird vor allem an der Vermeidung, die eine ganz wesentliche Funktion der Angst ist, gearbeitet. Das passiert mit verschiedenen Techniken, die in den einzelnen Phasen der Therapie unterschiedlich eingesetzt und gewichtet werden. In der ersten Phase zum Beispiel kann durchaus eine In-vivo-Konfrontation ganz im Sinne der Verhaltenstherapie stattfinden. In der zweiten Phase geht es dann um die Wahrnehmung der eigenen Gefühle, insbesondere der scheinbar alles dominierenden Angstgefühle – auch in Beziehung zu anderen. Dies geschieht zum Beispiel im Rollenspiel, in dem der Patient mit den verschiedenen Teilen seiner Persönlichkeit Kontakt aufnimmt, auch und vor allem mit dem Teil der Persönlichkeit, der für das Angsterlernen in gewisser Weise verantwortlich ist.

Die in dieser Phase eingesetzten Techniken sind zum Wahrzeichen der Gestalttherapie geworden. Ihr Einsatz beruht auf der Erfahrung, dass durch sie das Grundproblem im Hier und Jetzt seinen Ausdruck findet. Und sie dienen dazu, dass alte, ungelöste Konflikte im Hier und Jetzt wahrgenommen und überwunden werden können.

Gelingt es nicht, die Angst als Vermeidungsstrategie (in der Beziehung zu mir selbst und/oder zu anderen) zu erkennen, diese Vermeidungsstrategie durch therapeutische Arbeit zu durchbrechen und „in Kontakt" mit dem Gefürchteten zu kommen, ist jede reine Angstreduktion „nur am Symptom herumgedoktert". Es werden, so die Gestalttherapeuten, neue Probleme auftauchen, die dann die alte Deckfunktion der Angst übernehmen.

Was vertreibt die Angst am besten?

Die Wirksamkeit von Psychotherapie wurde lange nicht geprüft

Dass Medikamente einen langen Weg der Überprüfung in Bezug auf Wirkung und unerwünschte (Neben-)Wirkung hinter sich haben, bevor sie auf den Markt kommen, ist bekannt. Dabei geht es natürlich außer um die Medikamentensicherheit vor allem darum, ob sie das halten, was sie versprechen, das heißt wirken. Bei Psychotherapie ist eine solche Überprüfung lange nicht üblich gewesen. Man verließ sich auf Berichte – zum Beispiel Falldarstellungen – von Psychotherapeuten und Patienten, die, ohne ein vorher genau definiertes und standardisiertes Prüfinstrument in der Hand zu haben, ihre Erfahrung weitergaben.

Erst als in den 1950er-Jahren der berühmte Psychologe Hans Jürgen Eysenck jeder Psychotherapie provokativ eine Wirksamkeit als Krankenbehandlung absprach, begann eine rege empirische (statistische) Psychotherapieforschung, die sich zunehmend um Verallgemeinerbarkeit und Vergleichbarkeit der Ergebnisse bemühte. Dabei zeigte sich, dass es gar nicht so einfach ist, den Erfolg einer Psychotherapie zu beurteilen oder gar verschiedene Methoden und Verfahren hinsichtlich ihrer Wirksamkeit zu vergleichen, sind doch viele zwischenmenschliche Ebenen berührt, die sich der Umsetzung in nüchternes Zahlenwerk widersetzen.

Wie lässt sich der Therapieerfolg messen?

Von Heilung wagen die wenigsten Experten zu sprechen, eher von „Therapie-Response", also von Antwort auf eine Therapie oder vom Ansprechen auf eine Therapie. Heißt das aber dann, dass die Symptome (welche? Alle? Oder die störendsten?) der Angststörung weg sind? Oder heißt das dann etwa auch, dass es dem Patienten allgemein besser geht? Oder kann ein Patient auch hoffen, dass er durch eine bestimmte Psychotherapie „besser" leben kann, sich also seine Lebensqualität verbessert? Hat sich der Alltag, haben sich seine Beziehungen verändert oder seine Lebenseinstellung? Wie ist das mit den Langzeiterfolgen: Wie sieht es in einigen Monaten, Jahren aus?

Soll sich durch eine Therapie auch die Lebensqualität verbessern?

Und sind die beobachtbaren Erfolge tatsächlich auf die Psychotherapie zurückzuführen, oder hat sich das Problem vielleicht nur „ausgewachsen" oder ist die Folge eines Plazeboeffekts, weil vielleicht der Patient und sein Therapeut so fest an Heilung glaubten, dass sie auch eintrat.

Wie misst man das alles? Gibt der Psychotherapeut die Antwort, der Patient? Dazu kommt: Wie vergleicht man denn die Methoden, wenn man gar nicht so genau messen und definieren kann, was jetzt eigentlich wirkt und vor allem wie, sich also noch darum streitet, was nun eigentlich die Wirkfaktoren und Wirkmechanismen sind?

Um dem Anspruch der wissenschaftlichen Forschung zu genügen versucht man nun seit den 1990er-Jahren genau diese Fragen zu systematisieren und dann ähnlich wie bei der Medikamentenforschung unter streng kontrollierten experimentellen Bedingungen die Wirkung einer psychotherapeutischen Behandlung zu „messen".

„Kontrolliert“ bedeutet in diesem Zusammenhang, dass die Ergebnisse einer Patientengruppe, die eine bestimmte Therapie erhält, mit Patienten, die nicht oder auf eine andere Weise behandelt werden, der sogenannten Kontrollgruppe, verglichen werden. Dabei werden die Patienten randomisiert – also nach dem Zufallsprinzip – einer der Vergleichsgruppen zugewiesen. „Kontrolliert“ werden muss aber auch die Psychotherapie, die auf dem Prüfstand steht. Und um ihre Wirkung messen oder gar Vergleiche mit anderen anstellen zu können, muss sie auch „messbar“ vorgehen. Dafür ist es Voraussetzung, dass die Therapie für alle Patienten gleich abläuft.

Der Psychotherapeut muss sich an Handbüchern, „Manualen“ orientieren und systematisch und genauso wie seine Kollegen, die demselben Manual folgen, vorgehen. Nur so kann man genau beurteilen, was nun – unabhängig von der Person des Psychotherapeuten, der Inneneinrichtung seiner Praxis oder vielleicht sogar der Temperatur seines Behandlungszimmers wirkt. Die Wirksamkeit, die unter solchen streng kontrollierten experimentellen Bedingungen ermittelt wird, nennt man heute Efficacy im Gegensatz zur Effectiveness, die sich „nur“ im normalen Leben als nützlich und wirksam erwiesen hat. (Der dritte Begriff in diesem Zusammenhang, die „Efficiency“, bezeichnet die Effektivität gemessen an den Kosten.)

Das heißt: Auch an die Psychotherapie der Angststörung werden inzwischen diese Anforderungen gestellt, wenn es darum geht, ihre Wirksamkeit zu beweisen.

Therapien im „Test“

Um den Erfolg zu messen, muss die Therapie immer gleich ablaufen

Nicht alle Psychotherapeuten und Psychotherapieschulen haben sich gleichermaßen um solche in der Welt der Wissenschaft kontrollierten Wirksamkeitsnachweise bemüht.

Vor allem die Vertreter der Psychoanalyse haben sich lange gewehrt, sich den rigiden Wirksamkeitsforschungen zu unterwerfen, da sich zum Beispiel unbewusste Kräfte (→ Seite 49), um die es ja in der psychoanalytischen Therapie geht, auf diese Weise kaum messen lassen. Dem Wesen einer psychoanalytischen Psychotherapie widerspricht es im Grunde genommen auch, streng nach Manualen vorzugehen, da das Prinzip, dem Patienten und seinen Einfällen die Führung zu überlassen, dies eigentlich nicht zulassen. Außerdem – so ein weiterer Einwand gegen kontrollierte und randomisierte Studien, sei es unethisch, Patienten unterschiedlichen Gruppen zuzuweisen, wenn man davon ausgehe, dass die eigene Therapie überlegen sei.

Langer Rede kurzer Sinn: Wenn in den Leitlinien zur Behandlung von verschiedenen psychischen Störungen, also auch der unterschiedlichen Angststörungen, von der Wirksamkeit einer Psychotherapiemethode gesprochen wird, geht es immer um die Methoden, die ihre Efficacy (Wirksamkeit) unter Beweis gestellt haben.

Überprüft wurden bisher hauptsächlich verhaltenstherapeutische Methoden

Es gibt inzwischen viele Studien und auch Meta-Analysen, die die Efficacy der Psychotherapie bei Angststörungen nachweisen, aber natürlich nur der Psychotherapie-Richtungen, die sich auch den geforderten Studienbedingungen unterworfen haben. Und das sind bisher hauptsächlich die kognitiv-verhaltenstherapeutischen Verfahren, die vor allem im universitären Bereich gelehrt werden, also ideale Bedingungen für ihre wissenschaftliche Überprüfung vorfinden. Gerade bei Angststörungen haben sie ihre Efficacy in vielen kontrollierten Studien unter Beweis gestellt. Andere Therapierichtungen, die ihre Effektivität bisher ganz anders nachwiesen, stehen erst am Anfang einer solchen wissenschaftlichen Wirksamkeitsforschung.

Das heißt aber: Trotz der intensiven Arbeit der Forscher, die auch im Fall der Angststörungen herausgefunden haben, wie Betroffene am „effektivsten" behandelt werden können, gibt es bisher immer noch wenige Studien, die einzelne Psychotherapiemethoden miteinander vergleichen, die also herausfinden wollen, ob diese oder jene psychotherapeutische Behandlung besser, schneller, effektiver im Sinne der Efficacy wirkt.

Und auch die Fragen, was denn nun alles zu einer Besserung gehört und was sich für den Patienten alles sonst noch geändert hat, außer vielleicht dem Verschwinden des einen Symptoms, um das es in der Studie ging, sind noch lange nicht beantwortet.

Was heißt das nun für mich?

Zurzeit gibt es mehr Effektivitätsstudien für die kognitiv-verhaltenstherapeutischen Psychotherapien. Das heißt: Die Wirksamkeit der streng nach den vorgegebenen Manualen vorgehenden (→ Seite 176) kognitiv-verhaltenstherapeutischen Psychotherapie ist am besten untersucht und nachgewiesen. Mittlerweile sind aber auch für andere Methoden, wie zum Beispiel für die psychodynamische Kurzzeittherapie, solche Wirksamkeitsstudien durchgeführt worden, wenn auch bisher seltener als für die kognitive Verhaltenstherapie, die sich von Anfang an der Forschung verschrieben hat. Ihr Ergebnis: Auch diese Psychotherapie, die im Gegensatz zu anderen, analytischen oder tiefenpsychologisch fundierten Verfahren relativ strukturiert und direkt an der Angst und deren Symptomen arbeitet (→ Seite 180), wirkt ebenso gut wie die kognitive Verhaltenstherapie.

Wichtig ist: Angst ist nicht gleich Angst. Es hat sich längst als gesichert erwiesen, dass unterschiedliche Ängste und Ausprägungen der Angst auch unterschiedliche Behandlungserfordernisse mit sich bringen. Man spricht hier von der Notwendigkeit störungsspezifischer Behandlungspläne mit der ganz konkreten Fragestellung: Was hilft einem Patienten mit dieser oder jener Angststörung am besten? (Ausführlicher dazu → Seite 225.) Immer mehr wird betont: Eine gute Psychotherapie zeichnet sich nicht da-

Nicht jeder Hut passt auf jeden Kopf

Welches Psychotherapieverfahren zu Ihnen passt, hängt auch von Variablen ab, die weder im Verfahren noch in der Störung, deretwegen Sie psychotherapeutische Hilfe suchen, liegen, sondern bei Ihnen – erst einmal ganz unabhängig von Ihrer Angst. Dafür nur ein Beispiel: Nicht jeder fühlt sich angesichts der neutralen Haltung des Psychoanalytikers oder auch der meisten tiefenpsychologisch fundiert arbeitenden Psychotherapeuten wohl. Vielen liegt die direktive Vorgehensweise eines Verhaltenstherapeuten mehr, die ihm sagt, „wo es langgeht".

durch aus, dass sie am besten der „reinen Lehre“ ihrer Schule entspricht, sondern dadurch, dass sie Methoden anwendet, die sich im Fall einer speziellen Angststörung als effektiv erwiesen haben. Dabei muss stets betont werden: Immer mehr Befunde sprechen dafür, dass eine sinnvolle Kombination verhaltenstherapeutischer Techniken, die auf Konfrontation setzen, mit einsichtsfördernder psychodynamischer Psychotherapie einen besseren Therapieerfolg verspricht als eine der beiden Therapien „rein“ und für sich genommen.

Der Trend: Störungsspezifisch und schulenübergreifend

Die Verfahren werden kombiniert

Inzwischen besteht gerade bei Angststörungen immer mehr die Tendenz, verschiedene Techniken aus unterschiedlichen Verfahren zu kombinieren. Ganz deutlich ist das natürlich innerhalb der anerkannten verhaltenstherapeutischen Verfahren. Wir haben es gezeigt am Beispiel der kognitiven Verhaltenstherapie, in der sich eine Kombination aus Exposition, Angstbewältigung, Training sozialer Kompetenz, Entspannung und kognitiver Therapie bewährt hat. „Kombiniert“ wird sinnvollerweise auch in und während einer psychodynamischen oder tiefenpsychologisch fundierten Psychotherapie.

Inzwischen gibt es auch Hinweise darauf, dass eine auf den Patienten und seine Angststörung zugeschnittene, also störungsspezifische Kombination von psychodynamischen Therapien und verhaltenstherapeutischen Techniken bessere Erfolge erzielt als eines dieser Verfahren für sich genommen.

In Lehrbüchern und Fachzeitschriften für Ärzte und Psychotherapeuten wird deshalb ausdrücklich für eine Annäherung zwischen den einzelnen Therapieschulen geworben. Menschen mit Angst wollen sicher vor allem erst einmal ihre Angst loswerden, was am schnellsten erwiesenermaßen mit angstkonfrontierenden Verfahren der Verhaltenstherapie funktioniert. Vielen von ihnen stellt sich aber auch die Frage: Wie konnte es denn überhaupt dazu kommen? Warum habe ich denn diese Angst? Was kann und muss ich ändern, um auch in Zukunft nicht mehr unter unangemessenen Ängsten leiden zu müssen oder zumindest effektivere Konfliktlösungsstrategien zur Verfügung zu haben? Vor allem die Frage nach dem „Warum" ist typisch für die psychodynamischen Schulen, die ja nach der Ursache des Symptoms suchen. Bei manchen Menschen, deren Symptome in eine eher ängstliche Gesamtpersönlichkeit eingebettet sind oder deren Lebensverhältnisse auch weiterhin ein Symptom „erfordern", bleiben Heilungen durch Exposition ohne ein solches einsichtsförderndes Verfahren vorübergehend.

Wie dem auch sei ...

Für Sie als Patient hat diese Diskussion um den aktuellen wissenschaftlichen Stand oft weniger Relevanz. Das heißt: Wenn das Praxisschild Ihren Psychotherapeuten als Therapeuten des jeweils getesteten Verfahrens ausweist, ist dies zwar ein wichtiger Hinweis. Dennoch ist letztlich nicht gesichert, dass er das in einer Wirksamkeitsstudie überprüfte Therapiemanual in seiner therapeutischen Praxis tatsächlich einsetzt.

Außerdem haben Sie – wenn Sie nicht in einer größeren Stadt mit einer ausreichenden Versorgung an Psychotherapeuten jeder Richtung wohnen – diese Qual der Wahl sowieso nicht. Ganz praktisch besehen stellt sich dann gar nicht die Frage, welches therapeutische Verfahren besser für diese oder jene Störung ist. Denn Therapieplätze sind rar.

Die großen Therapierichtungen haben viele Gemeinsamkeiten

Möglicherweise ist diese Frage auch gar nicht so wichtig. Denn in der Psychotherapieforschung geht es natürlich auch um die Frage, wie Psychotherapie eigentlich wirkt. Und da fand man für die „großen" Therapierichtungen, die bisher ihre Wirksamkeit beweisen konnten, bei allen Unterschieden im Ansatz und im Vorgehen doch Gemeinsamkeiten. Diese sind es wohl, die erst einmal und unabhängig von den für eine Therapierichtung noch einmal spezifisch nachzuweisenden Wirkfaktoren als wesentlich für den therapeutischen Erfolg angenommen werden müssen.

Wirksame Psychotherapien

- orientieren sich am Patienten, an seinen Problemen, aber auch seinen Stärken.

- machen Probleme, die in der Therapie verändert werden sollen, dem Patienten unmittelbar erfahrbar.
- fördern die Einsicht in diese Probleme und tragen zur Klärung problematischen Erlebens und Verhaltens bei.
- unterstützen den Patienten bei der Bewältigung dieser Probleme und ermöglichen ihm positive Erfahrungen bei dieser Bewältigung.
- stellen eine vertrauensvolle Beziehung zwischen Psychotherapeut und Patienten her. Diese ist die Voraussetzung und Grundlage jeder guten Psychotherapie.

Der letzte Punkt ist besonders wichtig. Das ist inzwischen die Grundeinsicht der Psychotherapieforschung.

Deshalb: Die Chemie muss stimmen

Die Beziehung zwischen Therapeut und Patient ist entscheidend

Weil die Beziehung zwischen Psychotherapeut und Patient ganz entscheidend zum Erfolg der Psychotherapie beiträgt, kann schon die Wahl des Psychotherapeuten den Ausgang der Psychotherapie bestimmen. Deshalb ist in den Richtlinien-Psychotherapien eine längere Eingangsphase vorgesehen, die unter anderem dazu dient, auszuprobieren, ob die Chemie zwischen dem Patienten und seinem zukünftigen Psychotherapeuten stimmt – ob beide sich vorstellen können, miteinander zu arbeiten.

Das heißt: Das Erstgespräch (→ Seite 131) und die folgenden fünf (oder, falls eine analytische Psychotherapie geplant ist, auch acht) Sitzungen, die sogenannten probatorischen Sitzungen, sind Probetermine. Sowohl der Psychotherapeut als auch Sie können und sollen ausprobieren.

Der Psychotherapeut prüft, ob

- das Leiden, das Sie ihm schildern, eine psychische Störung ist, und wenn ja, welche
- diese Störung mit psychotherapeutischen Mitteln zu behandeln ist
- sein Psychotherapieverfahren das Mittel der Wahl ist
- er den Eindruck hat, dass Sie von (s)einer Psychotherapie profitieren können, und
- Sie zusammenpassen.

Die probatorischen Sitzungen dienen also – wie es in der Fachsprache heißt – der Diagnostik, Indikationsstellung, der prognostischen Einschätzung, aber auch der Überprüfung, ob eine tragfähige Beziehung zustande kommen kann.

Und Sie prüfen, ob

- Sie sich vorstellen können, eine Psychotherapie zu machen,
- Sie sich vorstellen können, bei diesem konkreten Psychotherapeuten eine Therapie zu machen,
- Sie sich vorstellen können, dass diese Psychotherapie bei diesem Psychotherapeuten Ihnen gut tun wird, und
- Sie und der Psychotherapeut zusammenpassen.

Passen wir zusammen?

Die letzte Entscheidung, ob diesen ersten probatorischen Terminen weitere Sitzungen folgen werden, liegt also bei Ihnen. Denn in den Probesitzungen können Sie ein Gespür dafür entwickeln, wie es Ihnen mit solchen Gesprächen geht, welchen Eindruck Sie von Ihrem Psychotherapeuten gewinnen können und wie es sich anfühlt, eine Psychotherapie zu machen. Bevor Sie sich entscheiden, müssen Sie sich folgende Fragen stellen:

- Hat der Psychotherapeut mich ernst genommen?
- Haben wir miteinander gesprochen oder er mit mir oder gar über mich?
- Ist er an mir interessiert? (Zum Beispiel: Hat er mich angesehen oder nur auf seine Notizen gestarrt?)
- Ist er auf meine Fragen eingegangen, oder ist er ihnen eher ausgewichen?
- Stimmen die Ziele, die er für mich und meine Psychotherapie formuliert, mit meinen Hoffnungen und Zielen überein?
- Habe ich mich angenommen gefühlt?
- Fühle ich mich nach den ersten Gesprächen schon ein bisschen zuversichtlicher?

Wenn Sie diese Fragen mit Ja beantworten können, sind Sie bei Ihrem zukünftigen Psychotherapeuten gut aufgehoben. Dies ist eine Grundvoraussetzung dafür, dass die Psychotherapie Ihrer Angststörung hilfreich sein wird.

Die Behandlung mit Medikamenten

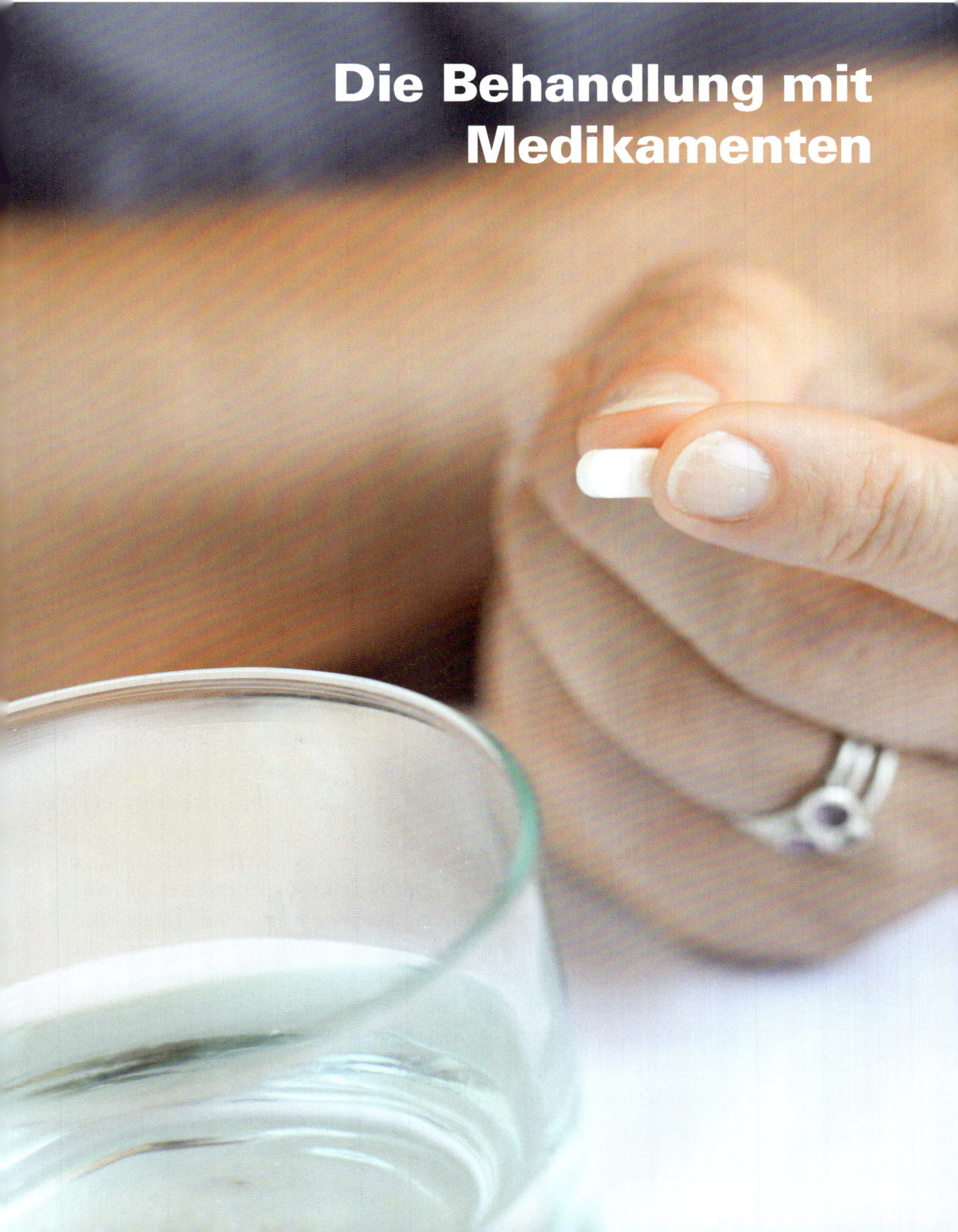

Welche Rolle spielen Medikamente?

Neben den verschiedenen psychotherapeutischen Verfahren bilden Medikamente eine zweite wesentliche Säule der Behandlung von Angststörungen. Ohne sie sind entscheidende Therapieerfolge, wie wir sie heute verzeichnen können, bei einzelnen Angststörungen nicht denkbar. Gleichwohl muss allerdings die Einschränkung gemacht werden, dass Medikamente nicht bei allen Angststörungen mit derselben Aussicht auf Erfolg eingesetzt werden können. Beispielsweise sind die speziellen Phobien eine Domäne der psychotherapeutischen Behandlung. Aus diesem Grund ist eine genaue Diagnose, um welche Form der Angststörung es sich in Ihrem Fall handelt, von entscheidender Bedeutung für die weitere Therapie.

In diesem Kapitel stellen wir die wichtigsten geeigneten Medikamente vor, die bei der Behandlung von Angststörungen eingesetzt werden, beschreiben ihre Wirkweise und mögliche Nebenwirkungen oder Gegenanzeigen. Ob Medikamente bei einer bestimmten Form der Krankheit zum Einsatz kommen und welche dies sind, erfahren Sie im letzten Kapitel ab Seite 225.

Eine Psychotherapie hat in aller Regel Vorrang vor Medikamenten

Insgesamt gilt: Bei Angsterkrankungen hat in aller Regel eine Psychotherapie Vorrang. Erst bei schweren Symptomen und Begleiterkrankungen wie beispielsweise depressiven Verstimmungen sollte die Psychotherapie durch den Einsatz von Medikamenten ergänzt werden.

Im Zentrum der Behandlung von Angsterkrankungen stehen Antidepressiva. Bei diesen Medikamenten dauert es ein bis drei Wochen, bis ihre angstlösende Wirkung spürbar wird. Darum werden in der Anfangsphase der Behandlung Benzodiazepine, die rasch und mittellang wirken, mit Antidepressiva kombiniert. Nach ein bis drei Wochen wird die Behandlung dann mit Antidepressiva allein fortgesetzt. Benzodiazepine lockern spätestens eine Stunde nach der Einnahme ängstliche Anspannungen, sorgen tagsüber für eine ausgeglichene Stimmung und helfen abends einzuschlafen. Allerdings besteht das Risiko, sich an die Mittel zu gewöhnen und von ihnen abhängig zu werden. Darum sollen sie generell höchstens zwei bis vier Wochen lang eingenommen werden. Bei Dauergebrauch können sie zudem ihre Wirkung verlieren.

Antidepressiva in der Angsttherapie

Zwischen depressiven Erkrankungen und Angststörungen gibt es einen großen Überlappungsbereich der Einzelsymptome. Depressive Patienten leiden wie Angstpatienten an Schlafstörungen, Konzentrationsstörungen, Erschöpfung, Interessenverlust. Wie wir gesehen haben (→ Seite 71), spielen bei der Entstehung von Angststörungen auch teilweise dieselben Botenstoffe eine Rolle wie bei depressiven Erkrankungen. Daher wirken Antidepressiva – sowohl die älteren als auch die neueren – zum Teil auch bei Angsterkrankungen. Antidepressiva greifen direkt an der Kommunikations-

Das Verhältnis von Angst und Depression

Obwohl Angst und Depression in einzelnen Symptombereichen so verwandte Erkrankungen sind, ist noch nicht klar, in welchem Verhältnis sie zueinander stehen. Experten diskutieren und erforschen derzeit im Wesentlichen drei Möglichkeiten:

1. Die Angsterkrankung entsteht im Rahmen einer Depression oder durch eine vorangegangene Depression oder umgekehrt.
2. Beide Erkrankungen beruhen auf derselben genetischen Voraussetzung. Angst und Depression wären also verschiedene Ausformungen einer gemeinsamen genetischen Grundlage.
3. Die Grenzziehung zwischen depressiven Störungen und Angststörungen ist in manchen Bereichen künstlich. Die Erkrankungen überlappen sich in ihrem Erscheinungsbild: Depressive Patienten leiden oft an Angst und ängstliche Menschen sind oft depressiv verstimmt.

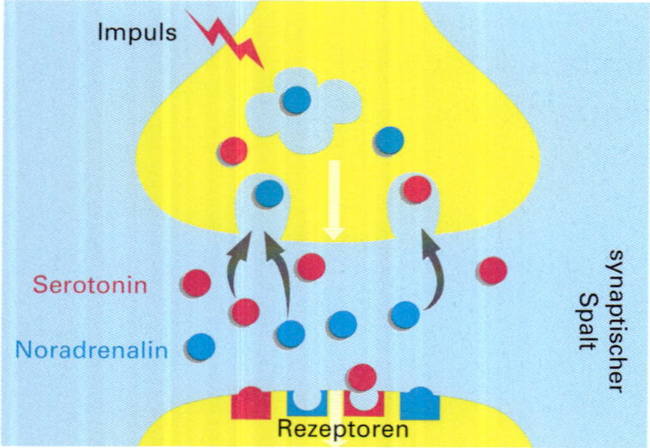

Abgabe und Wiederaufnahme eines Botenstoffs: Zuerst wird der Botenstoff am Rezeptor aufgenommen. Dort löst er ein Signal (eine Botschaft) aus. Danach wird er in den synaptischen Spalt zurückgegeben und von der aussendenden Nervenendigung wieder aufgenommen. Das Ganze kann von Neuem beginnen.

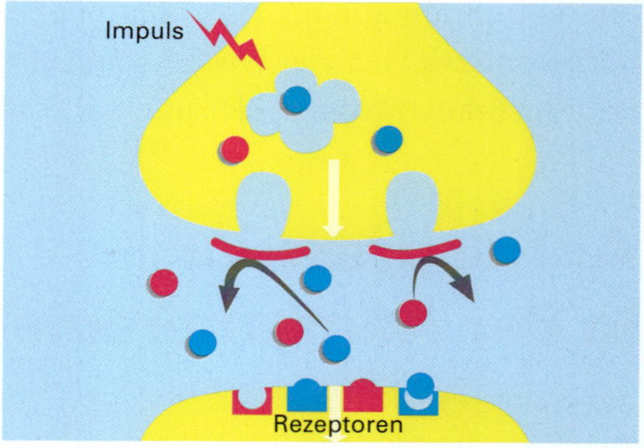

Die Wiederaufnahmehemmung eines Botenstoffs: Die Wiederaufnahme des Botenstoffs in die abgebende (obere) Nervenzelle wird durch Medikamente gehemmt; im synaptischen Spalt erhöht sich das Angebot an Botenstoffen.

stelle der Nervenzellen, dem synaptischen Spalt, an und erhöhen dort die Konzentration und damit auch die Wirkung der körpereigenen Botenstoffe Serotonin und Noradrenalin (→ Grafiken).

Bei Angsterkrankungen ist vor allem die Bereitstellung des Botenstoffes Serotonin wichtig. Medikamente aus der Gruppe der Antidepressiva, die dafür sorgen, dass im Gehirn mehr Serotonin zur Verfügung steht, kommen daher bei der Behandlung von Angsterkrankungen verstärkt zum Einsatz. Sie hellen die Stimmung auf und mildern Angst und oft auch die Unruhe.

Absetzerscheinungen von Antidepressiva?

Alle Antidepressiva sollten langsam ausschleichend abgesetzt werden, wenn Arzt und Patient zu dem Schluss gekommen sind, dass die Behandlung mit Medikamenten beendet werden kann, oder aber wenn wegen mangelnder Wirksamkeit auf ein anderes Mittel umgestellt werden muss. Werden sie schlagartig weggelassen, kann es zu unangenehmen Reaktionen kommen. Die Beschwerden, wegen derer sie ursprünglich eingenommen wurden, können plötzlich wieder auftreten, auch verstärkt, also vor allem Angstgefühle und Depression. Daneben schildern Betroffene innere Unruhe, beschreiben Anspannung, fühlen sich „elektrisiert" und reizbar. Um Entzugserscheinungen im eigentlichen Sinn, wie bei süchtig machenden Medikamenten, handelt es sich dabei nicht. Fachleute bezeichnen diese Zustände als „Absetzsyndrom", das sich allerdings durch „Ausschleichen" gut vermeiden lässt.

Antidepressiva machen nicht abhängig, Benzodiazepine schon

Unerwünschte Wirkungen der Antidepressiva

Bei den älteren trizyklischen Antidepressiva kann auch ein langsam einschleichendes Aufdosieren sinnvoll sein, um unerwünschte Wirkungen zu vermeiden. Die Mehrzahl der Patienten verspürt kaum oder nur geringe Nebenwirkungen der Antidepressiva.

Wenn unerwünschte Wirkungen auftreten, so sind sie meist nicht gefährlich und zudem oftmals vorübergehend (wie zum Beispiel Mundtrockenheit oder Übelkeit). Bei solchen Nebenwirkungen sind keine weiteren Maßnahmen erforderlich. Der Körper gewöhnt sich entweder an sie oder gleicht sie mit Gegenreaktionen aus.

Einige wenige unerwünschte Wirkungen müssen beobachtet werden, das heißt, Sie sollten auf sie achten und Ihrem Arzt davon berichten oder Ihr Arzt muss vorsorglich Kontrolluntersuchungen durchführen. In ganz seltenen Fällen kommen unerwünschte Wirkungen vor, die sofortige ärztliche Hilfe nötig machen.

Wir haben im Folgenden die unerwünschten Wirkungen der verschiedenen Wirkstoffe so geordnet, dass Sie besser einschätzen können, welche Maßnahmen jeweils nötig sind.

Trizyklische Antidepressiva

Der Name dieser Substanzgruppe erklärt sich aus der chemischen Struktur des Moleküls, aus der diese Medikamente bestehen: Sie ähneln der Anordnung von drei ringförmigen Bausteinen. Trizyklische Antidepressiva gehören zu den in der Depressionsbehandlung am längsten in die klinische Praxis eingeführten Wirkstoffen. Seit Ende der 1950er-Jahre finden diese Medikamente Verwendung. Sie sind den Anwendern sowohl hinsichtlich ihrer Wirkungen als auch ihrer unerwünschten Arzneimittelwirkungen bestens bekannt. Auch in der Angstbehandlung sind einige dieser Medikamente seit Jahrzehnten eingeführt, und neue Substanzen müssen sich immer noch an ihnen messen lassen.

Die meisten trizyklischen Antidepressiva beeinflussen mehrere Botenstoffe des Gehirns, vor allem Serotonin und Noradrenalin, aber auch Azetylcholin, Histamin und andere. Dieser Einfluss auf andere Botenstoffe ist zum Teil für die unerwünschten Wirkungen der Trizyklika verantwortlich.

Für die Angstbehandlung sind die Trizyklika Clomipramin und Doxepin zugelassen. Die Wirksamkeit von Clomipramin bei Angststörungen ist durch Studien gut belegt. Für Doxepin liegen dagegen deutlich weniger Belege vor, um den Stellenwert des Wirkstoffs bei der Behandlung von Angststörungen zu beurteilen. Auch dämpft der Wirkstoff manche Patienten sehr stark in ihrer Aktivität und macht müde. Wenn die Angststörung jedoch mit einer verstärkten Unruhe einhergeht und diese gebremst werden soll, kann Doxepin vorteilhaft sein.

Unerwünschte Wirkungen trizyklischer Antidepressiva

▶ **Keine Maßnahmen erforderlich**

- Besonders zu Beginn der Behandlung kann Mundtrockenheit auftreten. Die Nase ist wie verstopft, die Patienten sind ständig durstig.
- Der Blutdruck sinkt, Patienten, bei denen dies der Fall ist, fühlen sich benommen, schwindelig und müde. Wenn sie zu schnell aufstehen, wird ihnen schwarz vor Augen. Sie können ihren Herzschlag verstärkt und beschleunigt wahrnehmen.
- Es können sich Verstopfung oder Durchfall einstellen.
- Wie bei fast allen Antidepressiva kann es zu vermehrtem Schwitzen kommen, aber auch Frösteln kann möglich sein.
- Fast alle Trizyklika können müde machen, viele Patienten mit Schlafstörungen finden dies nicht unangenehm.
- Die Sehschärfe, besonders bei der Umstellung von Nah- auf Fernsicht, kann vermindert sein. Auch dies geht innerhalb we-

Das autonome Nervensystem und die Trizyklika

Die meisten Funktionen unseres Körpers laufen ohne unser Zutun ab. Der Teil des Nervensystems, der diese Funktionen steuert, wird als autonomes Nervensystem bezeichnet. So werden Herzschlagfrequenz, Atmung, Körpertemperatur und der gesamte Stoffwechsel gesteuert, ohne dass wir diese Vorgänge willentlich beeinflussen können. Auch dieses autonome Nervensystem wird durch Botenstoffe reguliert. Viele unerwünschte Nebenwirkungen der trizyklischen Antidepressiva ergeben sich aus dieser Wirkung auf das autonome Nervensystem.

niger Tage vorbei. Manche Patienten lassen sich bei solchen Beschwerden eine neue Brille verordnen. Das ist sinnlos, es hilft bereits, einige Tage abzuwarten.
- Übelkeit und Kopfschmerzen können auftreten.

▶ **Muss beobachtet werden**

- Wenn das Wasserlassen schwerfällt, sollten Sie darauf achten, ob diese Beschwerden zunehmende Tendenz haben. Dies kann im Einzelfall bis zum Harnverhalt gehen, dann müssen Sie sofort einen Arzt aufsuchen.
- Trizyklische Antidepressiva können das sexuelle Verlangen verringern und zu Erektionsstörungen führen. Besteht dies über einige Wochen fort, sollten Sie Ihren Arzt nach Behandlungsalternativen fragen.
- Bewegungsunruhe oder eine Störung der gezielten Bewegung sind selten.

▶ **Sofort zum Arzt**

- Sie hatten einen epileptischen Anfall (Bewusstseinsverlust mit Muskelzuckungen), oder Sie hatten eine Ohnmacht.
- Wasserlassen ist überhaupt nicht mehr möglich, Sie spüren einen festen Druck und Schmerz im Unterbauch.
- Der Herzschlag wird unregelmäßig: Wenn Sie Ihren Puls fühlen, spüren Sie keinen festen Rhythmus mehr, oder aber es kommt zu „Aussetzern". Hier sollte der Arzt rasch ein EKG anfertigen.

- Sehr selten ist eine Darmlähmung, die sich mit sehr starken Bauchschmerzen bemerkbar machen kann.
- Bei Patienten mit ohnehin schon erhöhtem Augeninnendruck kann es zu einem akuten Glaukomanfall kommen, der sich in heftigsten Kopfschmerzen, meist um das betroffene Auge herum, äußert.
- Besonders bei älteren Patienten können sich akute Verwirrtheitszustände entwickeln. Gedächtnisprobleme können auftreten oder sich verstärken.

Ihr Arzt veranlasst Untersuchungen, bevor er Ihnen Trizyklika verschreibt

Um von vornherein das Risiko solcher Nebenwirkungen zu mindern, wird Ihr Arzt einige Voruntersuchungen veranlassen, bevor er Ihnen ein Medikament aus dieser Wirkstoffgruppe verordnet. Dazu gehören eine Messung des Augeninnendrucks und eine EKG-Untersuchung. Bei älteren Patienten (über 60 Jahre) sollte das EKG auch während der Behandlung überprüft werden.

Wer sollte Trizyklika nicht einnehmen? – Gegenanzeigen

Patienten mit Blasenentleerungsstörungen, vor allem Männer mit einer Vergrößerung der Prostata, Patienten mit einer Erhöhung des Augeninnendrucks (Glaukom = der grüne Star) und Patienten mit einer Magenentleerungsstörung aufgrund einer Verengung des Magenausgangs dürfen Medikamente aus dieser Wirkstoffgruppe nicht verordnet bekommen. Auch bei Herzrhythmusstörungen ist Vorsicht geboten.

Wechselwirkungen mit anderen Medikamenten

Mit einer Vielzahl anderer Medikamente bestehen Wechselwirkungen. Diese kommen häufig dadurch zustande, dass der Abbau sowohl des Antidepressivums als auch der anderen eingenommenen Medikamente durch die Leber verzögert stattfindet. Sie können sich das so vorstellen, dass die Leber einfach „zu viel zu tun hat“. Dadurch können die Konzentrationen beider Medikamente ansteigen, von beiden ist durch den verzögerten Abbau mehr als notwendig vorhanden. Es ist dann so, als würden Sie eine wesentlich höhere Dosis zu sich nehmen – die Gefahr der unerwünschten Wirkungen steigt. Eine andere Form der Wechselwirkung läuft genau gegenteilig ab: Die Leber wird durch ein bereits verordnetes Medikament auf Touren gebracht und baut das Antidepressivum nun beschleunigt ab. Dies hat zur Folge, dass die Konzentration im Blut zu niedrig ist und eigentlich eine höhere Dosis genommen werden müsste, um die gewünschte angstlösende Wirkung zu erzielen.

Aus diesem Grund ist es wichtig, dass Sie jeden Arzt, der Ihnen ein Medikament verordnet, über alle weiteren Medikamente, die Sie einnehmen, auf dem Laufenden halten. Nur so ist es möglich, die oft komplizierten Wechselwirkungen zu berücksichtigen.

Wirkstoffe/Präparatebeispiele

Trizyklische Antidepressiva

- **Clomipramin**
  Anafranil, Clomipramin-CT, Clomipramin-neuraxfarm, Clomipramin-ratiopharm
- **Doxepin**
  Aponal, Doneurin, Doxepin 1A Pharma, Doxepin AL, Doxepin beta, Doxepin biomo, Doxepin dura, Doxepin-neuraxpharm Doxepin-ratiopharm, Mareen

Selektive Serotonin-Wiederaufnahmehemmer (SSRI)

Auch aus dieser Gruppe der neueren Antidepressiva sind einige Substanzen für die Behandlung von Angsterkrankungen zugelassen und haben sich in der klinischen Routine sehr gut bewähren können. Bei den selektiven Serotonin-Wiederaufnahmehemmern handelt es sich um relativ „junge" Antidepressiva. Die ersten Medikamente dieser Art wurden in Europa ab etwa 1985 eingeführt. Sie führen zu einer Hemmung der Serotonin-Wiederaufnahme an den Kontaktstellen der Nervenzellen. Somit steht der Botenstoff Serotonin in höherer Konzentration im synaptischen Spalt, also an dem Ort, wo die Signalübertragung stattfindet, zur Verfügung. Die meisten dieser Medikamente wirken relativ gezielt auf den Botenstoff Serotonin und haben deswegen weniger Nebenwirkungen auf das autonome Nervensystem als die oben dargestellten trizyklischen Antidepressiva.

Für die Behandlung von Angststörungen zugelassen sind die Wirkstoffe Citalopram, Escitalopram und Paroxetin. Sie sind mittlerweile bei einzelnen Angststörungen die Medikamente der ersten Wahl. Grundsätzlich gilt auch hier, wie bei den trizyklischen

Antidepressiva, dass diese Medikamente nicht nach Bedarf eingenommen werden sollten, also nicht zur Behandlung einzelner Angstattacken dienen.

Antidepressiva wirken erst nach drei bis sechs Wochen

Ihre Wirkung entfaltet sich aus der längerfristigen Behandlung. Auch muss in der Regel ein Zeitraum von drei bis sechs Wochen abgewartet werden, bevor die Wirkung auf die Angstsymptomatik deutlich werden kann. Geduld ist also gefragt, ebenso die regelmäßige Medikamenteneinnahme, auch wenn die Angst gebessert ist.

Unerwünschte Wirkungen der Serotonin-Wiederaufnahmehemmer

▶ Keine Maßnahmen erforderlich

- In den ersten Behandlungstagen können Sie unter leichter Übelkeit oder Brechreiz leiden, auch kann es zu Durchfällen (seltener auch zu Verstopfung) kommen.
- Häufiger wird in diesen ersten Tagen der Therapie auch über Kopfschmerzen geklagt.
- Eine schon bestehende innere Unruhe und Angst kann ebenso wie Depressionen in den ersten Behandlungstagen noch verstärkt werden; dies ist kein Grund, das Medikament abzusetzen.
- Zu Beginn der Behandlung können Schlafstörungen auftreten beziehungsweise verstärkt werden. Auch dies sollte Sie nicht davon abhalten, die Therapie fortzusetzen.
- Wie bei allen Antidepressiva kann es auch bei einer Behandlung mit SSRI zu verstärktem Schwitzen ohne körperliche Anstrengung kommen. Dies geht meist nach einigen Tagen vorbei.

▶ Muss beobachtet werden

- Vor allem bei älteren Patienten stellt sich gelegentlich eine starke Bewegungsunruhe ein. Hält diese über einige Tage an, sollten Sie dies Ihrem Arzt mitteilen.

▶ Sofort zum Arzt

- Sehr selten sind allgemein allergische Arzneimittelreaktionen auf SSRI: Sie bekommen Atemnot, die Haut oder die Schleimhäute schwellen an, und es entsteht ein juckender Hautausschlag. Es besteht ein schweres Krankheitsgefühl wie bei einer körperlichen Erkrankung.

Probleme beim Sex?

Die sexuellen Funktionen sind bei den meisten Angstpatienten ohnehin beeinträchtigt. SSRI können wie andere Antidepressiva auch zusätzlich einen Rückgang des sexuellen Verlangens, bei Frauen eine Unfähigkeit, einen Orgasmus zu empfinden, und bei Männern Erektionsstörungen oder eine Hinauszögerung des Ejakulationszeitpunktes verursachen. Sie sollten mit Ihrem Arzt unbedingt über solche Nebenwirkungen sprechen.

Weil viele Patienten ihre Antidepressiva im Rahmen der Angstbehandlung längere Zeit einnehmen müssen, können diese unerwünschten Arzneimittelwirkungen auf Dauer die Lebensqualität erheblich mindern. Nicht wenige Betroffene setzen aufgrund dieser Nebenwirkungen auf ihr Sexualleben die Antidepressiva ab, ohne mit ihrem Arzt über Behandlungsalternativen gesprochen zu haben.

SSRI sollten nicht abrupt abgesetzt werden: Angst und Depression können vorübergehend verstärkt in Erscheinung treten.

- Sehr selten ist das „Serotonin-Syndrom“: Erregungszustände, Bewusstseinstrübung, erhöhte Körpertemperatur und Muskelkrämpfe können eine sofortige Klinikeinweisung erforderlich machen.

Wer sollte SSRI nicht einnehmen? – Gegenanzeigen

Bei Patienten mit schweren Leber- und Nierenleiden ist Vorsicht geboten.

Vereinzelt wird darüber berichtet, dass bestimmte SSRI (zum Beispiel Paroxetin) für Patientinnen mit Brustkrebs riskant sein oder bei einer Einnahmezeit von über zwei Jahren das Risiko für Brustkrebs erhöhen könnten. In solchen Fällen könnten Mittel mit dem Wirkstoff Trimipramin (zum Beispiel *Stangyl*) eingesetzt werden.

Wechselwirkungen mit anderen Medikamenten

Bei SSRI ist die Frage der Wechselwirkung mit anderen Medikamenten, vor allem mit anderen Psychopharmaka, von besonderer Wichtigkeit. Bei einer Kombination mit einigen Wirkstoffen besteht die Gefahr schwerwiegender Komplikationen. Solche – gelegentlich notwendigen – Kombinationsbehandlungen muss ein Psychiater überwachen. Eine Kombination mit MAO-Hemmern, die bei Depressionen häufig verschrieben werden, verbietet sich. Nach einer Behandlung mit MAO-Hemmern müssen mindestens zwei Wochen Abstand eingehalten werden, bevor Sie einen SSRI einnehmen dürfen.

Umgekehrt müssen nach einer Behandlung mit Paroxetin zwei Wochen und nach einer Therapie mit Citalopram und Escitalopram mindestens eine Woche vergehen, bevor MAO-Hemmer genommen werden dürfen. Dies ergibt sich aus der unterschiedlichen Geschwindigkeit, mit der der Körper normalerweise die verschiedenen Wirkstoffe abbaut.

Wirkstoffe/Präparatebeispiele

SSRI

- **Citalopram**
  Cipramil, Citalon, Citalopram 1A Pharma, Citalopram AL, Citalopram AWD, Citalopram-biomo, Citalopram dura, Citalopram Hexal, Citalopram ISIS, Citalopram ratiopharm
- **Escitalopram**
  Cipralex
- **Paroxetin**
  Paroxat, Paroxedura, Paroxetin 1A Pharma, Paroxetin beta, Paroxetin ratiopharm, Seroxat

MAO-Hemmer

MAO-Hemmer hemmen Monoaminooxidase, ein Enzym, das für den Abbau von Botenstoffen im Gehirn verantwortlich ist. Auf diese Weise sorgen sie dafür, dass die Konzentration dieser Botenstoffe ansteigt. MAO-Hemmer haben einen festen Platz in der Angstbehandlung. Es zeigte sich, dass der neuere Wirkstoff Moclobemid sehr gut bei Depressionen mit starker Angstkomponente wirkt; von da war der Weg in die Angstbehandlung nicht mehr weit.

Moclobemid ist für einzelne Angststörungen zugelassen und im therapeutischen Repertoire gut etabliert. Die unerwünschten Wirkungen von Moclobemid sind recht gering. Gelegentlich wird über leichte Übelkeit, Mundtrockenheit, Angst, Schlafstörungen und leichte Verdauungsbeschwerden berichtet.

Bei dem älteren MAO-Hemmer Tranylcypromin musste eine Diätvorschrift eingehalten werden. Auf keinen Fall durften die Patienten Nahrungsmittel zu sich nehmen, die den Eiweißstoff Tyramin enthalten (zum Beispiel vollreifer Käse oder bestimmte Rotweine). Bei Moclobemid entfällt diese Einschränkung in einem Dosierungsbereich bis 600 Milligramm.

Unerwünschte Wirkungen von Moclobemid

▶ **Keine Maßnahmen erforderlich**

- Schwindel, Übelkeit, innere Unruhe und Schlafstörungen können besonders zu Beginn der Therapie auftreten.

▶ **Muss beobachtet werden**

- Sehr selten sind allergische Hautreaktionen: Rötung und Juckreiz; bei Bläschenbildung sollten Sie Ihren Arzt aufsuchen.

▶ **Sofort zum Arzt**

- Besonders in der Kombinationsbehandlung mit anderen Antidepressiva kann ein Serotonin-Syndrom auftreten (→ Seite 209).

Wechselwirkungen mit anderen Medikamenten

Problematisch ist vor allem die Kombination aus Medikamenten dieses Wirkstofftyps mit anderen Antidepressiva. Kombinieren Sie niemals auf eigene Faust, denn dies kann lebensbedrohlich

Wirkstoffe/Präparatebeispiele

MAO-Hemmer

Nur der Wirkstoff Moclobemid ist für die Angstbehandlung zugelassen. Präparate, die infrage kommen, sind zum Beispiel: *Aurorix, Moclobemid 1A Pharma, Moclobemid AL, Moclobemid Hexal, Moclobemid-neuraxpharm, Moclobemid Puren, Moclobemid ratiopharm, Moclobemid real, Moclobemid Sandoz, Moclobemid STADA, Moclobemid Tera, Moclobeta, Moclodura.*

sein! Eine Kombinationsbehandlung mit anderen Antidepressiva ist zwar grundsätzlich möglich, sie muss aber von einem Facharzt für Psychiatrie eingeleitet und überwacht werden!

Eine Kombination von MAO-Hemmern und Serotonin-Wiederaufnahmehemmern darf nur nach Einzelabwägung vom Facharzt durchgeführt werden. Bei Umstellung auf Serotonin-Wiederaufnahmehemmer sind unterschiedlich lange Wartezeiten (bis zu fünf Wochen) einzuhalten. Bei akuter Selbsttötungsgefahr darf die Therapie nur vom Facharzt und nach eingehender Risikoabwägung angesetzt werden.

Informieren Sie jeden Arzt, wenn Sie MAO-Hemmer nehmen

Wichtig ist auch, dass MAO-Hemmer zwei Wochen vor einer etwaigen Operation abgesetzt werden müssen, weil sonst die Gefahr von Narkosezwischenfällen besteht. Eine Medikation mit MAO-Hemmern läuft nicht „nebenher“. Informieren Sie jeden Arzt oder Zahnarzt vor der Behandlung, wenn Sie Medikamente dieser Art nehmen!

Weitere Antidepressiva

Einige neue Antidepressiva stehen auch in der Angsttherapie zur Verfügung. Manche von ihnen, wie etwa Venlafaxin (*Trevilor*), sind schon ausgesprochen gut in der Therapie von Angsterkrankungen etabliert. Andere, wie Duloxetin (*Cymbalta*), sind noch nicht so lange für diesen Anwendungsbereich zugelassen.

Duloxetin

Obwohl dieses neuere Antidepressivum sowohl die Wiederaufnahme von Serotonin wie auch von Noradrenalin hemmt, ist es in der Behandlung von Angststörungen mittlerweile zugelassen. Es wird als duales Antidepressivum bezeichnet und teilt diese Eigenschaften mit einigen viel älteren Wirkstoffen aus der Gruppe der trizyklischen Antidepressiva, die alle mehr oder weniger stark auch die Versorgung mit Noradrenalin mitbeeinflussen.

Bezüglich Sicherheit und Verträglichkeit ähnelt Duloxetin den Serotonin-Wiederaufnahmehemmern, es macht jedoch im Gegensatz zu anderen Antidepressiva kaum müde.

Zur Anwendung bei Patienten unter 18 Jahren und bei Patienten über 65 Jahren liegen nur wenige Daten vor. Raucher benötigen höhere Dosierungen, weil sie den Wirkstoff schneller abbauen.

Unerwünschte Wirkungen von Duloxetin

▶ Keine Maßnahmen erforderlich

- Übelkeit, Müdigkeit, Mundtrockenheit, Schlaflosigkeit und Verstopfung.

▶ Muss beobachtet werden

Treten die folgenden Beschwerden über einen längeren Zeitraum auf, sollten Sie Ihren behandelnden Arzt aufsuchen:

- Hautausschläge, Lichtempfindlichkeit der Haut.
- Sexuelle Funktionsstörungen wie Erektionsstörungen, verzögerter Samenerguss und vermindertes sexuelles Verlangen.
- Beschleunigter Herzschlag und (meist) leichter Blutdruckanstieg.
- Unscharfes Sehen.

▶ Sofort zum Arzt

- Gelbfärbung der Haut als Symptom einer Leberentzündung, Harnverhalt, Krampfanfälle, Versteifung der Muskulatur mit Fieber und starkem Schwitzen.
- Sinnestäuschungen (wie optische Fehlwahrnehmungen).
- Wenn Selbsttötungsgedanken ausgelöst oder bestehende Selbsttötungsgedanken verstärkt werden.

Wer sollte Duloxetin nicht einnehmen?

Vorsicht ist angezeigt bei Patienten mit schweren Leber- oder Nierenleiden, mit einer erhöhten Anfallsbereitschaft oder mit Bluthochdruck. Die Kombination mit MAO-Hemmern ist nicht möglich. Nach dem Absetzen einer Behandlung mit Duloxetin müssen Sie mindestens fünf Tage warten, bevor Sie einen MAO-Hemmer einnehmen dürfen. Nach einer Behandlung mit MAO-Hemmern müssen Sie mindestens zwei Wochen warten, bevor Sie Duloxetin einnehmen.

Venlafaxin

Venlafaxin hemmt sowohl die Wiederaufnahme von Serotonin als auch die von Noradrenalin. Allerdings ist die Wirkung auf Serotonin wesentlich stärker. Mittlerweile gibt es auch eine Darreichungsform mit verzögerter Wirkstoff-Freisetzung (Retardpräparat), die weniger ausgeprägte unerwünschte Wirkungen hat. Venlafaxin ist in der Angsttherapie fest etabliert.

Unerwünschte Wirkungen von Venlafaxin

▶ **Keine Maßnahmen erforderlich**

- Besonders zu Beginn der Behandlung sind Appetitlosigkeit und Übelkeit häufig.
- Bei höheren Dosierungen innere Unruhe, Schlafstörungen, Kopfschmerzen und Zwangsgähnen.

▶ **Muss beobachtet werden**

Treten die folgenden Beschwerden über einen längeren Zeitraum auf, sollten Sie den behandelnden Facharzt aufsuchen:

- Sexuelle Funktionsstörungen (bei Männern Hinauszögerung der Ejakulation).
- Blutdruckanstieg und andere Herz-Kreislauf-Probleme.

▶ **Sofort zum Arzt**

- Bei rund 4 Prozent aller behandelten Patienten zeigen sich allergische Hautreaktionen; diese können harmlos und vorübergehend sein. Dennoch sollte Ihr Arzt solche Hautveränderungen gesehen haben.

Wer sollte Venlafaxin nicht einnehmen – Gegenanzeigen?

Vorsicht ist angezeigt bei Patienten mit schweren Leber- oder Nierenleiden, mit einer erhöhten Anfallsbereitschaft und Bluthochdruck. Die Kombination mit MAO-Hemmern ist nicht möglich. Bei der Umstellung von oder auf MAO-Hemmer muss ein zeitlicher Sicherheitsabstand von ein bis zwei Wochen eingehalten werden.

Benzodiazepine

Benzodiazepine sind neben den Antidepressiva die wichtigsten Medikamente bei der Behandlung von Angsterkrankungen. Sie haben einen angstlösenden und beruhigenden, oft auch schlafanstoßenden Effekt. Deswegen wurden sie auch Tranquilizer genannt. Obwohl sie in den vergangenen Jahrzehnten oft missbräuchlich verwendet wurden, gehören diese Medikamente gemäß einer Klassifikation der Weltgesundheitsorganisation zu den unentbehrlichen Wirkstoffen. Auch in der Angsttherapie, besonders in der Therapie akuter Angstzustände, sind sie unverzichtbar.

Hauptwirkort der Benzodiazepine ist der Rezeptor, also die Bindungsstelle im Gehirn, für **G**amma**A**mino**B**utter**A**cid (GABA). Die Benzodiazepine verstärken vereinfacht dargestellt die dämpfen-

Mothers's little helper

Der bekannteste Vertreter der Benzodiazepine ist Diazepam, besser unter dem Handelsnamen *Valium* bekannt.

Dieses Medikament kam 1963 auf den Markt. Es wurde besonders wegen seiner beruhigenden und schlafanstoßenden Wirkung massenhaft verordnet, bis sich allmählich immer deutlicher herausstellte, dass diese Medikamente auch ein erhebliches Abhängigkeitspotential haben.

Bei manchen Menschen schwindet die Wirkung nach und nach, sodass immer höhere Dosierungen notwendig werden, um die gewünschte Wirkung zu erreichen. Allerdings gibt es auch viele Menschen, die über Jahre bei der niedrigen Anfangsdosierung geblieben und dennoch abhängig sind. Dies wird immer dann deutlich, wenn die Einnahme der Medikamente unterbrochen wird: Es kommt zu ernsten psychischen und körperlichen Entzugserscheinungen (wie Schwitzen, Unruhe, Aggressivität, Delirium). Die Rolling Stones widmeten den Benzodiazepinen einen Song: Der Titel „Mother's Little Helper“ macht die breite Verordnung dieser Substanzen sehr anschaulich – ein Problem, das leider immer noch existiert.

den und beruhigenden Wirkungen dieses Botenstoffes, indem sie die Empfindlichkeit des GABA-Rezeptors erhöhen. Der GABA-Rezeptor ist ein außerordentlich komplexes Gebilde. Benzodiazepine beeinflussen diesen Rezeptor sehr unterschiedlich, sodass nicht alle zur Verfügung stehenden Medikamente in derselben Weise angstlösend wirken können. Das heißt: Nicht alle Benzodiazepine sind für die Behandlung von Angsterkrankungen gleich gut geeignet.

Die Wissenschaftler stellen sich die Wirkung von Benzodiazepinen auf Angstsymptome so vor, dass die gesteigerte Aktivität der Amygdala, des Mandelkerns (→ Seite 76), durch die Stimulation der GABA-Rezeptoren reduziert wird. Dies bewirkt, dass die furcht- oder angstbezogene Aktivität des Mandelkerns insgesamt heruntergefahren wird.

Nicht bei allen Angststörungen wirken Benzodiazepine gleich gut. In aller Regel sind sie sehr gut geeignet zur Beeinflussung akuter Angstereignisse wie Panikattacken und weniger gut geeignet für die Beeinflussung von lang dauernden Angsterkrankungen wie der generalisierten Angststörung.

Ganz allgemein mindern Benzodiazepine die bewusste Wahrnehmung und Intensität von Gefühlen, so dämpfen sie Spannung,

GABA – der Botenstoff der Entspannung

Eigentlich liegt es auf der Hand: Wenn auf der einen Seite Botenstoffe wie Noradrenalin die Erregbarkeit unseres Nervensystems steigern, muss es einen Gegenspieler geben, der dafür sorgt, dass zu große Erregungslevel vermieden werden und dass sich der Organismus auch entspannen und wieder erholen kann. Der Hauptbotenstoff dafür ist GABA. Dieser Stoff ist der wichtigste hemmende Botenstoff unseres Gehirns und spielt eine wesentliche Rolle bei der Reduzierung der Aktivität der Nervenzellen. Dies betrifft auch die Nervenzellen im Mandelkern und in den bei der Angstentstehung wichtigen Neuronenverschaltungen.

Erregung und Angst. Darüber hinaus haben sie einen schlafför- dernden Einfluss und entspannen die Muskulatur. Bei der Be- handlung von Angststörungen sind mittellang wirksame Benzo- diazepine zu bevorzugen. Besonders geeignet sind die mittellang wirksamen Substanzen Alprazolam, Bromazepan, Lorazepam und Oxazepam. Sehr kurz wirksame Benzodiazepine, also Medika- mente, die nur für wenige Stunden im Körper verbleiben, kön- nen sogar noch zur Verstärkung von Angstsymptomen führen, wenn die Wirkung des Medikaments nachlässt.

Benzodiazepine sind in der Akutbehandlung von Angstsyndro- men unverzichtbar, doch sollten sie nicht länger als zwei bis vier Wochen eingenommen werden. Dies kann zum Beispiel bei der Überbrückung der Zeit bis zu einer Psychotherapie notwendig sein. Eine längere Einnahme sollte nur vom Facharzt verordnet werden. Da die Medikamente sehr stark müde machen können, sollte die therapeutische Dosis langsam in einem Zeitraum von drei bis vier Tagen erreicht werden.

Benzodiazepine sollten nicht länger als zwei bis vier Wochen genommen werden

Unerwünschte Wirkungen von Benzodiazepinen

Grundsätzlich ist besonders am Anfang der Behandlung von Angststörungen mit Benzodiazepinen mit Ermüdungseffekten zu rechnen, auch Aufmerksamkeit und Konzentration können verringert sein. Vorsicht ist bei Teilnahme am Straßenverkehr geboten.

▶ Keine Maßnahmen erforderlich

Gelegentlich kommen Gelenkbeschwerden, gesteigerter Appe- tit, vermindertes sexuelles Verlangen und Regelstörungen vor. Diese Beschwerden verschwinden, wenn das Medikament abge- setzt wird.

▶ Muss beobachtet werden

Typisch für Benzodiazepine sind Absetzerscheinungen, nach län- gerer Einnahme auch Entzugserscheinungen. Dies bedeutet: Wenn das Mittel nicht mehr eingenommen wird, treten zum Beispiel Angstsymptome oder Schlaflosigkeit vorübergehend verstärkt auf. Selten sind Störungen des Gleichgewichtssinnes und der Be- wegungsabläufe mit erhöhter Sturzgefährdung. Vor allem bei älteren Betroffenen muss darauf besonders geachtet werden. Sehr selten sind auch das Auftreten von Gedächtnislücken und paradoxe Reaktionsweisen, in denen keine Beruhigung eintritt, sondern eine Gereiztheit, Überaktivität und Aggressivität. Für diese Menschen sind Benzodiazepine nicht geeignet.

Wird länger mit diesen Medikamenten behandelt, kann eine Abhängigkeit auch von niedrigen Tagesdosen auftreten. Das Absetzen löst dann Entzugssymptome aus: Angst, Unruhe, Reizbarkeit, Schlafstörungen.

In einer solchen Situation muss die Medikamenteneinnahme am besten mit ärztlicher Hilfe beendet werden. Dabei geht es um die kontrollierte Verminderung der Dosierung über viele Wochen und manchmal Monate.

▶ Sofort zum Arzt

Sehr selten sind allergische Hautreaktionen mit Hautausschlag, Juckreiz, Herzrasen, Atemnot, Schwäche und Schwindel. Eine allergische Reaktion erfordert eine sofortige ärztliche Intervention. Auch muss beim Auftreten eines epileptischen Krampfanfalles nach längerer Einnahme und abruptem Absetzen eines solchen Medikaments sofort ein Arzt hinzugezogen werden.

Wer sollte Benzodiazepine nicht einnehmen? Gegenanzeigen

- Menschen, die an einer Myasthenia gravis leiden, einer Erkrankung, bei der die Impulsübertragung vom Nerv auf die Muskulatur gestört ist (Muskelschwäche).

Achtung, die Verkehrstüchtigkeit ist beeinträchtigt!

Benzodiazepine beeinträchtigen Konzentrationsfähigkeit und Aufmerksamkeit, sie können auch zu starker Tagesmüdigkeit führen und Ihre Aktivitäten insgesamt verlangsamen. Wenn dies so ist, sind Sie nicht in der Lage, am Straßenverkehr teilzunehmen oder laufende Maschinen zu bedienen.

- Menschen mit schweren Leberfunktionsstörungen sollten mit Ausnahme von Lorazepam und Oxazepam auf Benzodiazepine verzichten.
- Menschen mit einer Abhängigkeitserkrankung, insbesondere auch von Alkohol.
- Vorsicht ist bei Erhöhung des Augeninnendrucks geboten. Eine Ausnahme ist der Wirkstoff Alprazolam.
- Patienten mit chronisch verengten Atemwegen und Sauerstoffmangel.
- Wenn Sie an einer atmungsbezogenen Schlafstörung leiden (Schlafapnoe-Syndrom), sollten Sie keine Benzodiazepine nehmen.
- Die Anwendung bei Epilepsien muss zeitlich begrenzt werden, da sonst die Gefahr der Abhängigkeit droht.

Wechselwirkungen mit anderen Medikamenten

Insbesondere dämpfende Arzneimittel (Neuroleptika, Antidepressiva, Epilepsiemedikamente, starke Schmerzmedikamente, Antihistaminika) können die Benzodiazepinwirkung verstärken.

Innerlich angewendete Medikamente bei Pilzinfektionen können ebenfalls die Benzodiazepinwirkung verstärken und verlängern.

Wenn Sie Benzodiazepine einnehmen, sind alkoholische Getränke verboten, weil auch hier eine wechselseitige Wirkungsverstärkung eintreten kann.

Wirkstoffe/Präparatebeispiele

Benzodiazepine

- **Alprazolam**
  Alprazolam AbZ, Alprazolam AL, Alprazolam ratiopharm, Alprazolam TEVA, Cassadan, Tafil
- **Bromazepam**
  Bromazanil, Bromazepam 1A Pharma, Bromazepam AL, Bromazepam dura, Bromazepam-ratiopharm, Bromazeo-CT, Gityl, Lexostad, Lexotanil, NORMOC
- **Lorazepam**
  Lorazepam dura, Lorazepam-neuraxpharm, Lorazepam-ratiopharm, Tavor
- **Oxazepam**
  Adumbran, Durazepam, Oxa-CT, Oxazepam 1A Pharma, Oxazepam AL, Oxazepam HEXAL, Oxazepam-neuraxpharm, Oxazepam-ratiopharm, Oxazepam STADA, PRAXITEN

Weitere Wirkstoffe

Mit Buspiron und Opipramol sind zwei weitere Wirkstoffe für die Angsttherapie zugelassen. Ihre Wirksamkeit ist allerdings derzeit noch nicht so gut belegt wie die der oben beschriebenen Antidepressiva und Benzodiazepine.

Buspiron

Dieses Medikament beeinflusst den Botenstoff Serotonin. Es hat einen zweifachen Wirkmechanismus: Zum einen hemmt es paradoxerweise die Ausschüttung und Bereitstellung von Serotonin, zum anderen wirkt es an einem speziellen Serotoninrezeptor, der bei Angst eine direkte Rolle spielt, agonistisch; das heißt, dieser Wirkstoff wirkt dort wie Serotonin selbst. Daneben werden mehrere andere Wirkmechanismen diskutiert. Höchstwahrscheinlich ergibt sich die angstlösende Wirkung dieses Medikaments aus einer komplexen Wechselwirkung, die im Einzelnen noch nicht hinreichend bekannt ist.

Auch bei Buspiron tritt die Wirkung erst nach ein paar Wochen ein

Auch bei Buspiron gilt, was für die Antidepressiva schon gesagt wurde, dass es nämlich zwei bis vier Wochen dauert, bis der verordnende Arzt und der Patient selbst beurteilen können, ob das Medikament wirkt. Buspiron macht im Gegensatz zu anderen Medikamenten, wie den Benzodiazepinen, nicht müde, Abhängigkeitsentwicklungen sind bislang nicht beschrieben.

Unerwünschte Wirkungen von Buspiron

▶ **Keine Maßnahmen erforderlich**

Schläfrigkeit, Übelkeit und Kopfschmerzen treten auf, weiterhin Schwitzen und Mundtrockenheit, es wird über Veränderungen des Geschmacks- und Geruchsempfindens berichtet. Vorübergehend können auch sexuelle Funktionsstörungen, insbesondere eine geminderte Erektionsfähigkeit auftreten.

▶ **Muss beobachtet werden**

Buspiron kann den Herzrhythmus verlangsamen. Der Blutdruck kann absinken, oft weist ein starker Schwindel auf derartige Probleme hin. Weiterhin sind unwillkürliche Bewegungsstörungen beschrieben, die beobachtet werden sollten.

Außerdem kann die Wahrnehmung sensibilisiert werden, Sinneseindrücke werden überdeutlich wahrgenommen. Dies kann bis zu Fehlwahrnehmungen gehen.

▶ **Sofort zum Arzt**

In den ersten sechs Wochen können grippeartige Beschwerden mit Fieber, Abgeschlagenheit und Halsschmerzen auftreten; dabei kann es sich um die Auswirkungen einer Blutbildveränderung handeln, die sofort weiter abgeklärt werden muss.

Wer sollte Buspiron nicht nehmen?

Patienten, die an Myasthenia gravis leiden, einer Autoimmunerkrankung, bei der die Impulse aus den Nerven nicht richtig an die Muskulatur weitergeleitet werden (Muskelschwäche), dürfen Buspiron nicht nehmen.

Auch Patienten mit stärkeren Leber- und Nierenfunktionsstörungen sollten nicht mit Buspiron behandelt werden. Bei Patienten, die in der Vorgeschichte schon einmal einen zerebralen Krampfanfall erlitten haben, sollte der Arzt die Anwendung sorgfältig abwägen.

Buspiron zeigt Wechselwirkungen mit vielen Medikamenten, die bei internistischen Erkrankungen gegeben werden, insbesondere mit einigen Antibiotika, daneben auch mit Mitteln zur Epilepsiebehandlung und Arzneimitteln zur Behandlung von Herzerkrankungen sowie Magen- und Zwölffingerdarmgeschwüren. Hier muss Ihr Arzt eine sorgfältige Abwägung treffen. Die Kombination mit Benzodiazepinen kann problematisch werden, sie sollte besser unterbleiben.

Auf keinen Fall sollte Buspiron mit MAO-Hemmern kombiniert werden.

Alle Medikamente nennen

Wenn Sie wegen einer anderen Krankheit weitere Medikamente einnehmen, benötigt Ihr Arzt diese Information. Nur so kann er bei der medikamentösen Angstbehandlung unerwünschte oder gar kritische Wechselwirkungen vermeiden.

Opipramol

Der Wirkstoff Opipramol wird in Deutschland sehr gern bei der Behandlung von Angststörungen eingesetzt, vor allem bei Angststörungen mit Auswirkungen auf das körperliche Befinden, wie Herzrasen, Magendruck. Er wirkt über eine Blockade der Histaminrezeptoren in erster Linie beruhigend. Häufig kommt er bei der generalisierten Angststörung zum Einsatz. Über die beruhigende Wirkung werden auch die Symptome der Angst schwächer. Grundsätzlich gilt, dass bei diesem Medikament die Behandlung nicht länger als ein bis zwei Monate dauern sollte, weil die Wirkung einer länger dauernden Therapie bisher nicht nachgewiesen ist.

Opipramol sollte nicht länger als ein bis zwei Monate genommen werden

Unerwünschte Wirkungen von Opipramol

▶ **Keine Maßnahmen erforderlich**

Mundtrockenheit, Einschränkung der Nasenatmung, Verstopfung, Benommenheit, Schwindel und Müdigkeit, aber auch gestörter Schlaf, motorische Unruhe, Herzrasen, Übelkeit und Erbrechen.

▶ **Muss beobachtet werden**

Bei gefährdeten Personen, bei denen ein erhöhter Augeninnendruck bekannt ist, kann der Augeninnendruck steigen. Es kann schwerfallen, die Sehschärfe beim Wechsel von Nah- auf Fernsicht richtig herzustellen. Diese Beschwerden sind ungefährlich, können aber die Fähigkeit zur Teilnahme am Straßenverkehr beeinträchtigen. In aller Regel gehen sie nach wenigen Tagen vorbei. Auf keinen Fall sollten Sie sich bei solchen Beschwerden eine neue Brille verordnen lassen.

▶ **Sofort zum Arzt**

Wenn Ihr Herz unregelmäßig schlägt (Herzstolpern), sollten Sie sich an einen Arzt wenden, ebenso wenn ein epileptischer Krampfanfall auftritt. Dies ist ein seltenes Ereignis und betrifft vor allem Patienten mit einer entsprechenden Vorgeschichte. Auch kann sehr selten bei der Einnahme dieses Medikaments ein grippeähnliches Zustandsbild mit Fieber und Halsschmerzen auftreten. Hier kann es sich um die Auswirkung einer Blutbildveränderung handeln. Ein Arzt sollte umgehend das Blutbild kontrollieren.

Wer sollte Opipramol nicht nehmen? Bei einem Engwinkel-Glaukom (Grüner Star), Prostatavergrößerung und Blasenentleerungsstörungen, gestörter Leber- oder Nierenfunktion sowie bei epileptischen Anfällen in der Vorgeschichte ist Vorsicht geboten.

Insbesondere die Kombination mit MAO-Hemmern ist nicht möglich. Opipramol verstärkt die Wirkung anderer beruhigender oder dämpfender Medikamente. Auch können die unerwünschten Arzneimittelwirkungen von anderen Psychopharmaka deutlicher in Erscheinung treten. Opipramol darf nicht gemeinsam mit den bei Herzrhythmusstörungen eingesetzten Medikamenten Amiodaron und Chinidin eingenommen werden. Das Mittel könnte bei einer solchen Kombination die Wirkung der Herzmedikamente verstärken und dadurch bedrohliche Herzrhythmusstörungen auslösen. Auch Alkohol kann die beruhigende Wirkung von Opipramol verstärken.

Wirkstoffe/Präparatebeispiele

Weitere Substanzen

- **Buspiron**
  BESPAR, Busp
- **Opipramol**
  Insidon, Opipram, Opipramol AL, Opipramol beta, Opipramol-biomo, Opipramol dura, Opipramol HEXAL, Opipramol-neuraxpharm, Opipramol-ratiopharm, Opipramol STADA

Pflanzliche Arzneimittel gegen die Angst?

Nirgendwo in Europa werden derart viele pflanzliche Arzneimittel verwendet wie in Deutschland. Auch bei Angsterkrankungen empfehlen manche Ärzte pflanzliche Wirkstoffe. Die Palette reicht von Baldrian über Johanniskraut bis zu exotischen Pflanzenextrakten. Bei kritischer Betrachtung konnte bisher kein einziges pflanzliches Arzneimittel seine Wirksamkeit bei Angsterkrankungen wirklich belegen.

Das gerne verwendete Baldrian wird eher als Schlafmittel angewendet. Es zeigt bei Angsterkrankungen – unter den gleichen Bedingungen, unter denen auch nichtpflanzliche Arzneimittel erprobt und erforscht werden – keine bessere Wirksamkeit als ein Scheinmedikament.

Johanniskraut ist, wenn überhaupt, eher im Bereich der Depressionsbehandlung anzusiedeln. Immerhin ist es in Deutschland für diesen Anwendungsbereich, nämlich die Behandlung leichter bis mittelschwerer Depressionen, zugelassen. Johanniskraut ist auch ein gutes Beispiel dafür, dass pflanzliche Arzneimittel nicht automatisch weniger unerwünschte Wirkungen hervorrufen als chemische: Es gibt Hinweise, dass Johanniskrautpräparate Lichtallergien auslösen können und Wechselwirkungen mit anderen Medikamenten bestehen, zum Beispiel mit der „Pille", mit anderen Antidepressiva oder mit Immunsuppressiva (wie Ciclosporin). Es wurde mittlerweile wieder der Verschreibungspflicht unterworfen.

Vorsicht mit Angeboten aus dem Internet

Im Internet bekommen Sie viel angeboten, wenn Sie sich als möglicher Angstpatient zu erkennen geben. Kava-Kava wird dort beispielsweise munter gehandelt, obwohl dieses Mittel bei uns aus guten Gründen nicht mehr verkauft werden darf, da es auf Dauer Leberschädigungen verursacht. Vorsicht ist aber auch bei anderen Medikamenten angesagt: Oft sind im Internet die Inhaltsstoffe von Präparaten nicht oder nur fehlerhaft ausgewiesen. Auch wenn dort noch so überzeugend behauptet wird, dass alles „only natural" sei, kann hier nur eine Regel gelten: Finger weg, gesundheitliche Risiken drohen. Finger weg auch von Medikamenten aus unklaren Quellen, die als „rein homöopathisch" angepriesen werden, auch sie enthalten häufig nicht deklarierte Chemie!

Ausgewiesene Versandapotheken, die einen Beratungsdienst anbieten und die Rezeptpflicht beachten, bieten auch Bestellmöglichkeiten über Internetseiten an. Diese klar als Apotheken erkennbaren Anbieter sind genauso seriös wie die Präsenzapotheke vor Ort.

Wie kann ich *meine* Angst überwinden?

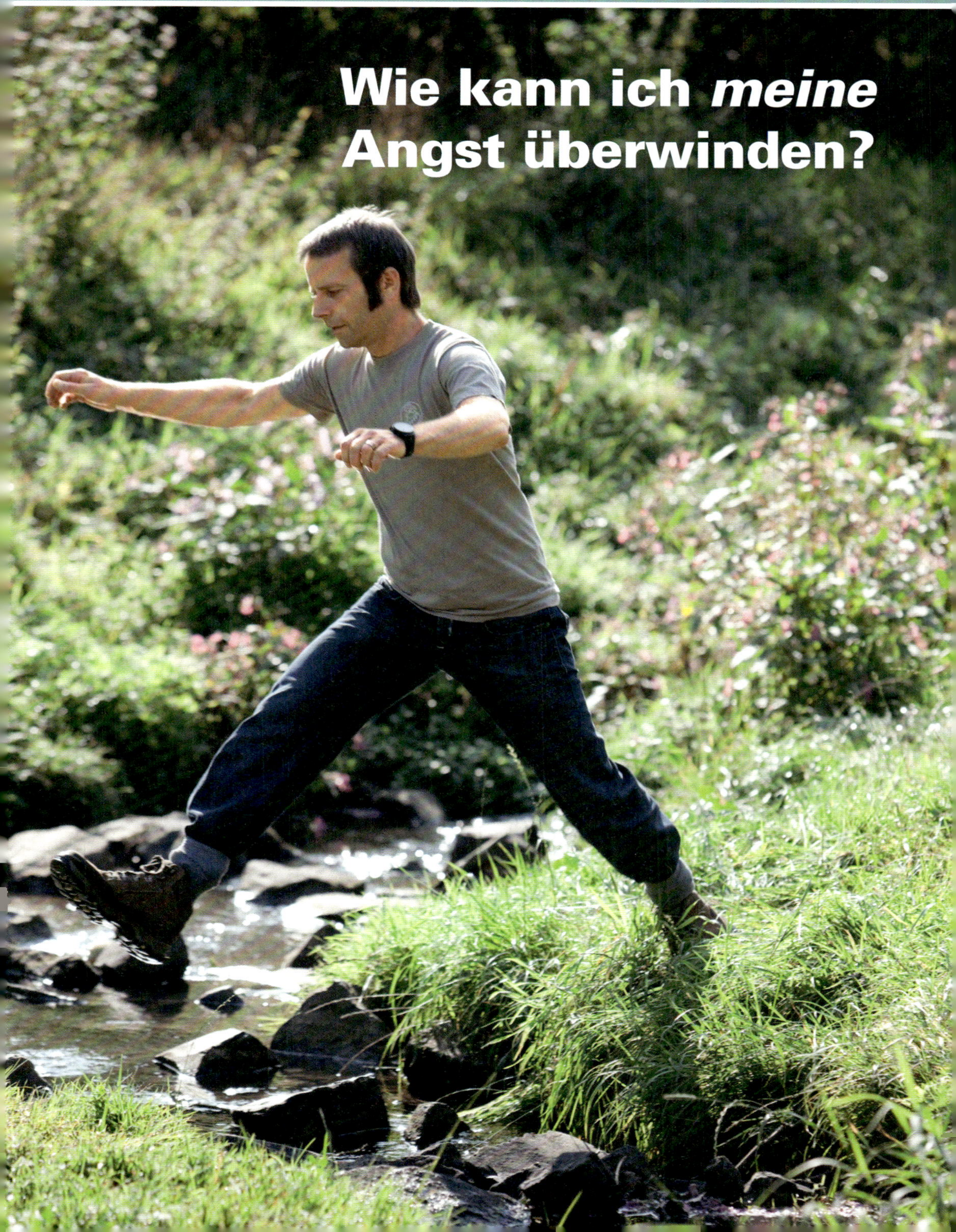

Welche Form der Angst habe ich?

Das Leitsymptom aller Angststörungen ist Angst, die unangemessen und störend geworden ist. Doch Angststörung ist nicht gleich Angststörung. Denn die Angst ist nicht immer gleich. Die unterschiedlichen Angststörungen lassen sich anhand ihrer ganz typischen Symptome unterscheiden.

Die Behandlung muss auf die jeweilige Form der Angst abgestimmt sein. Diese unterschiedlichen Formen der Angst und ihre Behandlungswege stellen wir hier vor. Falls Sie bereits wissen, welche Angstform Sie haben, können Sie direkt zu „Ihrem" Unterkapitel springen.

- Agoraphobie und Panikstörung (→ Seite 227)
- Einfache Phobien (→ Seite 244)
- Soziale Phobie (→ Seite 254)
- Generalisierte Angststörung (→ Seite 264)

Angststörung	Typische Symptome
Panikstörung	Nicht auf spezifische Situationen begrenzte anfallsartige Angstattacken mit psychischen und körperlichen Symptomen.
Agoraphobie	Furcht vor oder Vermeidung von Menschenmengen, öffentlichen Plätzen; Furcht allein oder entfernt von zuhause zu sein; Furcht die Kontrolle über die Körperfunktionen zu verlieren.
Spezifische (isolierte) Phobie	Furcht vor oder Vermeidung von speziellen Situationen oder Objekten.
Soziale Phobie	Furcht vor oder Vermeidung von sozialen Situationen, bei denen die eigene Person im Zentrum der Aufmerksamkeit stehen könnte.
Generalisierte Angststörung	Erwartungsangst verbunden mit psychischen und körperlichen Symptomen. Übermäßige und unkontrollierbare Sorgen.

Nach: Hoyer, J., Helbig, S., Margraf, J.: Diagnostik der Angststörungen. Göttingen, 2005.

Vielleicht helfen Ihnen auch die „Angstgeschichten“, die wir jedem Unterkapitel vorangestellt haben, und einige Fragen aus einem dazugehörigen störungsspezifischen Selbstbeschreibungstest bei der Orientierung. So können Sie, wenn Sie mögen, eine erste Selbstdiagnose versuchen und abschätzen, welches der Kapitel für Sie geschrieben wurde.

Agoraphobie und Panikstörung

Oskar F.: *„Eigentlich habe ich meinen Beruf geliebt. Die langen Autofahrten haben mich über die Jahre nie belastet. Ich konnte mich dabei sogar entspannen, meinen Gedanken nachhängen und mich auf den Auftrag beim nächsten Kunden einstellen. Ich war auch nicht der Typ, der wegen eines gemeldeten Staus Umfahrungen machte. Ein Stau löst sich immer schneller auf, als irgendwelche Umwege an Zeit beanspruchen, mit dieser Maxime bin ich immer gut gefahren. Bis zu diesem verflixten Donnerstag vor fast genau sechs Monaten.*

Ich war die ganze Woche unterwegs gewesen und habe mich auf das lange Wochenende gefreut. Der Verkehrsfunk meldete einen Unfall und Stau zwischen Regensburg und Neumarkt – schöne Gegend, wenige Ausfahrten. Die rechte Spur stand schon lange, auf der linken Spur ging es noch fast zwei Kilometer langsam weiter, bis auch ich am Stauende angekommen war, vor mir ein Lkw, und hinter mir schob sich ein weiterer Lkw fast bis auf meine Stoßstange. Ich sah um mich herum nur große Lkw-Reifen. ‚Ganz schön eng‘, dachte ich. Und plötzlich war dieses komische Gefühl da. Es schlich von unten nach oben immer höher. Ich spürte einen Ring auf der Brust, so stark, dass ich gar nicht mehr richtig atmen konnte. Die Zeit blieb stehen!!! Ich hatte das Gefühl, nie mehr aus dieser Situation herauszukommen.

Später wusste ich nicht mehr, wie lange das gedauert hatte, jedenfalls war mein Hemd tropfnass geschwitzt, als ich wieder denken konnte. Und dieses klare Denken begann auch nur, weil die Autos hinter mir hupten. Der Stau vor mir war schon in Bewegung gekommen.

Damit war es aber nicht vorbei. Das Ereignis hat mein Leben verändert. Nie mehr wollte ich so etwas erleben! Schon vor der nächsten Fahrt war mir mulmig. Nur kein Stau! Glücklicherweise blieb mir der auch erspart. Doch die folgende Tour wurde zu einer einzigen Katastrophe. Ich fuhr auf der A 6 in Richtung Heilbronn. Wer sie kennt, weiß: tief eingeschnittene Flusstäler, von teilweise sehr hohen Autobahnbrücken überspannt! Ich weiß, eine dieser Brücken ist deutlich höher als 150 Meter.

Als ich auf die fuhr, war es wieder da, schlagartig, dieses Gefühl der Enge. Dieses Mal spürte ich mein Herz bis zum Hals schlagen. Meine Hände waren so verschwitzt, dass ich das Lenkrad nicht mehr richtig fassen konnte. Ich war mir sicher, dass mein Herz stehen bleiben würde. Gedanken an Autofahrer, die schwere Unfälle wegen eines Herzinfarktes verursachen, schossen mir durch den Kopf. Jetzt würde es mir genauso gehen!!!

Mit allergrößter Mühe nur konnte ich auf der Standspur halten. Wie lange ich dort stand, weiß ich nicht …

Jedenfalls waren die Beamten der Autobahnpolizei sehr nett, sie veranlassten alles Weitere. Der Arzt im nächsten Kreiskrankenhaus war ebenfalls sehr bemüht. Er hat aber nichts Auffälliges finden können, das EKG war normal, kein Hinweis auf Herzprobleme: ‚Sie sind doch topfit'. Trotzdem empfahl er mir eine weitergehende Abklärung durch einen Kardiologen am Wohnort. Auch die brachte kein anderes Ergebnis. ‚Seien Sie unbesorgt, das wird schon nicht wieder passieren.'

Alles hätte gut sein müssen, verstandesmäßig war mir das ja klar. ‚Nicht schwächeln!', das war doch immer meine Devise gewesen. Also weiter. Die nächste Reise sollte nach München führen. Auf dieser Fahrt genügte schon eine kleine und überhaupt nicht lange, dafür relativ hohe Autobahnbrücke, um den ganzen Film wieder beginnen zu lassen. Mit Mühe rettete ich mich auf den nächsten Parkplatz. Es verging eine kleine Ewigkeit, bis ich weiterfahren konnte. Für die Fahrt nach Hause wählte ich eine viel längere Route über Landstraßen. Nur nicht wieder diese Angst!

Meine Fahrten wurden ab da immer komplizierter, immer länger die Strecken, immer weniger Termine konnte ich deshalb vereinbaren. Was jetzt dazukam: Eigentlich war ich immer erschöpft. Immer deutlicher spürte ich als Grundgefühl eine Angst vor der Angst. Die Attacken wurden immer häufiger, die Anlässe immer nichtiger.

Nach einem Gespräch mit meinem Chef, in dem dieser mir erklärte, dass er mit meiner Arbeitsleistung nicht mehr einverstanden sei, und die Vermutung äußerte, dass ein Nebenjob die Ursache sein könnte, war klar, dass es nicht mehr so weitergehen konnte …"

Monika G.: *„Ich bin 35 Jahre alt. Seit vier Jahren lebe ich mit meiner Tochter Jana (10) allein. Das ist in Ordnung. Ich bin sogar stolz darauf, dass ich als Alleinerziehende so gut mit allem klarkomme. Wenn diese Schwindelattacken nicht wären! Angefangen hat es vor drei Jahren. Da wurde mir plötzlich abends, nachdem ich die Kleine ins Bett gebracht hatte, ganz komisch. Ich bin auf den Balkon gegangen, aber es wurde immer schlimmer. Zu dem Schwindel kamen jetzt Herzrasen, Atemnot. Ich habe gedacht, ich kippe um und meine letzte Stunde hat geschlagen. In meiner Verzweiflung habe ich 112 angerufen, die haben mich ins Krankenhaus gebracht. Jana musste mit, die konnte ich ja nicht allein lassen! Im Krankenhaus war wieder alles in Ordnung, auch das EKG, das die gemacht haben. Zur Kontrolle sollte ich am nächsten Tag zum Kardiologen. Der hat mich gründlich untersucht. Alles o. k. Vier Wochen später ging es aber wieder los. Wieder ins Krankenhaus. Dieses Mal haben sie mich dabehalten zum Richtig-Durchchecken. Aber alles – EKG, Belastungs-EKG, Blut, Herz usw. – war in Ordnung. Nur der Schwindel ging nicht weg. Erst nach einigen Tagen fühlte ich mich wieder fit. Dann kam der Schwindel wieder, und irgendwann war es so schlimm, dass ich keinen Schritt mehr laufen konnte allein. Meine Tochter hat mir den Notarzt gerufen. Der hat wieder den Krankenwagen bestellt. In der Notambulanz waren sie schon ganz kirre. Aber wieder drei Tage stationär mit sämtlichen Untersuchungen, wieder ohne organischen Befund. Beim Entlassen sagte der Arzt, das seien Panik-*

attacken. Da könne er nichts machen. Wahrscheinlich seien Beruf, Kind und das alles ganz allein ohne Partner einfach zu viel Stress. Er hat mich dann zu einem Psychotherapeuten geschickt ...“

Stefan M.: *„Es war uns zu einer angenehmen Gewohnheit geworden: Nachdem ich samstags definitiv keine Termine mehr wahrnahm, genossen wir es, nach einem ausgiebigen Frühstück zusammen die Einkäufe zu machen. Zuerst wurden die Lebensmittel auf dem Winterfeldtmarkt gekauft. Dann gab es meist ein zweites Frühstück in einem der netten Straßencafes in der Umgebung. Immer häufiger schloss sich ein Besuch im KadeWe oder in einem der umliegenden Kaufhäuser an. Meist kamen wir dann zwischen zwei oder drei Uhr zu Hause an. Die Einkäufe waren gemacht, und das mit großem Vergnügen. Ja, bis zu diesem Samstag im Advent!*

Den Markt hatten wir dieses Mal ausgelassen. Das Wetter war zu scheußlich. Lebensmittel gab es ja auch im KaDeWe. Schon auf der Rolltreppe merkte ich aber, dass irgendetwas nicht stimmte. Dabei waren wir erst in der dritten Etage. Nun, wie soll ich es beschreiben? Um mich herum standen immer mehr Menschen, nicht daran zu denken, mir einfach etwas Raum zu verschaffen und auf der linken Spur der Rolltreppe schnell hochzugehen. Oben fand ich mich in einem noch dichteren Gedränge wieder. Nur noch geschoben wurde ich. Es war nicht mehr möglich, die eigene Fortbewegung selbst zu bestimmen. Claudia schien dies nicht zu stören. Sie zeigte in all dem Gedränge die allergrößte Ruhe und hatte ihr Interesse für Sonderangebote offenkundig nicht verloren. Mir wurde alles gleichgültig – nein, nicht einfach egal. Ich spürte in mir eine große Leere, keinen Gedanken konnte ich fassen, nur einen: Ich will/muss hier raus! Claudia sagte ich, ich müsse dringend zur Toilette. Wir könnten uns ja im Kaufhausrestaurant treffen.

Der Weg zurück zu den Rolltreppen war schrecklich, auf die Möglichkeit, mit dem Aufzug nach unten zu fahren oder eines der Treppenhäuser zu benutzen, kam ich nicht. Ich kämpfte mich gegen den Strom der Käufermassen zur zentralen Rolltreppe zurück. Noch immer waren die aufsteigenden Rolltreppen überfüllt.

Schon der Anblick war schrecklich, richtig schlecht ging es mir! Glücklicherweise war der Weg nach unten frei. Nichts wie runter und raus, war das Einzige, was ich denken konnte!"

So erkennen Sie eine Agoraphobie mit oder ohne Panikstörung

Die drei Geschichten passen trotz ihrer Unterschiedlichkeit zusammen. Alle drei Betroffenen leiden unter Angststörungen, die auch getrennt, sehr häufig aber zusammen auftreten. Es handelt sich um das Krankheitsbild der Agoraphobie und/oder der Panikstörung. Einen ausführlichen Selbsttest, den Sheehan-Test, der weltweit eingesetzt wird, finden Sie im Serviceteil auf Seite 276. Er wurde speziell zur Diagnose der Panikstörung entwickelt. Daneben helfen die Tests im Kasten auf der folgenden Seite bei der ersten Orientierung.

Ohne Behandlung werden Agoraphobien oft chronisch

Das Schlimme bei diesen Angststörungen: Ohne Behandlung besteht die Gefahr einer Chronifizierung. Das heißt: Eine Panikstörung mit oder ohne Agoraphobie wächst sich meist nicht einfach aus. Sie kann zwar vorübergehend verschwinden, kehrt jedoch oft wieder. Vor allem in zwei Lebensabschnitten tritt sie besonders häufig auf: Zum ersten Mal zwischen 18 und 25 Jahren und dann noch einmal Mitte 30. Ältere Menschen erkranken selten zum ersten Mal an einer dieser Angststörungen.

Agoraphobie und Panikstörung verstehen

Die Fragen der Selbsttests auf der nächsten Seite machen es deutlich: Menschen mit dieser Störung haben Angst vor bestimmten Orten und Situationen. Deren Gemeinsamkeit: Es sind „Orte" (Sie erinnern sich: agora = der Marktplatz), wo Flucht oder Hilfe im Fall einer Gefahr (oder beim Auftreten von Angst) schwierig wäre.

Häufig wird eine solche Agoraphobie von einer Panikstörung begleitet. Viele Menschen können sich gut erinnern, dass zu Beginn ihrer Agoraphobie ein Panikanfall stand, den sie wie aus heiterem Himmel erlebt haben, als sie sich an einem der Orte oder in einer der Situationen aus der Liste im Test aufhielten.

Diagnostiker unterscheiden deshalb zwischen einer Agoraphobie mit Panikstörung und einer Agoraphobie ohne Panikstörung in der Vorgeschichte.

Beide gehören zu den Phobien, also zu den Angststörungen, bei denen die Furcht vor etwas im Vordergrund steht.

Die Panikstörung gibt es auch ohne diese Furcht vor bestimmten Plätzen und Situationen. Die Furcht richtet sich auf die Wiederkehr des ängstigenden Panikanfalls.

Wir werden hier dennoch die Panikstörung mit der Agoraphobie zusammenfassen und beginnen mit der Panikattacke, denn mit dieser beginnt jede Panikstörung.

Was ist eine Panikattacke?

Panikattacken zeigen sich in vier Bereichen.

- **Körperlich:** Bei einer Panikattacke beginnen Betroffene schneller zu atmen unter dem Eindruck, keine Luft mehr zu bekommen.

Testen Sie sich selbst: Agoraphobie und Panikstörung

Selbsttest Agoraphobie

Im Folgenden sind einige Situationen und Orte aufgelistet. Haben Sie in diesen oder ähnlichen Situationen Angst oder Beklemmungsgefühle? Können Sie sie nur in Begleitung aufsuchen? Oder vermeiden Sie diese Orte ganz, und führt die Vermeidung in irgendeiner Form zur Einschränkung Ihrer Lebensqualität?

Hier einige Beispiele:

- [ ] Öffentliche Verkehrsmittel
- [ ] Theater, Kino
- [ ] Menschenmengen
- [ ] Versammlungen oder Feste
- [ ] Enge geschlossene Räume wie zum Beispiel Fahrstühle
- [ ] Autofahrten durch Tunnel oder über Brücken
- [ ] Im Auto im Stau oder an der roten Ampel stehen
- [ ] Kaufhaus
- [ ] Schlange stehen
- [ ] Allein weite Reisen unternehmen
- [ ] Allein zu Hause sein

Sie spüren, wie ihr Blutdruck ansteigt. Die Muskeln spannen sich an. Sie schwitzen oder frieren. Manche Menschen bekommen weiche Knie, empfinden ein Kribbeln in Händen und Beinen. Es verschwimmt ihnen alles vor Augen, ihnen wird übel und schwindlig. Sie verspüren ein Zittern oder Ziehen in der Brust, einen Kloß im Hals. Durchfall und Harndrang treten häufig auf. Ihre Umgebung scheint wie in weite Ferne gerückt, irgendwie irreal oder fremd.

- **Gefühlsmäßig:** Betroffene bekommen plötzlich Angst.
- **Gedanklich:** Zu einer Panikattacke gehören ganz typische Gedanken: „Bestimmt werde ich ohnmächtig. Ich bekomme eine Herzattacke, vielleicht muss ich sterben. Ich werde verrückt. Es wäre schrecklich, wenn mir das ... passieren würde."
- **Im Verhalten:** Betroffene meiden bestimmte Situationen oder gehen nur noch in Begleitung dorthin. Sie verlassen bestimmte Situationen fluchtartig. Sie trinken sich Mut an oder nehmen Beruhigungsmittel, um diese Situation durchstehen zu können.

Selbsttest Panikstörung

- [ ] Litten Sie in der Vergangenheit hin und wieder unter Angstattacken mit Herzklopfen, Zittern, Kribbel-/Taubheitsgefühlen, Schwitzen, Magen- oder Darmbeschwerden, Druck auf der Brust?
- [ ] Traten diese Beschwerden sehr plötzlich auf und verschlimmerten sich dann innerhalb von Minuten?
- [ ] Traten die Anfälle in Situationen auf, die nicht gefährlich waren?
- [ ] Leiden Sie unter der Angst, dass eine solche Panikattacke jederzeit wieder wie aus heiterem Himmel kommen kann?

Selbsttest Panikstörung und Agoraphobie

- [ ] Haben Sie sich in den ersten zwei Selbstbefragungen wiedererkannt?
- [ ] Vermeiden Sie die „Plätze" des ersten Tests, weil sie Angst haben, dort im Fall einer Panikattacke hilflos zu sein?
- [ ] Oder: Haben Sie solche Angst vor diesen „Plätzen", weil Sie dort eine Panikattacke bekommen könnten?

Ein solcher Panikanfall beginnt ganz plötzlich und erreicht innerhalb von einigen Minuten sein Maximum. Er kann zwischen wenigen Minuten und einigen Stunden, meist jedoch etwa eine halbe Stunde andauern.

Die beschriebenen Symptome können als Angst- und Stressreaktion (→ Seite 237) in Gefahrensituationen ausgelöst werden und haben dann eine sinnvolle Funktion. Sie können leider auch auftreten ohne objektive Gefahr – zum Beispiel bei einer Phobie, die definiert ist als Furcht vor etwas objektiv Ungefährlichem. Das heißt zum Beispiel: Menschen mit einer Agoraphobie, die sich ohne „Fluchtmöglichkeit" in einem dichten Menschengedränge befinden, erleben häufig einzelne Symptome einer solchen Panikattacke. Deshalb meiden sie diese Situation.

Panikattacken sind besonders ängstigend, weil sie unerwartet auftreten

Im Fall einer Panikattacke treten diese Symptome aber völlig unerwartet und für den Betroffenen ohne offensichtlichen Grund auf. Sie sind für ihn nicht vorhersagbar. Auch in diesem Fall gleichen sie einer typischen Stress- oder Alarmreaktion, die aber wie aus heiterem Himmel einsetzt, wie ein blinder Alarm. Das Unerklärliche, Sinnlose und Unvorhersagbare macht eine Panikattacke ganz besonders ängstigend.

Panikattacke oder Panikstörung?

Zahlreiche Studien haben gezeigt, dass sehr viele Menschen die Erfahrung eines solchen falschen Alarms, einer für sie unerklärlichen Panikattacke machen müssen. Wissenschaftler gehen – je nach diagnostischer Einteilung und Untersuchung – davon aus, dass zwischen 10 und über 30 von 100 Menschen einmal in ihrem bisherigen Leben eine Panikattacke durchgemacht haben. An einer ausgeprägten Panikstörung leiden jedoch nur etwa 3 bis 4 Prozent.

Was ist der Unterschied? Viele Panikattacken machen allein noch keine Panikstörung. Zur Diagnose gehören die Erwartungsangst und die „falsche Bewertung", wie die kognitiven Verhaltenstherapeuten dies nennen. Das heißt: Man spricht dann von einer Panikstörung, wenn Menschen

- befürchten, ohne ersichtlichen Anlass oder immer wieder in bestimmten Situationen eine Panikattacke zu erleiden,

- befürchten, während dieser Panikattacke, ohnmächtig zu werden, zu sterben, verrückt zu werden, die Kontrolle zu verlieren und, denn Vermeidung gehört leider meist auch dazu,
- ihr Leben ändern, um nicht noch einmal eine solche Panikattacke zu erleben.

Agoraphobie, Panikstörung und die Vermeidung

Unterschiedliche Vermeidungsstrategien kommen zum Einsatz

Bei jeder Angst spielt die Vermeidung eine große Rolle. Wer die unterschiedlichen Angstsymptome mit einem Ort oder einer Situation als verknüpft erlebt, kann die Angst vermeiden, indem er den Ort der Angst vermeidet. Wenn dies nicht geht, kommen andere Strategien zum Einsatz.

Bevor Menschen wirklich ans Haus gefesselt sind, versuchen sie auf die unterschiedlichsten Weisen, sich gegen ihre Angst zu wappnen. Viele dieser Versuche sind völlig unauffällig oder wirken sogar vernünftig und sinnvoll, andere dagegen sind ausgesprochen einschränkend und störend.

Auch Menschen, die Panikattacken befürchten, „sichern sich ab": Sie öffnen zum Beispiel das Fenster, um frische Luft zu bekommen, nehmen ein Mobiltelefon mit, um Hilfe herbeirufen zu können, vermeiden diese oder jene Anstrengung, um das Herz nicht zu überlasten, verordnen sich Ruhe, um sich zu schonen, lenken sich ab, und, und, und – auch das alles, damit die Angst nicht gefährlich stark wird.

Bei Panikstörung und Agoraphobie sind ständige Begleitpersonen wohl die effektivste Sicherheit gegen Angst – aber natürlich nicht immer verfügbar. Viele Menschen bedienen sich deshalb eines Talismans stellvertretend für solche Begleitpersonen. Das können bestimmte Symbole sein, manchmal wirken aber auch Beruhigungstabletten oder das Handy oder die Adresse des nächsten Krankenhauses in der Tasche wie das Kuscheltier eines Kindes, das ihm die abwesende Mutter zeitweise ersetzen kann.

Viele Menschen mit einer Agoraphobie können mithilfe ihrer Vermeidungsstrategien weitgehend symptomfrei leben. Sie haben sich in der Vermeidung eingerichtet. Leider führt dies aber oft zu Verhaltensweisen, die das Leben zunehmend einschränken.

Die Behandlung

Panikstörungen bleiben oft unerkannt

Die Panikstörung ist der klassische Fall der Angststörung, die aufgrund der körperlichen Symptome lange oder möglicherweise gar auf Dauer unerkannt bleibt. Menschen, die unter plötzlichen Herzschmerzen leiden, plötzlich keine Luft mehr bekommen oder Schwindelanfälle haben, denken oft nicht an eine psychische Ursache. Die häufigsten Erklärungen sind: Ich habe etwas mit dem Herzen oder mit dem Kreislauf oder etwas Neurologisches. Für denjenigen, der sich seine Symptome auf diese Weise erklärt, ist die Angst, die er erlebt, durchaus begründet: Wer hätte nicht Angst, wenn ein Herzinfarkt droht oder die Gefahr besteht, umzukippen, ohnmächtig zu werden oder zu ersticken?!

Auch die sich daraus ergebende Vermeidungshaltung ist jedem, der sich mit den Betroffenen auf deren Erklärung einlässt, unmittelbar einleuchtend: Wer befürchten muss, aus heiterem Himmel eine Herzattacke zu erleben, sollte besser nicht mehr allein aus dem Haus gehen oder sich keinesfalls an Orte begeben, wo der Krankenwagen nicht hinkommt. Der erste Schritt in der Behandlung ist deshalb die Aufklärung. Ihr Ziel ist die Veränderung der „Krankheitstheorie", die sich die Betroffenen gemacht haben.

Aufklärung über die Krankheit: Psychoedukation

Psychoedukation klärt über das Krankheitsbild der Panikstörung auf. Sie vermittelt das Basiswissen darüber, was bei Angst oder auch bei einer Panikattacke passiert und welche Mechanismen dazu beitragen, dass aus einer Panikattacke eine Panikstörung wird. Schon der Hausarzt oder Kardiologe, Neurologe oder auch der Arzt in der Notfallambulanz, der eine körperliche Krankheit ausgeschlossen hat und die richtige Diagnose – hoffentlich – stellt, kann hier anfangen, die „organische Krankheitstheorie" zu korrigieren. Hilfreich sind ausführliche Broschüren oder Ratgeber. Psychotherapeuten bieten weitergehende Einzelgespräche oder eine Aufklärung in sogenannten psychoedukativen Gruppen an.

Was Sie wissen müssen, haben wir in den vorangegangenen Kapiteln ausführlich dargestellt. Eine kurze Wiederholung finden Sie im Kasten rechts oben.

Angst, Panik und die normale Stressreaktion

Angst ist förderlich oder gar lebensnotwendig in gefährlichen oder lebensbedrohlichen Situationen. Denn sie gibt das Signal für eine ganze Reihe von körperlichen Reaktionen, die die körperliche Leistungsfähigkeit heraufsetzen – sei es für Flucht oder Kampf.

Das Herz, die Lunge, der Blutkreislauf im Ganzen, Muskeln und das Nervensystem spielen dabei eine herausragende Rolle (→ Seite 81). Alle zusammen reagieren, mit der Folge der Symptome, die Menschen mit einer Panikstörung wiederum in Angst und Panik versetzen. Die ängstigenden Symptome sind keine Vorboten oder gar schon Anzeichen einer lebensbedrohlichen Krankheit oder „Verrücktheit". Sie sind Teil der Angst und als dieser völlig ungefährlich! Dass sie noch einmal Angst machen, ist das „Störende".

Das Entstehen einer Angststörung aus einer Panikattacke hängt zusammen
- mit der „falschen Bewertung" oder
- mit einer fehlenden Sicherheit und
- mit dem mangelnden Vertrauen in die eigene Kompetenz, also mit dem Gefühl, nicht allein zurechtzukommen.

Sich der Angst stellen, umdenken und Sicherheit gewinnen

Keine Psychotherapie einer Phobie kommt ohne Konfrontation beziehungsweise Exposition aus (ausführlich dazu → Seite 171). Steht die Agoraphobie im Vordergrund, muss der Betroffene die „Orte" aufsuchen, vor denen er Angst hat oder die den gefürchteten Panikanfall auslösen könnten. Das kann ganz einfach der Ort sein, wo scheinbar aus heiterem Himmel die erste Panikattacke auftrat und der seitdem gefürchtet wird. Es können die Orte sein, die gefürchtet werden, weil dort weder Flucht noch Hilfe möglich sind, oder auch Situationen, die als gefährlich eingestuft werden, ohne es wirklich zu sein.

Wenn Sie die Angst überwinden wollen, müssen Sie sich ihr stellen

Dabei ist es wichtig, dass alle bisherigen Vermeidungsstrategien im Sinne eines Sicherheitsverhaltens (→ Kasten Seite 243) unterbleiben. Die Exposition kann in sensu (also in der Fantasie) oder in vivo (also im „wahren Leben") stattfinden, allein oder in Begleitung durch den Psychotherapeuten.

Jede Angstflut ebbt auch wieder ab!

Als sehr erfolgreich hat sich das Flooding, also die Reizüberflutung (→ Seite 171), erwiesen. Besonders wichtig ist hier die kognitive Vorbereitung. Das heißt: Sie müssen wissen, warum Sie sich dieser Situation aussetzen sollen und wie dieses Verfahren wirkt. Leider sind manche Patienten dann zu „ängstlich", sich tatsächlich dem Überfluten zu stellen, und ziehen ein abgestuftes Verfahren vor – ohne sich im Klaren zu sein, dass sich ihre Angst möglicherweise in der Erwartung der immer „schwierigeren Prüfung" verstärkt.

Steht die Panikstörung als Angst vor inneren Reizen, also körperlichen Empfindungen, im Vordergrund, wird eine andere Möglichkeit der Konfrontation oder Exposition gewählt. Denn als ängstigendes Objekt erscheint hier der Körper selbst, der – so die Angst – nicht funktioniert, wie er soll, oder einzelne Organe, die „verrückt spielen". Verhaltenstherapeuten wählen dann manchmal sogenannte Verhaltensexperimente, bei denen die Patienten den Körperreaktionen ausgesetzt werden, die ihnen solche Angst machen.

Einige Beispiele: Das „rasende Herz" erreicht man leicht durch schnelles Joggen und Treppensteigen; Atemnot, Kribbeln in den Fingern und Taubheitsgefühle durch bewusstes tiefes und schnelles Atmen (Hyperventilieren); Schwindel durch schnelles Drehen auf einem Drehstuhl. Diese Aktionen lösen die bekannten und gefürchteten Angstreaktionen in einem geschützten Raum in Begleitung durch den Psychotherapeuten aus. Die Patienten sind ihnen also nicht „hilflos" ausgeliefert – vor allem auch deswegen, weil sie sie ja selbst hergestellt haben und nun als harmlos bewerten können.

Das Unerklärliche verstehen

Auch in einer psychodynamischen Therapie geht es nicht ohne „Exposition in sensu": Der Patient muss sich intensiv in eine Panikattacke „hineinversetzen", sich Orte und Situationen ihres Auftretens vorstellen und sich in der Fantasie dort hinbegeben. Dann soll er alles mitteilen, was ihm dabei einfällt, was er erinnert, was er damals gefühlt hat und jetzt beim Fantasieren fühlt und empfindet. Dabei ist alles, was ihm jetzt durch den Kopf geht, von gleicher Bedeutung und Wichtigkeit. Erfahrungsgemäß fallen Betroffenen scheinbar belanglose Kleinigkeiten ein, als erste dunkle Wolken an dem vermeintlich „blauen Himmel", aus dem die Panikattacke kam.

In einer psychodynamischen Therapie hat diese „Exposition" also eine weitere Bedeutung. Sie wird zur Konfrontation mit den bislang unbewussten Fantasien, die gerade diesen Ort oder diese Situation so furchterregend machen. Das Ziel: Psychotherapeut und Patient wollen das Unerklärliche, Unverständliche des Panikanfalls „ohne Ursache" verstehen. Es geht um die Förderung von Einsicht, mit dem Ziel, das Symptom und das Vermeidungsverhalten unnötig zu machen.

Erinnern Sie sich an Petra F. (→ Seite 51)? Durch ihre Psychotherapie kann sie verstehen, warum gerade die U-Bahn für sie so „gefährlich" geworden ist. Sie wird sie vielleicht als Versuchungs- und Versagungssituation (→ Seite 53) durchschauen und sich nun mit ihren Wünschen auseinandersetzen können. Wenn sie dies bewusst schafft, wird die U-Bahn ihre Bedrohlichkeit verlieren und Vermeidung unnötig.

Eine neue Bewertung

Ziel jeder Behandlung ist auch eine neue Bewertung oder die Neuinterpretation bislang furchterregender Orte, Situationen und körperlicher Reaktionen. Denn sowohl die Agoraphobie als auch die Panikstörung entstehen durch falsche Bewertungen. Dies betonen nicht nur kognitive Verhaltenstherapeuten.

Auch Psychoanalytiker gehen von einer Fehlinterpretation, also einer falschen Bewertung, bestimmter Ereignisse und Situationen aus und suchen nach der für den Patienten unbewussten Bedeutung dieser Ereignisse, die sie so angsterregend macht. Ihre Beobachtung: Meist geht es um den (vermeintlich) drohenden Verlust einer wichtigen Bindungsperson oder um Ärger und Enttäuschungswut auf eine wichtige Person, die aber nicht bewusst werden dürfen.

Halt und Sicherheit

Was natürlich ebenfalls in jeder Therapie wichtig ist: Der Psychotherapeut bietet seinen Patienten erst einmal die Sicherheit, die sie brauchen, um sich einer Exposition auszusetzen. Dieser Sicher-

Der Psychotherapeut bietet Halt und Sicherheit

heitsaspekt hat dann aber bei Psychotherapeuten, die psychodynamisch arbeiten, noch einmal eine besondere Bedeutung: Sie gehen davon aus, dass die Angst, sich nicht auf den eigenen Körper verlassen zu können, darauf hinweist, dass schon in sehr früher Kindheit nicht genug Halt und Sicherheit vorhanden waren, diese „von außen kommende Sicherheit" nicht verinnerlicht werden konnte (→ Seite 53).

Vor allem in der Bindungstheorie wird die Agoraphobie als die Angstneurose bezeichnet, bei der die alte Angst bei Abwesenheit einer Bindungsperson aktualisiert wird (→ Seite 55). Der Psychotherapeut stellt sich also jetzt als „Bindungsperson" zur Verfügung und gibt den Halt, der nun sozusagen in einer „Nachreifung" verinnerlicht werden kann.

Können Medikamente helfen?

Antidepressiva sind die Medikamente der ersten Wahl

Die Therapie der Panikstörung und der Agoraphobie ist seit langem mit ganz unterschiedlichen Medikamenten versucht worden. Dabei gilt, was für Angststörungen allgemein beschrieben wurde, auch für die Agoraphobie und die Panikstörung: Die immer genaueren Einblicke in ihre biologischen Grundlagen erlauben ein immer besseres Verständnis der Wirkungsweise von Medikamenten. Aktuell gibt es für zwei Gruppen hinreichende wissenschaftliche Wirksamkeitsnachweise bei Agoraphobie mit oder ohne Panikstörung: für Antidepressiva und Benzodiazepine.

Antidepressiva der ersten Wahl sind die selektiven Serotonin-Wiederaufnahmehemmer und Venlafaxin.

In zweiter Linie kommen trizyklische Antidepressiva infrage. Auch MAO-Hemmer sollten in Erwägung gezogen werden, wenn die Behandlung mit den Mitteln der ersten Wahl nicht anspricht. Ihre Wirksamkeit auch bei Panikstörungen und Agoraphobie ist gut dokumentiert, allerdings sind sie nicht explizit für die Behandlung der Agoraphobie zugelassen.

Die zweite Medikamentengruppe, die sehr häufig verschrieben wird, ist die der Benzodiazepine. Sie wirken schnell und kommen deshalb in akuten Erkrankungszuständen, also vor allem bei Panikattacken innerhalb einer Panikstörung, zum Einsatz. Benzodiazepine können auch helfen, die Zeit bis zu einer Psychotherapie zu überbrücken. Bei diesen Anwendungen sollte es jedoch – wenn überhaupt – bleiben. Vor einer Dauerbehandlung mit Benzodiazepinen muss gewarnt werden. Die Gefahr einer Medikamentenabhängigkeit ist zu groß.

Zu all diesen Medikamenten können Sie sich ausführlich ab Seite 199 informieren.

Kombinieren oder nicht?

Viele Studien zeigen, dass bei Panikstörungen Psychotherapie und Medikamente vergleichbar gut wirken. Noch wirksamer – auch das ist gut belegt – ist die Kombination von beiden. Eine Hypothese hierfür ist: Psychotherapie verändert vor allem die kognitiven Leistungen im präfrontalen Kortex (→ Seite 83), also zum Beispiel die Wahrnehmung und Bewertung von (Angst-)Reizen, während die Medikamente überall im Gehirn wirken. Viele Experten nehmen deshalb eine gegenseitige Wirkverstärkung an.

Es gibt jedoch auch Einwände gegen eine solche Kombination. Die Kritiker stützen sich wiederum auf andere Untersuchungen. Die Unterdrückung der Symptome einer Panikstörung durch Medikamente könne die Wirkung einer Psychotherapie, vor allem einer Therapie, die auf Exposition baut, beeinträchtigen, meinen sie. Denn beispielsweise ist die Erfahrung der abklingenden Angst als Ergebnis der Habituation (→ Seite 175) genau genommen unter dem Einfluss beruhigender Medikamente nicht möglich.

Eine Therapie mit Medikamenten kann häufig die Symptomatik lindern

Dennoch kann ganz allgemein gesagt werden: Eine adäquate – also eine an den Hauptsymptomen, ihren möglichen biologischen Ursachen und den individuellen Bedürfnissen des Patienten orientierte – Therapie mit Medikamenten kann in vielen Fällen die Symptomatik lindern (oder sie sogar beseitigen). Sie kann auch eine weitergehende Psychotherapie unterstützen.

Was kann ich selbst tun?

Informieren Sie sich! Das ist die erste Verhaltensempfehlung, der Sie ja gerade folgen.

Ein anschauliches Bild für die Entstehung und Chronifizierung einer Panikstörung ist der „Angstkreis" – also ein sich gegensei-

Im „Notfall" richtig atmen

Viele körperlichen Symptome einer Panikattacke hängen mit Ihrer „Angstatmung" zusammen: zu schnell, zu flach mit der Folge einer Hyperventilation und deren Symptomen. Diese wiederum verstärken die Angst.

Im Selbsthilfe-Kapitel sind wir näher darauf eingegangen. Als Selbsthilfe werden verschiedene Atemtechniken empfohlen. Zwei davon finden Sie auf den Seiten 107, 108.

tig bedingender und anstoßender Kreislauf aus Wahrnehmung, Gedanken, Angst, körperlichen Veränderungen und Symptomen (→ Grafik Seite 69). Dieser Kreis kann an jeder beliebigen Stelle in Gang gesetzt werden. Zum Teufelskreis wird er, wenn eine falsche Bewertung Angst auslöst, die wiederum zur Verstärkung der körperlichen Symptome führt oder neue hervorruft.

Die Lebensführung ändern

Eine weitere Verhaltensempfehlung ist: Ändern Sie Ihr Leben! Aber bitte kein Missverständnis: Schonung gehört nicht dazu! Im Gegenteil: Viele haben ja gerade die Schonung als Vermeidungsstrategie gewählt und verzichten deshalb auf vieles, was ihnen und ihrem Körper – auch ihrem Herzen, ihrer Lunge, ihrem Kreislauf – gut täte.

Verzichten Sie auf Alkohol, Nikotin und Beruhigungstabletten!

Regelmäßige körperliche Bewegung tut gut! Sie stärkt genau die Organe, die vermeintlich „verrückt spielen". Gesunde Lebensführung heißt, auf die „beruhigende, entspannende" Wirkung von Alkohol, Nikotin, Beruhigungstabletten zu verzichten. Gesunde Lebensführung heißt auch, den Alltag neu zu strukturieren – ohne die vielen Vermeidungen, die dazu beitragen, dass die Angst chronisch wird.

Geben Sie Ihr Sicherheitsverhalten auf! Die Voraussetzung dafür ist, dass Sie sich über Ihre Vermeidungsstrategien bewusst werden.

Vermeidungsstrategien erkennen

Welche Vermeidungsstrategien hindern mich daran, mich mit meiner Angst auseinanderzusetzen?

- Ich habe immer ein Handy bei mir oder etwas zu trinken oder …
- Ich setze mich immer in die Nähe eines Ausgangs.
- In Hotels „checke" ich die Notausgänge.
- Ich lenke mich ab durch Fernsehen, Lesen, achte aber darauf, dass ich nichts „Aufregendes" im wahrsten Sinn des Wortes zu sehen bekomme.
- Ich vermeide körperliche Anstrengung, sei es nun Sport oder auch schon Treppensteigen, die meinem Herzen schaden könnten.
- Ich überprüfe hin und wieder oder häufig meinen Blutdruck oder meinen Puls.
- Ich habe meine Notfallmedikation als „pill in the pocket" immer bei mir.
- Ich nehme vorsorglich schon einmal Baldriantropfen.
- Ein Glas Wein oder Bier (oder auch mehrere Gläser!) zur Entspannung brauche ich.
- Ich bin auf Beruhigungsmittel angewiesen.
- Ich mache keine Fernreise oder verreise überhaupt nicht mehr.
- Ich gehe in kein großes Kaufhaus, gehe nicht einkaufen, fliege nicht, fahre nicht über Brücken, meide Tunnels, gehe auf kein Konzert, nie ins Theater, gehe abends nicht aus dem Haus.
- Ich muss immer wissen, wo mein Mann, meine Frau, meine Kinder sind. Ich brauche sie in meiner Nähe.
- Ich gehe nicht ohne eine Begleitperson aus dem Haus, verlasse das Haus überhaupt nicht mehr.

Versuchen Sie in sich zu gehen! Welches Sicherheitsverhalten haben Sie gewählt?

Und: Schaffen Sie es, dieses Sicherheitsverhalten in Zukunft aufzugeben?

Die dritte Verhaltensempfehlung:

Versuchen Sie herauszufinden, was Sie stresst und warum.

Nicht umsonst entspricht die Panikattacke einer „Stressreaktion". In jedem Angstkreis spielen die Gedanken, also auch die Bewertung von Ereignissen, von dem, was Sie wahrnehmen, eine entscheidende Rolle.

Phobien

Sabrina K: *„Ich bin 18 Jahre alt und habe, seit ich ungefähr fünf Jahre alt war, schreckliche Angst vor Schlangen. Irgendwie verrückt bin ich in der Hinsicht. Warum, weiß ich nicht. Aber ich weiß, wie und wann es angefangen hat. Wir waren in einem Zoo. Da gab es diese Riesenpython. Abends waren wir – mein Bruder und ich – allein zu Hause. Meine Eltern sind oft abends weggegangen, und mein Bruder musste dann auf mich aufpassen. Mein Bruder hat an dem Abend in meinem Bett so eine Art Schlange aus Decken oder so gebastelt und sich darin verkrochen. Als ich vom Bad zurückkam, hat er sich wie eine Riesenschlange auf mich gestürzt – ich glaube, so hat das angefangen.*

Danach konnte ich mir keine Schlangen mehr ansehen. Damit meine ich, dass ich mir weder Filme noch Fotos ansehen konnte! Gemalte Bilder gingen noch, aber echte fotografierte oder gefilmte Schlangen? Niemals! Und das wurde noch schlimmer.

Mit elf war ich auf einem Geburtstag eingeladen. Das sollte eine Pyjamaparty sein. Wir haben abends noch ein Video angeguckt, und zwar das ‚Dschungelbuch'. Die Schlange in dem Film ist ja eine gemalte Schlange. Aber plötzlich hatte ich auch vor der Angst! Zuerst wollte ich nur die Augen zumachen. Aber immer wenn der Ton von der Schlange und ihre Stimme kamen, bin ich in Panik geraten. Die Mutter meiner Freundin musste meine Mutter anrufen. Die hat mich dann abgeholt. Das war mir so peinlich. Meine Mutter hat deswegen den anderen Mädchen erzählt, ich sei krank geworden.

Dann ging es lange gut. Ich hatte keine solchen Anfälle mehr. Aber immer hatte ich Angst, irgendwo in einer Zeitschrift, auf einem Plakat oder in einem Film eine Schlange zu sehen. Aus der Stadt raus, also in den Wald zum Beispiel, hat mich keiner gebracht.

Bei Schulausflügen oder Klassenfahrten, die irgendwo in die Pampa gingen, hat mich meine Mutter „wegen Krankheit" entschuldigt. In der Stadt ging es. So viele Schlangen gibt es ja bei uns in den Städten nicht.

Vor ein paar Monaten hab ich dann eine richtige Wut auf mich gekriegt. Freunde von mir haben gefragt, ob ich mit ihnen nach dem Abi zum Zelten nach Kroatien fahre. Und das ist nun wirklich etwas, was mich damals schon allein bei der Vorstellung in Panik versetzt hat. Aber ich wollte doch mit! Und da habe ich beschlossen, mir diese blöde Schlangenphobie abzutrainieren.

Dass das funktioniert, hatte ich irgendwo einmal gelesen, aber bis zu diesem Tag immer weit von mir gewiesen. Ich habe mir also eine DVD mit dem ‚Dschungelbuch' gekauft und diesen Kinderfilm immer wieder – zuerst mit meinem Freund und dann allein – Stück für Stück angesehen ... Nun ja, zuerst war es schlimm. Aber jetzt kann ich den ganzen Film ansehen. Auswendig kann ich ihn auch.

Aber inzwischen bin ich schon viel weiter. Vor ein paar Tagen habe ich es geschafft, im Fernsehen eine Dokumentation über Schlangen anzusehen – von Anfang bis Ende! Natürlich hatte ich ein flaues Gefühl im Magen. Das kommt auch sonst noch hin und wieder, mal mehr, mal weniger, je nach meiner Stimmung oder auch je nach Anlass.

Manchmal ist es sogar so schlimm, dass ich richtiges Herzrasen kriege und mir die Augen zuhalten oder den Fernseher abschalten muss. Aber ich werde weiterüben. Wenn ich das Abi schaffe, schaffe ich das auch! Es wäre doch gelacht! Ich will nämlich unbedingt nach Kroatien fahren!!!"

So erkennen Sie eine spezifische Phobie

Das, was Sabrina K. hier als ihre Verrücktheit bezeichnet, ist eine typische spezifische Phobie. Sie wird definiert als starke Angst, oder besser: Furcht, vor einem bestimmten Objekt oder einer bestimmten Situation.

Oft löst auch schon die Erwartung oder die Vorstellung dieser Objekte oder Situationen Angst aus. Sie äußert sich wie alle Angststörungen in unserem Gefühl, den Gedanken, der körperlichen Reaktion und dem Verhalten. Das heißt: Auch eine Phobie geht mit starken körperlichen Symptomen, die denen eines Panikanfalls gleichen können, einher.

Um nicht in einen solchen Angstzustand zu geraten, werden die Objekte/Situationen gemieden. Durch die Vermeidung kann die Angst kontrolliert werden. Allen (spezifischen) Phobien gemeinsam ist: Die Betroffenen halten ihre Furcht selbst für übertrieben, unvernünftig, „verrückt", ohne jedoch die Vermeidung aufgeben zu können, auch auf die Gefahr hin, emotionale, soziale und berufliche Beeinträchtigungen in Kauf nehmen zu müssen. Wie stark diese Beeinträchtigungen ausfallen, bestimmt den Schweregrad der Phobie – das ist für die ärztliche und psychotherapeutische Diagnostik wichtig.

Testen Sie sich selbst: Spezifische Phobie

Haben Sie Angst vor einer oder mehreren der folgenden Situationen?

- ☐ Höhen
- ☐ Sturm/Donner/Gewitter
- ☐ Flüge
- ☐ Anblick von Blut oder Verletzungen
- ☐ Zahnarzt/Krankenhausbehandlung
- ☐ Sturm/Wasser
- ☐ Fahrstuhl
- ☐ Tunnel
- ☐ geschlossene Räume
- ☐ Spritzen
- ☐ oder vor ganz bestimmten Situationen

Haben Sie Angst vor einem oder mehreren der folgenden „Angstobjekte"?

- ☐ Vögel
- ☐ Hunde
- ☐ Spinnen
- ☐ Schlangen
- ☐ Insekten oder
- ☐ vor anderen Objekten

Beschränkt sich Ihre Angst auf eine oder mehrere dieser Situationen oder Objekte?

Haben Sie den Eindruck, dass Ihr Verhalten übertrieben oder unvernünftig ist?

Groß angelegte Studien haben gezeigt, dass in den Industrienationen etwa 10 Prozent der Menschen mindestens einmal in ihrem Leben eine spezifische Phobie erleben. Die Zahlen schwanken je nach den angelegten Kriterien zwischen 5,9 und 15,1 Prozent.

Frauen sind sehr viel stärker betroffen. Es gibt eine große Dunkelziffer, da nicht jede spezifische Phobie stört. Viele Menschen kommen mit ihrer Phobie ganz gut klar, da sich das auslösende Angstobjekt effektiv vermeiden lässt.

Verspüren Sie eines oder mehrere der folgenden Symptome, wenn Sie dieser Situation oder diesem Objekt begegnen?

- ☐ Herzklopfen, Herzrasen oder Herzstolpern
- ☐ Schwitzen
- ☐ Trockener Mund
- ☐ Schwierigkeiten, Luft zu bekommen, oder Atemnot
- ☐ Engegefühl in Brust- oder Bauchbereich
- ☐ Übelkeit und Brechreiz
- ☐ Schwindel, Benommenheitsgefühle
- ☐ Schwächegefühl
- ☐ Gefühl, alles um Sie herum sei unwirklich
- ☐ Angst, keine Kontrolle mehr zu haben
- ☐ Angst, verrückt zu werden
- ☐ Angst, sterben zu müssen
- ☐ Gefühl zu ersticken
- ☐ Kribbeln oder Taubheitsgefühle
- ☐ Angst, ohnmächtig zu werden
- ☐ Angst auszurasten

Verspüren Sie bereits Angst, wenn Sie an diese Situationen oder Objekte denken?

Meiden Sie diese Situationen oder Objekte beziehungsweise begegnen Sie diesen Situationen oder Objekten nur mit starker Angst?

Erleben Sie diese Angst als deutliche Einschränkung in Ihrem Leben?

Die Phobie verstehen: Die Spinne – ein Beispiel

Im Kapitel zu den Ursachen haben wir die wichtigsten Erklärungsmodelle zur Entstehung von Ängsten vorgestellt. Diese existieren natürlich auch für die spezifischen Phobien. Im Grunde genommen kann die Entstehung einer Phobie fast als Prototyp für die verschiedenen Betrachtungsweisen herhalten. Deshalb haben wir sie auch im Ursachen-Kapitel immer wieder als Beispiel herangezogen.

Grundlegend ist in vielen Phobien die Bedeutung des Angstobjekts in der Evolutionsgeschichte des Menschen. Sie „bereitet" diese Phobien „vor" (→ Seiten 30 und 36). Lassen Sie uns hier die unterschiedlichen Sichtweisen der psychodynamischen Schulen, der Verhaltenstherapie und der Familientherapie wiederholen, allerdings in aller Kürze. Wenn Ihnen die Darstellung zu knapp ist, bitte im Ursachen-Kapitel ab Seite 45 noch einmal nachlesen.

In allen drei Theorien gibt es einen Zusammenhang zwischen dem gefürchteten Objekt und der Lebensgeschichte und Lebenswirklichkeit des Betroffenen. Nehmen wir die Spinne:

Galgenhumor

Die Reihe der möglichen Phobien ist fast unendlich. Wer trotz Angst Spaß an Fremdwörtern hat, kann sich bei Wikipedia im „Wiktionary" unter dem Stichwort eine alphabethische Phobienliste ansehen und wird aus dem Staunen nicht herauskommen. Denn es gibt im Grunde genommen nichts, wovor man nicht Angst im Sinne einer spezifischen Phobie haben kann. Vielleicht ist eine solche Liste auch ein Trost: Glücklicherweise habe ich nur eine Spinnen- oder Spritzen- oder Liftphobie – und über die anderen kann ich nur lächeln. Und: Außer mir haben sehr viele Menschen die unterschiedlichsten Ängste und Phobien. Ich bin mit meiner „verrückten" Angst nicht allein!

Die psychoanalytische Spinne

Für Psychoanalytiker hat das Angstobjekt eine symbolische Bedeutung

Die Psychoanalyse sieht einen symbolischen Zusammenhang (→ Seite 49). Das „Angstobjekt" hat eine symbolische Bedeutung, und in dieser Bedeutung steht es in einem inhaltlichen Zusammenhang mit einem unbewussten psychischen Konflikt oder unbewussten Wünschen und Impulsen, die mit den Forderungen des Über-Ichs nicht vereinbar sind und deshalb vom Bewusstsein ferngehalten werden müssen.

Lassen Sie uns die Geschichte von Bernd H. als Beispiel für eine Spinnenphobie ausführlicher darstellen:

Bernd H., 40-jährig und beruflich erfolgreich, lebt noch bei seiner Mutter. Eigentlich wäre alles in Ordnung, wenn diese schreckliche Angst vor Spinnen nicht wäre. Warum gerät er schon bei dem Gedanken an sie in Panik? Welche symbolische Bedeutung haben gerade diese Tiere für ihn?

Versuchen wir zu fantasieren: Bernd H. spürt inzwischen recht deutlich – ohne sich dies klarzumachen –, dass die Verwirklichung seines Lebensentwurfs (sexueller Partner, Ehemann und Familienvater) immer unwahrscheinlicher wird, nicht zuletzt, weil er es sich so bequem im Haushalt seiner Mutter eingerichtet hat. Ja, er verehrt, liebt seine Mutter, die in ihrer aufopfernden Art immer für ihn da war und ist!

Aber – und nun wird es schwierig. Denn das „Aber" steht in einem für ihn furchtbaren Gegensatz zu seinem Gewissen, das mit Recht von ihm Dankbarkeit und Liebe fordert. Er liebt seine Mutter und die „liebevolle" Seite an ihr, aber er hasst sie auch. Dieses „Aber" mag und darf (und kann er inzwischen auch) nicht mehr denken. Es ist unbewusst geworden.

Nun gibt es Spinnen, die ihn in ihrer symbolischen Bedeutung genau an dieses „Aber" immer wieder erinnern, weil sie eine Seite der Mutter „vor Augen führen", die für ihn eben nicht nur „liebenswert" ist, sondern die er fürchtet, auf die er insgeheim wütend ist, die er unbewusst hasst. Er hat auch Angst vor seiner Mutter, weil sie ihn wie eine Spinne zu verschlingen droht, weil sie ihn „zum Fressen gern hat". Ja, und er hasst seine Mutter auch wegen ihrer erstickende Liebe, die ihn wie in einem Spinnennetz gefangen hält.

So etwas überhaupt zu denken und zu fühlen ist für Bernd H. jedoch unmöglich. Die Gedanken und vor allem die Gefühle stehen in einem (unbewussten) Konflikt mit seinem bewussten Gefühl der Liebe zur Mutter, aber auch mit dem eigenen Selbstbild des liebenden, respektvollen und dankbaren Sohnes, und sie gefährden das Gefühl der Sicherheit, das eine liebenswerte, geliebte Mutter bedeutet. Sie dürfen nicht bewusst werden. Deshalb macht die Spinne Angst. Deshalb muss Bernd H. sie meiden.

Dies also die psychodynamische Spinnentheorie.

Die verhaltenstherapeutische Spinne

Verhaltenstherapeuten betonen die Bedeutung der Konditionierung

Verhaltenstherapeuten betonen bei spezifischen Phobien entweder eher die Konditionierung oder das Modelllernen. Bei beiden Betrachtungsweisen wird natürlich auch der Prozess der Aufrechterhaltung (Verstärkung) in Betracht gezogen (→ Seite 57).

Wer eine Konditionierung als Ursache annimmt, sucht bei einer Spinnenphobie einen räumlichen oder zeitlichen Zusammenhang mit einem „aversiven Reiz". Vielleicht kann Bernd H. berichten:

„Als ich damals als Kind zur Strafe in den Keller gesperrt wurde, habe ich die dicken schwarzen Spinnen gesehen. Weil ich im Keller solche Angst hatte, bekomme ich jetzt Angst, sobald ich nur an diese Viecher denke: Ich habe eine Spinnenphobie."

Die Spinne ist in dieser Sichtweise für ihn (bis auf Weiteres) zum konditionierten Reiz geworden. Er verbindet mit ihr also die Angst, die er damals im Keller empfunden hat. Vielleicht hat auch seine Mutter ein eher angespanntes Verhältnis zu Spinnen, was sich in ihrer tadellos sauberen Wohnung ausdrückt. Er hat dann an ihrem Modell gelernt.

Die Vermeidung der Spinne heute „belohnt" sich jedenfalls von selbst. Denn sie geht mit Spannungsabbau und Erleichterung und der Vermeidung von Angst einher, was als negative Verstärkung den „Lernerfolg" garantiert.

Die familientherapeutische Spinne

Aus familientherapeutischer Sicht (→ Seite 188) kommt noch etwas anderes dazu:

Bernd H. würde möglicherweise gerne eine eigene Wohnung beziehen, sein eigener Herr werden. Aber da ist ja nun seine Angst vor Spinnen! Im Haus seiner Mutter ist alles immer geputzt und aufgeräumt. Spinnen haben da nichts verloren. Sicherheitshalber kann er auch immer seine Mutter vorschicken, bevor er ein Zimmer mit offenem Fenster betreten will. Und weil es zuhause so „gemütlich" – da spinnenfrei – ist, braucht er auch das Wagnis nicht einzugehen, bei einem Date mit einer Frau, die er zum Essen möglicherweise in ein Gartenrestaurant einladen müsste, auf eine Spinne zu stoßen …

So bleibt alles beim Alten. Bernd H. hat sich sein Leben in der Vermeidung eingerichtet. Für ihn und das System Mutter/Sohn ist doch eigentlich alles in Ordnung, wenn, ja wenn nicht …

Hier unterscheiden sich auch die Behandlungsansätze – nämlich bei der Frage: Wann wäre denn alles in Ordnung? Das wird im anschließenden Abschnitt zur Behandlung deutlich.

Die Behandlung

Verhaltenstherapie

Einfache Phobien lassen sich gut verhaltenstherapeutisch behandeln

Einfache (spezifische) Phobien lassen sich – so zeigen viele Studien und Nachuntersuchungen – sehr gut mit verhaltenstherapeutischen Verfahren behandeln (→ Seite 169). Das gilt auch für Selbsthilfe, die sich auf deren Prinzipien stützt. Unsere Geschichte von Sabrina K. am Anfang des Kapitels ist ein Beispiel dafür. Vor allem die sogenannte Reizkonfrontation, bei der verhindert wird, dass der Patient das gefürchtete Objekt aus Angst meidet, häufig als Expositionstherapie bezeichnet, hat sich als sehr effektive Behandlungstechnik erwiesen. Die Erfolgsquote liegt zwischen 77 und 95 Prozent.

Besonders wirksam ist die Exposition in vivo (also eine tatsächliche Konfrontation mit dem Reiz und nicht nur eine, die in der Vorstellung stattfindet) und auch hier wie bei der Behandlung der

Agoraphobie das Flooding (→ Seite 171). Inzwischen gibt es auch Therapieansätze, die eine spezifische Phobie, beispielsweise eine Schlangenphobie, bei guter psychoedukativer Vorbereitung in „einer Stunde" heilen.

Eine Exposition in vivo kann manchmal abhängig von dem Objekt oder der Situation, die gefürchtet werden, recht schwierig zu organisieren sein. Eine Flugangst beispielsweise in vivo zu behandeln, setzt einen Flug oder einen „Flug" in einem Flugsimulator voraus, um tatsächlich eine Habituation, also die Gewöhnung, zu erreichen. Deshalb ist die Verbindung mit kognitiver Verhaltenstherapie, in der die Denkfehler und Katastrophengedanken bearbeitet werden, meist sinnvoll.

Bei Phobien sind auch Selbsthilfeanleitungen und „Hausaufgaben" mit dem Ziel der Selbstkonfrontation recht erfolgreich.

Die Voraussetzungen:

- Der Betroffene kann sich wirklich konsequent daran halten und
- Vermeidungsstrategien wie Ablenkung oder Beruhigung durch Medikamente oder auch Alkohol können sich nicht einschleichen.

Wer sich dem Angstobjekt stellt, kann den Abfall der Angstkurve genießen

Also: Bernd H. wird – wenn er der Versuchung der Vermeidung widersteht – bei einer Expositionsübung, bei der er sich einer Spinne nähert, an sich selbst den Verlauf einer Angstkurve (→ Seite 173) erleben. Das heißt, er wird den Anstieg der Angst erleiden und ihr Abfallen genießen können. Er wird sich an den Anblick einer Spinne gewöhnen – mit der Folge, dass er seine Spinnenphobie verliert.

Psychodynamische Therapie

Eine psychodynamische Therapie, vor allem eine analytische Langzeitpsychotherapie, konzentriert sich nicht auf die Reduktion des Symptoms. Wenn die Spinne tatsächlich Symbol für etwas Unbewusstes ist, also im Fall von Bernd H. die „verschlingende", „einspinnende" Seite der Mutter, ist Bernd H. mit einer Gewöhnung an Spinnen – dies die Auffassung seines psychoanalytischen Psychotherapeuten – im Grunde nicht geholfen. Er muss die Konfrontation nicht nur mit der realen Spinne wagen, sondern auch die mit seiner (unbewussten) Sicht der Mutter, die für ihn nicht nur liebenswert, sondern auch fürchterlich und hässlich wie eine

Spinne ist. Er muss sich also mit sich selbst, seinen Wünschen, seinen Gefühlen und seinem Leben auseinandersetzen und den bis dahin unbewussten Konflikt – oder besser: die bislang unbewussten Konflikte – bewusst lösen oder in der Lage sein, einen Kompromiss zu finden.

Können Medikamente helfen?
Medikamente spielen derzeit bei der Behandlung der meisten spezifischen Phobien keine wesentliche Rolle. Grundsätzlich sind spezifische Phobien eine Domäne der Psychotherapie.

Was kann ich selbst tun?

Selbsthilfe hat bei Phobien gute Erfolgschancen

Unsere Einleitungsgeschichte von Sabrina K. zeigt: Phobien lassen sich überwinden! Zur Selbsthilfe empfiehlt sich ein klar gegliedertes Übungsprogramm. Das heißt: Erstellen Sie sich einen klar strukturierten und bis in kleinste Detail ausgearbeiteten Übungsplan. Ordnen Sie ihn im Sinne einer Angsthierarchie (→ Seite 173). Wovor habe ich Angst – oder besser Furcht? Was könnte ich gerade noch ertragen? Was fiele mir leichter? Nehmen Sie sich ein Beispiel an Sabrina K, die ganz intuitiv diesen Weg wählte. Erfolgserlebnisse zeigen ihr immer wieder, dass sie es richtig macht. Was in ihrer Geschichte ganz deutlich wird: Ein klares Ziel ist wichtig. Bei ihr ist es das Zelten mit Freunden – eine Aktion, die bisher völlig undenkbar war. Aber mit diesem Ziel vor Augen wird sie es schaffen. Denn sie will es erreichen!

Ähnliches kann Marko berichten, der unter massiver Höhenangst litt und sich zum Beispiel erinnert, bei einem Schulausflug von seinen Klassenkameraden ausgelacht worden zu sein, weil er bei der Besteigung des Hamburger Michels passen musste. Als er sich Jahre später – nach vielen Vermeidungen und Einschränkungen – in eine junge Frau verliebte, war das Ziel klar. Denn diese junge Frau, heute übrigens seine Ehefrau, entpuppte sich als begeisterte Bergwanderin und ließ seine Ausreden, warum er nicht mit ihr Urlaub in der Schweiz machen könne und wolle, einfach nicht zu.

Die soziale Phobie

Johanna T. *(→ Seite 12), die inzwischen studiert und eine Psychotherapie begonnen hat:*

„Ich bin schüchtern, das weiß ich schon lange, und die anderen wissen es auch. Was suchst du denn da unten, lachen sie mich manchmal aus, wenn ich mal wieder auf den Boden schaue. Das stört mich nicht mehr. Aber dass ich vor jedem Referat in der Uni eine Beruhigungspille brauchte, das war dann schon heftiger. Nun, die hatte mir mein Arzt verschrieben, und da habe ich nicht mehr darüber nachgedacht. Sie haben halt Prüfungsangst, hatte er damals gemeint. Wenn Sie die Tabletten nur dann nehmen, wenn wirklich etwas ansteht, kann schon nichts passieren. Ich bin ja auch nicht süchtig geworden und hatte dann die Beruhigungstablette nur noch in der Tasche. Aber leider war diese Prüfungsangst eben nur die Spitze vom Eisberg. Wie es darunter aussah, wusste keiner. Jeder Schritt, den ich außerhalb meiner vier Wände machte, war eine Tortur. Und wenn ich Schritt sage, meine ich Schritt. Können Sie sich vorstellen, dass ich manchmal nicht zur Uni konnte, weil ich auf dem vollen Gehweg vor meiner Wohnung Angst hatte, vorwärtszugehen? Warum?! Nein, Platzangst hatte ich nicht. Ich war ständig am Überlegen, wer wem ausweichen muss. Nein, halt. Ich wich automatisch aus! Gerade vorne an der Ecke, wo es so eng wird, traute ich mich kaum, einen Schritt zu machen. Ich redete mir dann immer ein: In der Tanzstunde hast du gelernt, dass die Dame vorgelassen wird. Also muss der Typ jetzt ausweichen, aber dann, wenn ich es versucht habe, habe ich es nicht geschafft.

Die nächste „Prüfung“ war der Hauptflur in der Uni. Wie beim Slalomfahren kam ich mir vor. Und dazu die Angst, einen zu treffen, den ich kenne! Sollte ich den grüßen? Oder nicht? Was denkt der denn, wenn ich einfach Hallo sage? Und wenn nicht? Dann hält er mich für eingebildet! Und dann kommt vielleicht eine von denen, die den anderen immer um den Hals fallen. Was mache ich dann? Erwartet die das dann von mir? Mein Kopf war voll von solchen Gedanken.

Ich käme ziemlich arrogant rüber, hat mir mal eine Freundin gesagt. Aber ich konnte einfach nicht zuerst grüßen. Ich konnte doch nicht einfach anfangen. Wenn die mich doof finden! Und den Angstschweiß riechen sie dann bestimmt ...

Dann hab ich mir angewöhnt, immer ein ganz klein bisschen zu spät zu kommen – nicht so spät, dass alle aufschauen, wenn ich den Raum betreten habe, aber so, dass ich keinen mehr begrüßen musste und mich mit keinem unterhalten musste. Eine Unterhaltung war Folter für mich. Ich überlegte mir jeden Satz x-Mal, und wenn ich ihn für gut befunden hatte, dann war das Thema schon längst abgefrühstückt! Meistens wusste ich auch gar nicht, worüber die anderen geredet haben, weil ich ständig damit beschäftigt war, zu überlegen, was die anderen gerade wieder Negatives an mir feststellen könnten.

Noch heute ist es manchmal so, dass ich den Mund erst aufbekomme, wenn es eigentlich zu spät ist. Dass mir manchmal auch gar nichts Passendes einfällt, ist ja klar. Ich bin in Gedanken oft gar nicht bei dem, was die anderen sagen, sondern bei dem, was sie jetzt über mich denken könnten, wie ich jetzt gerade auf sie wirke! – Diese Einsicht habe ich aber erst in meiner Psychotherapie gewonnen ...“

So erkennen Sie eine soziale Phobie

Die soziale Phobie ähnelt der spezifischen Phobie. Sie bezieht sich jedoch – wie der Name schon sagt – auf soziale Situationen. Dabei geht es meist um die Aufmerksamkeit, die die Person auf sich zieht (oder auf sich zu ziehen meint). Menschen mit einer sozialen Phobie haben Angst vor der Beurteilung durch andere. Sie befürchten, sich falsch zu verhalten, etwas für sie Demütigendes oder Peinliches zu tun, etwas Lächerliches, Falsches zu sagen oder nicht antworten zu können. Sie haben Angst, in der Öffentlichkeit zu sprechen oder zu essen. Zu ihren Befürchtungen kommen weitere typische Angstsymptome wie Zittern, Erröten, Schwitzen, Übelkeit und der Drang, unbedingt zur Toilette zu müssen, oder auch nur die Angst vor unpassendem Harn- oder Stuhldrang.

Wer eine soziale Phobie hat, befürchtet, sich falsch zu verhalten

Soziale Phobien lassen sich unterscheiden in umschriebene und generalisierende soziale Phobien: Manche Menschen fürchten nur eine ganz bestimmte Situation, zum Beispiel Prüfungen. Dann spricht man von einer „umschriebenen sozialen Phobie". Andere haben Angst in vielen verschiedenen sozialen Situationen. Der Party-Smalltalk ist für sie nicht weniger ängstigend als das Gespräch mit ihrem Vorgesetzten oder die Vorstellung, allein in einem Restaurant zu sitzen und einen Kaffee zu trinken. Ihre soziale Phobie ist allgemein, generalisierend.

Soziale Ängste können ganz unterschiedlich ausgeprägt sein

Auch der Inhalt der Ängste kann sich unterscheiden. Die soziale Phobie kann bei dem einen etwa nur Leistungssituationen betreffen und solche, die so (miss)verstanden werden können, also öffentliches Auftreten (und sei es nur das Essen, Trinken, Reden, Schreiben und so weiter). Ein anderer hat beispielsweise Probleme bei sozialen Interaktionen wie dem Telefonieren, dem Sprechen mit Fremden, der Kontaktaufnahme allgemein oder ganz besonders der Kontaktaufnahme mit dem anderen Geschlecht.

Testen Sie sich selbst: Soziale Phobie

Haben Sie Angst,

- ☐ mit anderen Menschen zu reden oder sie etwas zu fragen?
- ☐ vor anderen, zum Beispiel einer kleinen Gruppe, zu sprechen?
- ☐ Ihnen unbekannte Menschen anzusprechen?
- ☐ an Veranstaltungen oder Treffen teilzunehmen?
- ☐ zu essen oder zu trinken, wenn andere Ihnen dabei zuschauen?
- ☐ zu schreiben, wenn andere Ihnen dabei zuschauen?
- ☐ Prüfungen zu absolvieren, obwohl Sie gut vorbereitet sind?
- ☐ von anderen Menschen abgelehnt, kritisiert oder negativ bewertet zu werden?
- ☐ im Zentrum der Aufmerksamkeit zu stehen oder sich peinlich oder ungeschickt zu verhalten?
- ☐ Vermeiden Sie oft wegen Ihrer Angst Situationen, in denen Ihnen so etwas passieren könnte?

Leider tendieren umschriebene Ängste dazu, sich auszuweiten, wie am Beispiel des Studenten (→ Seite 37), der zuerst nur an einer Prüfungsangst zu leiden schien, zu sehen war.

Soziale Ängste gehören zu den häufigsten aller psychischen Probleme. Sie treten meistens sehr früh auf und sind gerade unter Jugendlichen weit verbreitet. Aber auch viele Erwachsene leiden darunter. Insgesamt sprechen Medizinstatistiker davon, dass 11,3 bis 16 Prozent aller Menschen irgendwann einmal davon betroffen sind. Besonders häufig ist die Angst davor, öffentlich sprechen zu müssen. Die Angst vor einem Gespräch mit Fremden oder die Angst, neue Leute kennenzulernen, ist seltener.

Soziale Ängste verstehen

Soziale Ängste haben viele Ursachen. Die Veranlagung spielt oft eine große Rolle. Schon kleine Kinder unterscheiden sich in ihrem Temperament (→ Seite 85) und damit in ihren Möglichkeiten, auf

Verspüren Sie einige der folgenden Symptome, wenn Sie in einer solchen gefürchteten Situation sind oder auch nur an sie denken?

- ☐ Herzklopfen bis hin zu Herzrasen
- ☐ Schweißausbrüche
- ☐ einen trockenen Mund
- ☐ Atemnot
- ☐ ein Engegefühl im Brust- oder Bauchbereich
- ☐ Übelkeit und Brechreiz
- ☐ Schwindel, Benommenheitsgefühle
- ☐ ein Schwächegefühl
- ☐ das Gefühl, alles um Sie herum sei unwirklich
- ☐ Kribbeln oder Taubheitsgefühle
- ☐ Erröten oder Zittern
- ☐ Angst, zu erbrechen
- ☐ Harn- oder Stuhldrang

andere zuzugehen, sind entweder eher schüchtern oder offen und „draufgängerisch“ in ihren sozialen Kontakten.

Auch familiäre Erziehungs- und Beziehungsmuster prägen das Kontaktverhalten. Wer als Kind wenig Ermunterung und Bestätigung durch seine Eltern erfahren hat, sondern eine Vielzahl von beschämenden und entwertenden Reaktionen zu verkraften hatte, wird wohl auch kaum (selbst)vertrauensvoll und zuversichtlich auf andere zugehen können. Manche Menschen, die heute unter einer sozialen Phobie leiden, haben ihre Unbekümmertheit auch erst später im Kontakt mit anderen aufgrund kränkender Erfahrungen verloren.

Die meisten Menschen mit sozialen Ängsten zeigen eine ausgeprägte Selbstwertproblematik. Sie „sind nichts wert“, „können nichts“, sind „lächerlich“ – wohlgemerkt betrachtet durch ihre eigene Brille, die möglicherweise durch elterliche Herabsetzung, Überforderung, Missachtung, Spott eingefärbt wurde.

Die Angst vor Bloßstellung ist häufig ein Kernproblem

Die Angst, sich zu blamieren, peinlich aufzufallen, zeigt, dass Schamgefühle in ihrem Gefühlshaushalt eine übergroße Rolle spielen. Die Angst vor Bloßstellung ist bei vielen ein Kernproblem.

Ich muss perfekt sein

Was leider dazukommt: Menschen mit sozialen Ängsten neigen dazu, sich selbst zu überfordern. „Ich muss perfekt sein, sonst bin ich nichts wert, sonst lachen mich die anderen aus.“ Angesichts der übersteigerten Anforderungen an sich selbst ist die Wahrscheinlichkeit, „zu versagen“, natürlich außerordentlich hoch. In der Angst vor Aufmerksamkeit steckt oft auch eine Überschätzung der eigenen Wichtigkeit für andere. Wer ständig fürchtet, von anderen beobachtet und (negativ) beurteilt zu werden, verkennt, dass die meisten Menschen zu sehr mit sich und anderem beschäftigt sind, als dass sie ihre Aufmerksamkeit auf die Betroffenen zentrierten.

So wird die Angst chronisch

Chronifizierend wirkt der Teufelskreis aus Angst vor negativer Beurteilung, beschämender Bloßstellung und Versagen gegenüber den eigenen übersteigerten Anforderungen und dem Mangel an sozialer Kompetenz, unter dem tatsächlich viele Menschen leiden, die aus Angst soziale Situationen meiden.

Nur ein Beispiel: Schüchterne Menschen, die möglicherweise wenig Gelegenheiten wahrnehmen, bestimmte soziale Fertigkeiten zu üben – und sei es nur die, einen Smalltalk zu führen –, fürchten aus diesem Grund eine Party oder auch schon die Kantine am Arbeitsplatz. Sie meiden diese und geraten dadurch in einen Teufelskreis, da sie damit auch die Chance vertun, soziale Kompetenz zu erwerben.

Soziale Angst verhindert soziale Kompetenz

Chronifizierend, weil bestätigend, wirkt auch die ständige Selbstbeobachtung, um ja nicht „falsch" zu wirken. Denn dadurch kann man sich nicht so verhalten, wie es der Situation angemessen wäre, da man den Fokus seiner Aufmerksamkeit nicht bei der Situation, sondern bei sich selbst hat.

Die Behandlung

In jeder Therapie, sei sie nun eher verhaltenstherapeutisch oder eher psychodynamisch, geht es zuerst einmal darum, genau herauszufinden, welche Situationen Angst machen, warum und welche Reaktionen (Angst und Vermeidungsstrategien!) sie auslösen. Ein ganz wichtiges Thema sind die Gedanken, Ängste und Gefühle, die sich in den gefürchteten Situationen automatisch einstellen. Sie transportieren oft verinnerlichte überhöhte Ansprüche und soziale Erwartungen und alte, vielleicht längst „vergessene" Kränkungserlebnisse und die daraus entstandene Angst vor neuen Kränkungen mit.

In vielen therapeutischen Ansätzen zur Behandlung der sozialen Phobie spielt das „Training der sozialen Kompetenz" eine große Rolle. Tatsächlich profitieren davon die Menschen, die aufgrund ihrer langjährigen Vermeidungshaltung gar nicht lernen konnten, wie man sich verhält, wie man Gespräche anknüpft und weiterführt, wie man Kontakte schließt. Man spricht hier von Defiziten im Sozialverhalten.

Aber nicht alle Menschen mit sozialen Ängsten haben solche Defizite. Bei vielen ist die Angst, sich zum Beispiel danebenzubenehmen, ja gerade Teil ihrer Störung und eben nicht realistisch.

Deshalb spielt wie bei allen Angststörungen auch bei einer sozialen Phobie die Exposition (in vivo oder in sensu → Seite 171) eine große Rolle. Im Grunde steht sie am Anfang jeder Therapie, da ja schon die Therapeutensuche und dann die therapeutische Situation selbst zu den gefürchteten sozialen Situationen gehören können.

Nicht die anderen stellen so hohe Ansprüche, sondern Sie selbst

Dabei geht es darum, das „Fremdbild zu korrigieren", das heißt zu erkennen, dass es gar nicht die anderen sind, die so hohe Ansprüche stellen, die das Scheitern an diesen kritisch, hämisch, verurteilend beobachten und deshalb negativ bewerten, abwerten, verächtlich machen und ablehnen. Es muss vielmehr deutlich werden, dass die Betroffenen von ihrem eigenen (negativen)

Auf die soziale Phobie zugeschnittene Behandlungskonzepte

Vor allem die kognitive Verhaltenstherapie hat für die soziale Phobie ein ausgefeiltes Behandlungskonzept entwickelt. Die verschiedenen Schritte:

- Konfrontation des Patienten mit seiner Angst, mit dem Ziel der Gewöhnung (Habituation)
- Klärung der unangemessenen (dysfunktionalen und irrationalen) Gedanken
- Kognitive Umstrukturierung (→ Seite 176)
- Üben neuer Bewältigungsstrategien

Hausaufgaben spielen eine wichtige Rolle. Auch hier geht es um Konfrontation, aber auch um Überprüfung der irrationalen Gedanken an der Wirklichkeit.

Inzwischen gibt es auch ein psychodynamisch orientiertes Manual, also eine Anleitung, für Ihre Behandlung. Auch hier geht es um die Analyse der Symptomatik der angstauslösenden Situationen und der damit verbundenen Gefühle. Besonderes Augenmerk wird auf das Gefühl der Scham gelegt, das erfahrungsgemäß in einer sozialen Phobie eine entscheidende Rolle spielt. Natürlich wird auch an den überhöhten Selbstansprüchen gearbeitet, die als Erwartungen und Bewertungen durch andere verkannt werden. Es geht also auch hier darum, das Selbst- und das Fremdbild zu korrigieren und die Projektionen, durch die man seine eigene Selbstbewertung und -entwertung anderen unterschiebt, zu erkennen.

Selbstbild und Erleben darauf schließen, wie sie auf andere wirken, und dass sie es im Grunde selbst sind, die immerzu „negativ bewerten“ und verurteilen.

Die kognitive Verhaltenstheorie arbeitet hier mit In-vivo-Verhaltensexperimenten, zum Beispiel: Menschen ansprechen und nach der Uhrzeit fragen, in einem Autohaus einen Neuwagen zur Probefahrt ausführen, obwohl man nicht beabsichtigt, überhaupt ein neues Auto zu kaufen, oder auch völlig unpassend gekleidet durch eine Einkaufsstraße gehen. Jedes dieser Experimente wird die für soziale Phobien so typische Befürchtung widerlegen: Ich bin für immer und ewig peinlich, unpassend, und alle verachten mich. Auch Rollenspiele werden eingesetzt. Diese sind besonders in therapeutischen Gruppen aufschlussreich und wirksam.

In einer psychodynamischen Psychotherapie können entsprechende Erfahrungen in der Übertragung gemacht werden: Der Psychotherapeut lacht nicht aus, verachtet nicht und zeigt sich auch nicht desinteressiert, auch wenn man „dummes Zeug redet“, nicht so wie Vater damals, der einem immer vorwarf, nicht „logisch“ zu argumentieren, oder wie Mutter, die nur „Wichtiges“ „wichtig nahm“. Die Exposition ist also immer ein bedeutender Teil im Therapieverlauf.

Können Medikamente helfen?

Im Unterschied zu den spezifischen Phobien gibt es für die soziale Phobie gute Belege dafür, dass Medikamente zusätzlich zur Psychotherapie außerordentlich hilfreich sein können.

Bei sozialen Phobien können Medikamente die Psychotherapie ergänzen

Medikamente der ersten Wahl sind Antidepressiva, und zwar selektive Serotonin-Wiederaufnahmehemmer. Auch Venlafaxin ist geeignet. MAO-Hemmer sind ebenfalls für die Therapie der sozialen Phobie zugelassen und nicht verzichtbar. Leider werden sie nur selten eingesetzt. Für die älteren trizyklischen Antidepressiva gibt es hier hingegen keine Hinweise für eine gute Wirksamkeit.

Benzodiazepine können sinnvoll sein, wenn eine bestimmte Situation wie zum Beispiel eine Prüfung, ein Vorstellungsgespräch oder ein Vortrag „überstanden“ werden soll. Benzodiazepine kön-

Alkohol – Selbstheilung oder Gefahr?

Viele Menschen benutzen Alkohol, um aufzutauen. Ein Glas Sekt vor dem großen Auftritt, sich Mut antrinken, bevor man die junge Frau am Nebentisch anspricht, „vorglühen", bevor man sich ins Discogetümmel stürzt: Im Grunde ist all dies nichts anderes, als soziale Ängste (hier vielleicht besser: Hemmungen) abzubauen und „lockerer" zu werden. Dass Alkohol süchtig machen kann, muss nun nicht betont werden.

Erwähnt werden muss aber, dass Menschen, die unter starken sozialen Ängsten leiden, sich durch solche „Selbstheilungsversuche" verstärkt dieser Suchtgefahr aussetzen. Wenn Sie befürchten, dass für Sie Alkohol zur „Medizin" gegen Ihre soziale Angst geworden ist, sprechen Sie offen mit Ihrem Arzt oder Psychotherapeuten darüber. Denn die Gefahr einer Abhängigkeitsentwicklung ist dann besonders groß.

nen auch helfen, die Zeit bis zu einer Psychotherapie zu überbrücken. Über die Gefahr, von diesen Medikamenten abhängig zu werden, also über deren Suchtpotential, haben Sie schon gelesen. Aus diesem Grund scheiden sie für die Dauerbehandlung aus.

Ausführliche Informationen zu all diesen Medikamenten finden Sie ab Seite 199.

Was kann ich selbst tun?

Geben Sie sich eine Ruck und trauen Sie sich etwas!

Auch bei einer sozialen Phobie kann Selbsthilfe nur Exposition bedeuteten – und zwar aus denselben Gründen wie innerhalb einer Psychotherapie. Wenn Sie sich trauen, einen Kurs in der Volkshochschule zu belegen oder auch nur in einem Cafe einen Kuchen zu essen, oder in einem Geschäft die neue Sommerkollektion anzuprobieren, wohl wissend, dass Ihr Budget eine Neuanschaffung gerade nicht zulässt, dann gewöhnen Sie sich an das mulmige Gefühl im Magen, das diese Aktionen vielleicht erst einmal auslösen. Sie üben dabei, sich einfach „zu verhalten", ohne immer zu denken: Was denken denn die anderen jetzt über mich?! Wenn Sie sich dann noch verbieten, sich selbst ständig zu beobachten, sich selbst zu verurteilen, sich ständig (real oder natürlich besonders auch bildlich gesprochen) im Spiegel zu betrachten, dann werden Sie die Erfahrung machen, dass soziale Kontakte nicht ängstigen.

Die Wirksamkeit von solchen Selbsthilfemaßnahmen ist natürlich abhängig von Ihrer Angst und von Ihrer „sozialen Kompetenz" (→ Seite 259). Zwei Übungen können helfen – unter der Maßgabe, Sie haben erst einmal akzeptiert, dass Sie mit Ihrer negativen Selbsteinschätzung falschliegen, was leider oft erst das Ergebnis einer Psychotherapie ist.

Der innere Dialog: Diese „Selbstansprache" dient der Ermutigung und Selbstbestätigung. Sprechen Sie sich direkt – in wörtlicher Rede – an! Zum Beispiel:

„Johanna, du hast das Referat gut vorbereitet. Beim letzten hast du dich hervorragend geschlagen. Warum sollte es jetzt anders sein. Hör einfach auf, immer an dir rumzunörgeln!" Oder: „Kein Mensch schaut dich an! Wenn du nicht immer auf den Boden guckst, wirst du das merken. Also Kopf hoch! Und wenn dich einer ansieht? Was sieht er? Eine junge hübsche Frau – vielleicht etwas rot im Gesicht – aber na und? Und jetzt bist du ausgewichen! Wieso denn? Bei uns gilt immer noch: Jüngere Männer weichen aus. Das ist ein Gesetz der Höflichkeit!"

Das Beispiel führt schon zur nächsten Übung – der Übung, sich selbst wie auf einer Bühne tatsächlich einmal zu beobachten. Und was sehen Sie? Aller Wahrscheinlichkeit nach können Sie einen ganz unauffälligen Menschen beobachten, der wie alle um ihn herum ganz normal aussieht, sich ganz normal verhält und einfach nichts „Merkwürdiges" (also etwas, was bemerkt wird) an sich hat. Vielleicht würden Sie ja lieber positiv auffallen und von Paparazzi umgeben sein. Aber so ist es einfach nicht. Sie können sich also unbesorgt ein Eis holen, über die Einkaufsmeile bummeln, die Abendeinladung annehmen oder sich der Laufgruppe Ihrer Krankenkasse anschließen. Und Ihre Abschlussprüfung bestehen Sie! Denn Sie haben sich doch gut vorbereitet, oder?

Generalisierte Angststörung – GAS

Sandra H.: *„Angst? Ja, eigentlich schon immer. Mein Vater hat mich schon geschimpft: ‚Denk nicht immer so pessimistisch – wie deine Mutter. Die geht auch immer vom Schlechtesten aus', hat er gesagt. Richtig schlimm wurde es aber erst, als ich schon ausgezogen war. Und das war dann auch irgendwie anders. Seitdem mach ich mir eigentlich über alles Mögliche Gedanken. Mein Mann nennt mich manchmal ‚Sorgenbündel' oder ‚Angstmagnet', weil ich alles, was irgendwie Angst machen könnte, anziehe wie ein Magnet. Und er hat ja recht! Meine Gedanken sind wie ein Kreisel. Mein Kopf ist immer am Arbeiten. Immer mache ich mir Sorgen um irgendetwas, worüber sich andere ganz sicher keine Gedanken machen. Wenn Sie wüssten, wie mich das nervt! Kaum habe ich einen Gedanken, zum Beispiel: ‚Wenn jetzt meine Tochter auf der Arbeit einen Fehler macht und dann gekündigt wird …' im Kopf, kommt schon der nächste: ‚Wenn sie arbeitslos wird, wie will sie dann die Kinder durchkriegen, wo ihr Mann doch kaum was verdient …', und dann habe ich das noch nicht fertig, kommt schon: ‚Ob der eigentlich alles Geld daheim abliefert, so viel, wie der in der Kneipe sitzt … na ja, der ist wohl auch schon ein halber Alkoholiker, der lässt sie sicher sitzen, da werde ich mich wohl um die Kinder kümmern müssen, so schwierig wie die sind, schaffe ich das doch gar nicht mehr, so schlecht, wie ich beieinander bin …'*

Sie können sich gar nicht vorstellen, wie es dann weitergeht! Vor lauter Sorgen kann ich natürlich nicht schlafen, knirsche nachts oft furchtbar mit den Zähnen. Kopfweh habe ich, das sei Spannungskopfschmerz, sagt der Arzt, und dann krieg ich Massagen, aber die zahlt die Kasse sicher auch bald nicht mehr. Wenn das so weitergeht mit der Gesundheitsreform und der Finanzkrise, müssen wir sicher bald alles selber bezahlen. Das trifft mich natürlich besonders, wo ich doch ständig was hab mit dem Kreislauf und der Verdauung …"

So erkennen Sie eine generalisierte Angststörung

Menschen, die immer beunruhigt sind, sich nicht nur hin und wieder, sondern fast immer über viele unterschiedliche Themen und Bereiche Sorgen machen, was sie in ihrem Leben deutlich einschränkt und erschöpft, leiden an einer Angststörung, die im Gegensatz zu den klassischen Phobien gar kein richtiges Angstobjekt kennt, sondern ungerichtet, unspezifisch, allgemein (= generalisiert) und „frei flottierend“ ist.

Früher bekannt als die klassische Angstneurose, die schon Sigmund Freud beschrieben hat, wird sie heute als **g**eneralisierte **A**ngst**s**törung bezeichnet. Man findet sie meist abgekürzt als GAS oder GAD (**g**eneralized **a**nxiety **d**isorder). Sie ist eine häufige, meist chronisch verlaufende Störung.

Zur Häufigkeit gibt es wie bei allen Angststörungen ganz unterschiedliche Angaben, je nachdem, ab wann eine Störung wirklich als Störung mitgezählt wird. Der mittlere Wert ergibt eine Häufigkeit von 7,5 Prozent. Das heißt, etwa jeder Dreizehnte hat schon

Das Problem in Zahlen – eine Studie

Die GAD-P-Studie stammt aus dem Jahr 2001. Das ist zwar schon einige Jahre her, die Zahlen dürften sich jedoch kaum grundsätzlich geändert haben: Bei einer vierwöchigen Stichprobe in einem repräsentativen Versorgungsgebiet gab es folgendes Studienergebnis: Mehr als jeder vierte der dortigen Hausarztpatienten (27 Prozent) litt in diesen vier Wochen unter Angstbeschwerden, ängstlicher Anspannung und Besorgnis – bei jedem fünften dieser Patienten lag eine seit mehr als sechs Monaten andauernde „generalisierte Angststörung“ (GAS) vor. Die Störung wurde jedoch bei zwei Dritteln der Patienten nicht erkannt, und noch weniger Patienten wurden entsprechend behandelt.

Was bedeutet das für die Patienten? – Ihre Krankheit wird chronisch. Wenn dann endlich eine richtige Diagnose gestellt wurde, sind ihre Heilungschancen deutlich schlechter.

einmal eine oder mehrere Lebensphasen mit einer solchen Angststörung durchgemacht.

In der Primärversorgung, das heißt in den ersten medizinischen Anlaufstellen, also meist in den Praxen der Hausärzte, ist sie sogar die häufigste Angststörung. Hausärzte diagnostizieren die Störung aber nur in wenigen Fällen zutreffend, und nur 15,5 Prozent der Patienten mit GAS werden von Ärzten in eine psychotherapeutische Behandlung, die Therapie der ersten Wahl, geschickt.

Testen Sie sich selbst: Generalisierte Angststörung

Selbsttest 1

Kennen Sie einen oder mehrere dieser Gedanken?

- ☐ Ich muss mich ständig sorgen, damit kein Unglück passiert.
- ☐ Wenn nichts passiert ist, habe ich gut „vorgesorgt“.
- ☐ Wenn ich nicht immer an alles denken würde, was passieren kann, würde noch viel mehr passieren, weil sich die anderen zu wenig Gedanken machen.
- ☐ Wenn ich schon nichts tun kann, will ich wenigstens über alles Mögliche nachdenken, was passieren kann.
- ☐ Lieber den schlechten Ausgang annehmen, als nachher enttäuscht sein.
- ☐ Wenn ich sorglos bin, werde ich immer durch eine böse Überraschung bestraft.
- ☐ Ich darf an verschiedene Dinge gar nicht denken, sonst passiert tatsächlich ein Unglück.
- ☐ Ich sorge mich ständig um die anderen, was zeigt, dass ich sie liebe.

Selbsttest 2

- ☐ Haben Sie sich jemals mehrere Monate oder länger fast unablässig ängstlich, angespannt und besorgt gefühlt?
- ☐ Mach(t)en Sie sich ständig Sorgen über Dinge, die mit großer Wahrscheinlichkeit gar nicht eintreten?
- ☐ Mach(t)en Sie sich ständig Sorgen über Dinge, die eigentlich gar nicht so schwerwiegend sind?
- ☐ Mach(t)en Sie sich über verschiedene Dinge (Kinder, Familie, Gesundheit …) Sorgen?

Ein Problem der Diagnostik: Die GAS tritt oft zusammen mit anderen psychischen Störungen auf, zum Beispiel mit Depressionen oder anderen Angststörungen. Die Diagnose wird auch erschwert, weil viele Patienten vor allem die körperlichen Symptome ihrer Angst (Sie finden sie im Selbsttest unten) beklagen. Die Ängste und Befürchtungen, die sie quälen, empfinden sie lange nicht als „krankhaft", sondern angesichts der gefährlichen Welt als notwendig und sinnvoll.

In diesen Zeiten, wenn Sie sich ängstlich und besorgt fühl(t)en:

- ☐ Sind Sie da leicht ermüdbar?
- ☐ Sind Sie sehr aufgeregt, nervös und schreckhaft?
- ☐ Zittern Sie oder bebt Ihr Körper?
- ☐ Fühlen Sie sich rast- und ruhelos?
- ☐ Haben Sie Muskelverspannungen oder -schmerzen?
- ☐ Haben Sie große Konzentrationsprobleme?
- ☐ Sind Sie besonders leicht reizbar?
- ☐ Schwitzen Sie sehr stark?
- ☐ Leiden Sie unter Herzklopfen oder Herzrasen?
- ☐ Haben Sie kalte, feuchte Hände?
- ☐ Fühlen Sie sich schwindlig oder benommen?
- ☐ Haben Sie einen trockenen Mund?
- ☐ Leiden Sie unter Übelkeit oder Durchfall?
- ☐ Müssen Sie sehr oft Wasser lassen?
- ☐ Haben Sie Hitzewallungen oder Kälteschauer?
- ☐ Haben Sie Atemnot oder das Gefühl, zu ersticken?
- ☐ Haben Sie Schluckbeschwerden?
- ☐ Haben Sie Ein- oder Durchschlafschwierigkeiten?
- ☐ Haben Sie Magenbeschwerden?
- ☐ Fühlen Sie sich manchmal einer Ohnmacht nahe?
- ☐ Hatten Sie das Gefühl, die Kontrolle zu verlieren?

Eine generalisierte Angststörung tritt oft schon recht früh im Leben (um das 20. Lebensjahr) auf und bleibt leider über Jahre bestehen. Menschen, die erst spät an einer GAS erkranken, haben meist ein negatives Lebensereignis, den Verlust von Angehörigen, des Arbeitsplatzes oder eine schwere Krankheit erlebt. Bei jungen Menschen findet man selten ein bestimmtes auslösendes Ereignis. Der Lebensabschnitt, der Beginn des Erwachsenenalters mit dem Verlust eines haltenden Elternhauses, ist möglicherweise schon bedrohlich genug.

Die GAS verstehen

Bei einer GAS hat das Temperament eine große Bedeutung

Man nimmt an, dass bei der generalisierten Angststörung die traits einer Person (→ Seite 85) und ihr Temperament eine große Bedeutung haben, sehr viel mehr als zum Beispiel bei einer spezifischen Phobie. Menschen, die unter einer GAS leiden, sind insgesamt empfindlicher. Sie haben eine vergleichsweise niedrige Reizschranke. Sie reagieren wie Seismografen auf mögliche „Bedrohungen" und interpretieren auch neutrale Reize – dies ein Begriff aus der Konditionierungstheorie – als gefährlich. Ihre „Denkfehler" (→ Seite 64) sind umfassender als die der Menschen, die nur vor bestimmten Situationen und Objekten Angst haben. Die Welt erscheint ihnen deshalb grundsätzlich als gefährlicher als ihren Mitmenschen. Sie selbst schätzen sich als zu schwach und hilflos ein, um in dieser bedrohlichen Welt bestehen zu können.

In den psychodynamischen Erklärungen wird betont, dass Menschen, die unter GAS-typischen frei flottierenden Ängsten leiden, aufgrund fehlender „innerer Sicherheit" oder des Mangels an „sicherheitspendenden Objekten" in der Kindheit (→ Seite 53), die sie hätten verinnerlichen können, zu solchen „Angstmagneten" wie Sandra H. geworden sind. Ihnen fehlt gewissermaßen der sichere Boden, auf dem sie fest stehen, auch angesichts der Widrigkeiten des Lebens.

Sicher hat hier auch das Modelllernen (→ Seite 62) eine Rolle bei der Entstehung gespielt. Immer wieder berichten Menschen, dass schon ihre Eltern sich eher ständig Sorgen machten, die

Eltern immer das Schlimmste befürchteten, ein lockerer Lebensstil in ihrer Familie undenkbar war.

Das Grübeln und die endlosen Gedankenketten, in denen einzelne Sorgen wie an einer Kette aufgereiht einander ablösen, wird von Verhaltenstherapeuten als Angstvermeidung erklärt. Um nicht wirklich in Panik zu geraten, denken Menschen mit generalisierter Angst ihre „Katastrophengedanken" (→ Seite 65) nicht zu Ende. Das wäre für sie unerträglich. Stattdessen schiebt sich eine neue Sorge ins gedankliche Blickfeld, die wiederum gedanklich unerledigt bleibt und einer neuen Sorge Platz machen muss. Aus einer eigentlich förderlichen und sinnvollen „(Vor-)Sorge" wird deshalb aus Angst vor einer möglicherweise unvermeidlichen Katastrophe das durch den vermeidenden Denkstopp gestörte und störende ständige Sorgen.

Sorge um Sorge schiebt sich ins Blickfeld

Die Behandlung

Für die GAS gibt es ebenfalls, wie auch für Panikstörungen oder spezifische Phobien, inzwischen eine ausgefeilte verhaltenstherapeutische Theorie und Behandlungsstrategie. In der kognitiven Verhaltenstherapie spricht man von negativen und dysfunktionalen „überdauernden Einstellungen", die sich bei Menschen mit GAS verfestigt haben und die es zu verändern gilt. Das ist meist gar nicht so einfach, da sie ja lange als durchaus normal eingestuft werden. Deshalb fehlt oft die Motivation, überhaupt eine Psychotherapie zu beginnen. Was „geheilt" werden soll, sind die körperlichen Beschwerden …

Oft fehlt die Motivation, eine Psychotherapie zu beginnen

Es geht in der Therapie also immer wieder um die Fragen: Wie wahrscheinlich ist es, dass das Befürchtete eintritt? Wie häufig ist dies schon passiert? Könnte es sein, dass etwas ganz anderes herauskommt?

Das Ziel: Den Patienten soll bewusst werden, dass sie wirklich immer nur die negativen Aspekte des Lebens wahrnehmen und erwarten. Es soll ihnen vor Augen geführt werden, dass es aber auch andere Denkmöglichkeiten und vor allem andere „Ausgänge" aus den beschriebenen Situationen gibt. Kurz: Sie sollen ihre Denkfehler korrigieren.

Auch bei der GAS wird die Konfrontation/Exposition (→ Seite 171) therapeutisch eingesetzt, wie immer mit dem Ziel, die Angst vor der „Angst vor dem Gemiedenen" – hier die im Denken vorweggenommene Katastrophe – als letztlich ungefährlich zu entlarven.

Konfrontation heißt hier, die Vermeidung, die durch das ständige Springen von einer Sorge zur nächsten erreicht wird, zu durchbrechen, indem der Patient aufgefordert wird, eine Sorge wirklich einmal zu Ende zu denken. Er soll also ein ganz konkretes Katastrophenszenario entwerfen und sich so seiner Angst in dieser Katastrophe in der Fantasie aussetzen.

Da der Patient durch das Nachfragen seines Psychotherapeuten immer wieder „in die Katastrophenszene" zurückgeführt wird, wird ihm in dieser therapeutischen Situation ein „Vermeiden" durch Springen zur nächsten Sorge unmöglich gemacht. Der Therapeut fragt so lange nach, bis die Gewöhnung (Habituation) einsetzt. Wenn diese weitgehend erreicht wurde, kommt die nächste Befürchtung, die wiederum bis ins kleinste Detail ausgemalt werden soll, um eine wirkliche Exposition in sensu herzustellen.

In einer psychodynamischen Psychotherapie geht es vor allem um die fehlende innere Sicherheit. Deshalb spielen Unterstützung und Halt in der Psychotherapie der GAS eine wesentliche Rolle. Der Psychotherapeut übernimmt heute die Rolle des sicherheitspendenden Objekts, das möglicherweise in der Kindheit fehlte, und wird zum Modell im Umgang mit Ängsten und ihrer Bewältigung. Er macht damit ein Identifizierungsangebot. Zum Thema werden die einzelnen Sorgen, die auch hier auf ihre Gefährlichkeit überprüft werden – aber immer im Zusammenhang mit der vergangenen Lebensgeschichte und der aktuellen Lebenssituation des Patienten. Nach und nach kann die „innere Sicherheit" nachreifen.

Können Medikamente helfen?

Medikamente können zusätzlich zur Psychotherapie eingesetzt werden

Auch bei der generalisierten Angststörung können Medikamente eine **zusätzliche** Hilfe bieten. Bewährt haben sich Medikamente aus mehreren Substanzgruppen. Wieder sind es die selektiven Serotonin-Wiederaufnahmehemmer, die die Hauptrolle in der Behandlung spielen. Aber auch Opipramol, Venlafaxin, Duloxetin und Buspiron wirken gut.

Vorsicht ist bei den Benzodiazepinen geboten. Gerade bei der lang andauernden GAS ist die Gefahr einer Abhängigkeit groß. In manchen Fällen kann aber auch hier die anfängliche Verordnung von Benzodiazepinen wegen ihrer schnellen Wirksamkeit angezeigt sein – dann sinnvollerweise in Kombination mit einem selektiven Serotonin-Wiederaufnahmehemmer.

Auch bei einer zwischenzeitlichen Symptomverschlechterung, die bei Angststörungen immer wieder auftreten kann, kann eine vorübergehende zusätzliche Verordnung eines Benzodiazepins sinnvoll sein. Wenn die Wirkung des Serotonin-Wiederaufnahmehemmers eingetreten ist (nach drei bis fünf Wochen) muss das Benzodiazepin langsam reduziert und abgesetzt werden. Benzodiazepine können auch helfen, die Zeit bis zur Psychotherapie zu überbrücken. Aber auch hier gilt: Keine Dauerverordnung entstehen lassen, es droht sonst eine Medikamentenabhängigkeit.

Die Behandlung mit trizyklischen Antidepressiva sollte erst erwogen werden, wenn der Patient auf die oben genannten Mittel nicht anspricht.

Ausführliche Informationen zu all diesen Medikamenten finden Sie ab Seite 199.

Bei einer GAS kann es mehrere Monate dauern, bis die Behandlung wirkt

Insgesamt muss leider gesagt werden: Bei der GAS kann es mehrere Monate dauern, bis alle Symptome verschwunden sind. Geduld ist notwendig: sowohl auf Seiten des Patienten als auch auf Seiten des Arztes.

Was kann ich selbst tun?

Menschen mit einer generalisierten Angststörung zweifeln an sich und ihren Fähigkeiten, „schon irgendwie zurecht zu kommen". Die Auseinandersetzung mit den Inhalten der einzelnen Sorgen droht – im wahrsten Sinn des Wortes – auszuufern, weil eben das sichere Ufer fehlt.

Deshalb brauchen Sie bei Ihrem Vorhaben, Ihre Angststörung zu überwinden, Unterstützung, Ermutigung und Halt, um sicher zu werden. Dennoch gibt es einige „Selbsthilfe-Übungen", die speziell für Menschen mit generalisierter Angst sinnvoll sind.

Ein Beispiel:

- Greifen Sie sich eine Sorge heraus.
- Bleiben Sie bei ihr. Andere Sorgen haben keinen Zutritt!
- Malen Sie sich aus, was passieren könnte. (Dies entspricht ungefähr der Aufforderung, ein Katastrophenszenario zu entwerfen.)

Und jetzt:

- Werden Sie zum Filmregisseur. Drehen Sie aus Ihrer Sorge einen zweiten, einen dritten Film. Titel: „Meine Sorge"! Aber im Gegensatz zum vorigen „Gruselfilm": Der Produzent will ein Happy End! Und nun Film ab!

Der Sinn dieser Übung: Wenn Sie sich ein glückliches Filmende so lebendig ausmalen wie den befürchteten Ausgang, gibt es ein Gegenbild zur Katastrophe in Ihrem Gedächtnis. Nicht nur das ausgemalte Befürchtete ist dann gespeichert, sondern auch ein möglicher guter Ausgang – ob Sie heute schon daran glauben können oder nicht.

Entspannungsübungen helfen zur Beruhigung der inneren Unruhe

Bei generalisierten Angststörungen helfen auch Entspannungsübungen (→ Seite 101) zur Beruhigung der inneren Unruhe. Im Selbsthilfe-Kapitel, Seite 93, haben wir die wichtigsten vorgestellt, die Sie unter Anleitung – sei es bei einem Arzt oder Psychotherapeuten oder auch zuhause mit einer CD – lernen können.

Ein Beispiel: Das Autogene Training

Einzelne aufeinander aufbauende Übungen haben das Ziel, über Wärme- und Schwereempfindungen zur Ruhe zu gelangen. Die aufeinanderfolgenden Formeln der Selbstsuggestion lauten:

- „Mein rechter (linker) Arm ist ganz schwer" oder für Fortgeschrittenere: „Meine Arme und Beine sind angenehm schwer."
- „Mein rechter (linker) Arm ist ganz warm" – was nach einigem Training durch „Mein Körper ist angenehm warm" ersetzt werden kann.
- „Mein Herz geht regelmäßig und ruhig." (Achtung: Menschen, die unter Panikattacken leiden, können bei dieser Übung mit Angst reagieren. Ihnen wird oft empfohlen, diese „Herzübung" zu überspringen.)

Die zehn goldenen Regeln zum Umgang mit generalisierter Angst

Die folgenden zehn goldenen Regeln gegen die generalisierte Angst, die der Angstforscher Hans-Ulrich Wittchen entwickelt hat, helfen oft, in einer schwierigen Situation die Angstbeschwerden zu verkürzen und den Teufelskreis zu durchbrechen:

1. Angstgefühle, Sorgen und dabei auftretende körperliche Symptome sind nur verstärkte, aber normale Stressreaktionen.
2. Angst-, Stressreaktionen und Sorgen an sich sind nicht schädlich für die Gesundheit.
3. Verstärken Sie Angstreaktionen nicht durch furchterregende Fantasievorstellungen.
4. Bleiben Sie in der Realität und aktiv, beschäftigen Sie sich körperlich! Dies kann Angst und Sorgenimpulse hemmen und blockieren.
5. Stellen Sie sich der Angst und den Sorgenimpulsen für eine kurze festgelegte Zeit (einige Minuten!) ganz bewusst – sich Gedanken, Angst und Sorgen zu verbieten funktioniert nicht!
6. Unterbrechen Sie selbst die Sorgen durch einen genauen Tagesplan mit konzentrierten angenehmen und unangenehmen Tätigkeiten, anstatt sich von den Sorgen immer unterbrechen zu lassen!
7. Ablenkungen – selbst durch mechanische Routinetätigkeiten – sind besser als Sorgen!
8. Durch Sich-Sorgen-Machen finden Sie keine perfekten Lösungen! Unsicherheit ist normal! Nichts im Leben ist vollkommen sicher und vorhersehbar oder perfekt!
9. Nehmen Sie sich Zeit, Ablenkungen und aktive Tätigkeiten zu finden, die mit dem Sich-Sorgen-Machen unvereinbar sind!
10. Seien Sie stolz auf kleine Erfolge, auch auf die ganz kleinen! Sagen Sie sich: „Sorge dich nicht – sei aktiv – tu was!“

- „Mein Atem geht ganz ruhig."
- „Mein Bauch ist ganz warm."
- „Meine Stirn ist angenehm kühl."

Die Beendigung muss immer aktiv durch Anspannung eingeleitet werden.

Was Sie wissen müssen: Diese formelhafte Selbst-Entspannung funktioniert nur bei regelmäßigem Training: jeden Tag mehrmals mehrere Minuten!

Sitzen diese einzelnen Schritte der Entspannung, kann Entspannung auch mit einer ganz persönlichen Formel eingeleitet werden. Der Satz „An jedem Ort, zu jeder Zeit, Ruhe und Gelassenheit" zum Beispiel hat einem „trainierten" Betroffenen, der in vielen ganz unterschiedlichen Situationen von Angst heimgesucht wird, schon oft geholfen, in solchen Situationen zu entspannen und damit die Anspannung seiner Angst zu reduzieren.

Service

Der Sheehan-Test

Hier finden Sie die deutsche Übersetzung des Sheehan Panic Disorder Scale (SPS), der weltweit eingesetzt wird. Er hilft Ihnen zu erkennen, ob Sie eventuell an einer Panikstörung leiden, ersetzt aber natürlich nicht die Diagnose eines Arztes.

- Kreuzen Sie bei den folgenden Aussagen immer die Antwort an, die Ihrem Befinden während der letzten Woche am besten entspricht oder entsprochen hat, und notieren Sie auf einem Blatt die angekreuzte Zahl.
- Nur jeweils eine Antwort ist möglich.
- Überspringen Sie keine Fragen.
- Am Schluss rechnen Sie alle Zahlen zusammen.

0 = gar nicht **1 = etwas** **2 = mäßig** **3 = merklich** **4 = sehr stark** ***So stark litten Sie während der letzten Woche unter ...***					
1. Atemnot, Erstickungsgefühle, übermäßiges Atmen	0	1	2	3	4
2. Würgereiz beziehungsweise „Kloß im Hals“	0	1	2	3	4
3. Herzstolpern, Herzrasen oder Herzklopfen	0	1	2	3	4
4. Brustschmerzen, Druck oder Unwohlsein	0	1	2	3	4
5. Übermäßiges Schwitzen	0	1	2	3	4
6. Ohnmacht, Benommenheit, Schwindelanfälle	0	1	2	3	4
7. „Weiche Knie“	0	1	2	3	4
8. Gleichgewichtsstörungen	0	1	2	3	4
9. Übelkeit oder Magenprobleme	0	1	2	3	4
10. Ihre Umgebung scheint fremd, unwirklich, verschwommen oder von Ihnen abgelöst.	0	1	2	3	4

0 = gar nicht **1 = etwas** **2 = mäßig** **3 = merklich** **4 = sehr stark** ***So stark litten Sie während der letzten Woche unter ...***					
11. Ein schwebendes Gefühl beziehungsweise das Gefühl, außerhalb oder losgelassen von einem Teil Ihres Körpers oder vom ganzen Körper zu sein	0	1	2	3	4
12. Kribbeln oder Gefühllosigkeit in manchen Körperteilen	0	1	2	3	4
13. Hitzewallungen oder Kälteschauer	0	1	2	3	4
14. Zucken oder Zittern	0	1	2	3	4
15. Angst, zu sterben oder dass Ihnen sonst etwas Schlimmes zustoßen wird	0	1	2	3	4
16. Gefühl, die Kontrolle zu verlieren oder verrückt zu werden	0	1	2	3	4
17. *Angstattacken in bestimmten Situationen* Plötzlich auftretende Angstattacken mit vier oder mehr der bereits genannten Symptome (Punkte 1 bis 16). Diese treten auf, wenn Sie kurz vor einer Situation stehen, die erfahrungsgemäß solche Attacken hervorruft, oder wenn Sie sich bereits darin befinden.	0	1	2	3	4
18. *Unerwartete Angstattacken* Plötzlich auftretende Angstattacken mit vier oder mehr der bereits genannten Symptome (Punkte 1 bis 16). Diese treten ohne besondere Auslöser, also fast „wie aus heiterem Himmel" auf.	0	1	2	3	4

0 = gar nicht **1 = etwas** **2 = mäßig** **3 = merklich** **4 = sehr stark** ***So stark litten Sie während der letzten Woche unter ...***					
19. *Unerwartete begrenzte Angstepisoden* Plötzliche unerwartete Episoden mit nur einem oder zwei der oben genannten Symptome (Punkte 1 bis 16). Diese treten ohne besondere Auslöser (also fast „wie aus heiterem Himmel“ auf).	0	1	2	3	4
20. *Erwartete Angstepisoden* Angstepisoden, die sich aufbauen, während Sie eine bestimmte Situation erwarten. Die Ängste sind intensiver, als sie erfahrungsgemäß bei anderen Menschen in einer solchen Situation wären.	0	1	2	3	4
21. Sie vermeiden Situationen, die Ihnen Angst bereiten.	0	1	2	3	4
22. Abhängigkeit von anderen	0	1	2	3	4
23. Sie sind angespannt und unfähig, sich zu entspannen.	0	1	2	3	4
24. Angst, Nervosität, Unruhe	0	1	2	3	4
25. Zeitweilig auftretende Überempfindlichkeit gegenüber Geräuschen, Licht oder Berührung	0	1	2	3	4
26. Zeitweiliger Durchfall	0	1	2	3	4
27. Überbesorgtheit um Ihre Gesundheit	0	1	2	3	4
28. Sie sind müde, fühlen sich schwach und sind schnell erschöpft.	0	1	2	3	4

0 = gar nicht **1 = etwas** **2 = mäßig** **3 = merklich** **4 = sehr stark** ***So stark litten Sie während der letzten Woche unter ...***					
29. Kopf- oder Nackenschmerzen	0	1	2	3	4
30. Einschlafschwierigkeiten	0	1	2	3	4
31. Sie wachen nachts auf oder schlafen unruhig.	0	1	2	3	4
32. Sie sind plötzlich ohne Anlass oder nur durch geringen äußeren Anlass niedergeschlagen	0	1	2	3	4
33. Stimmungsschwankungen als Folge äußerer Veränderungen	0	1	2	3	4
34. Sich wiederholende und anhaltende Ideen, Gedanken, Impulse oder Bilder, die sinnlos oder abstoßend sind, drängen sich Ihnen ungewollt auf.	0	1	2	3	4
35. Sie wiederholen Handlungen (zum Beispiel Überprüfen, Waschen, Nachzählen), obwohl dies gar nicht nötig ist.	0	1	2	3	4
SUMME					

Auswertung: Die Entwickler dieses Fragebogens gehen davon aus, dass ab einer Punktzahl von 20 eine behandlungsbedürftige Panikstörung vorliegt.

Internetadressen

www.gesundheitsinformation.de
www.angstportal.de
www.angst-und-panik.de
www.panikattacke.at
www.panik-attacke.de
www.meinegesundheit.de
www.onmeda.de
www.GesundheitPro.de,
die Internetseite der Apothekenumschau

Zum Nach- und Weiterlesen

- Borwin Bandelow: Das Angstbuch – Woher Ängste kommen und wie man sie bekämpfen kann. Rowohlt, Hamburg, 6. Auflage, 2006.
- Gerald Hüther: Biologie der Angst – Wie aus Streß Gefühle werden. Sammlung Vandenhoeck, Göttingen, 8. Auflage, 2007.
- Fritz Riemann: Grundformen der Angst: Eine tiefenpsychologische Studie. Reinhardt Verlag, München, 36. Auflage, 2006.

Drei Beispiele empfehlenswerter Selbsthilfe-Ratgeber

- Nina Heinrichs: Ratgeber Panikstörung und Agoraphobie: Informationen für Betroffene und Angehörige. Hogrefe-Verlag, Göttingen, 2007.
- Stefan Leidig und Ingrid Glomp: Nur keine Panik! Ängste verstehen und überwinden. Kösel-Verlag, München, 2003.
- Eni Becker und Jürgen Margraf: Vor lauter Sorgen ... Hilfe für Betroffene mit Generalisierter Angststörung (GAS) und deren Angehörige. Beltz-PVU, Weinheim, 2008.

Register

Impressum

Herausgeber und Verlag
Stiftung Warentest
Lützowplatz 11–13
10785 Berlin
Tel. 0 30/26 31-0
Fax 0 30/26 31-25 25
www.test.de

Vorstand
Dr. jur. Werner Brinkmann

Weiteres Mitglied der Geschäftsleitung
Hubertus Primus (Publikationen)

Autoren
Dr. med. Dr. phil. Günter Niklewski,
Leitender Arzt der Klinik für Psychiatrie und Psychotherapie am Klinikum Nürnberg
Dr. phil. Rose Riecke-Niklewski,
Psychologische Psychotherapeutin, Nürnberg

Lektoratsleitung
Niclas Dewitz

Lektorat
Ursula Rieth
Heike Plank

Fachliche Beratung
Prof. Dr. med. Martina de Zwaan
Psychosomatische und Psychotherapeutische Abteilung, Universitätsklinikum Erlangen, Universität Erlangen-Nürnberg
Prof. Dr. rer. nat. Gerd Glaeske,
Universität Bremen, Zentrum für Sozialpolitik (ZeS); pharmafacts, Freiburg
Dr. med. Matthias Schoof
Chefarzt der Rehabilitationsklinik der Schussentalklinik in Aulendorf
Bettina Weniger, Apothekerin, pharmafacts, Berlin

Layout
Anne-Katrin Körbi
Oxana Rödel, Absatz DTP-Service, Berlin

Titel
Susann Unger, Berlin
Foto: plainpicture/Mascot

Illustrationen
Kati Hammling, Brieselang

Bildredaktion
Nadine Rennert, Berlin

→

Fotos
Markus Pietrek, Düsseldorf

Produktion
Vera Göring

Verlagsherstellung
Rita Brosius (Leitung)
Susanne Beeh

Litho
tiff.any, Berlin

Druck
Firmengruppe APPL, aprinta druck,
Wemding

Vertrieb Bücher
Christian Wagner

Einzelbestellung
Stiftung Warentest
Vertrieb, Postfach 81 06 60
70523 Stuttgart
Tel. 0 180 5/00 24 67
(14 Cent pro Minute aus dem Festnetz)
Fax 0 180 5/00 24 68
(14 Cent pro Minute aus dem Festnetz)
www.test.de/shop

Redaktionsschluss: August 2009